*Erich Kasten*

## Mein Trainingsbuch Lebenskraft

Wie man die Ursachen für Schmerzen,
Erschöpfung und mangelnde Belastbarkeit
findet

## Ausschluss-Klausel

Der Inhalt dieses Buches dient nur informativen und bildenden Zwecken.
Diese Seiten stellen keine medizinische Therapie für Ihre Probleme
oder Ihre Störung dar. Diese Informationen sollten nicht benutzt werden
anstelle oder als Ersatz für professionelle medizinische oder psycho-
therapeutische Behandlung oder professionelle Beratung.
Wenn sie Informationen aus diesem Buch umsetzen, stellen sie damit kein
Therapeuten-Patienten-Verhältnis mit dem Autor des Buches her;
Sie tun dies auf eigene Verantwortung und eigenes Risiko.

*Erich Kasten*

# Mein Trainingsbuch Lebenskraft

## Wie man die Ursachen für Schmerzen, Erschöpfung und mangelnde Belastbarkeit findet

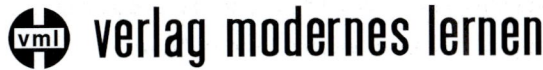

Unser Buchprogramm im Internet: www.verlag-modernes-lernen.de

**Externe Links:** Der Verlag weist ausdrücklich darauf hin, dass eventuell im Text enthaltene externe Links vom Verlag nur bis zum Zeitpunkt der Buchveröffentlichung eingesehen werden konnten. Auf spätere Veränderungen hat der Verlag keinerlei Einfluss. Eine Haftung des Verlages ist daher ausgeschlossen.

**Warenzeichen:** Die Wiedergabe von Gebrauchsnamen, Handelsnamen, Warenbezeichnungen und Ähnlichem berechtigt nicht zu der Annahme, dass solche Namen ohne Weiteres von jedermann benutzt werden dürfen. Vielmehr handelt es sich häufig um gesetzlich geschützte, eingetragene Warenzeichen, auch wenn sie nicht eigens als solche gekennzeichnet sind.

© 2020 by SolArgent Media AG, Division of BORGMANN HOLDING AG, Basel

Veröffentlicht in der Edition:
verlag modernes lernen Borgmann GmbH & Co. KG
Schleefstraße 14 · D-44287 Dortmund

Gesamtherstellung in Deutschland: Löer Druck GmbH, Dortmund

Titelfoto: Erich Kasten

Bestell-Nr. 5233                                    ISBN 978-3-8080-0816-4

# Inhalt

# Einführung

Was Sie jetzt in den Händen halten ist kein Buch nach dem Motto: *Leben Sie doch einfach mal gesünder und machen Sie sich positive Gedanken, dann wird alles wieder gut.* Es ist eher eine Art Detektivbuch: Eine Anleitung, wie man Ursachen für mangelnde Belastbarkeit, ständige Schlappheit, Missempfindungen oder Motivations- und Freudlosigkeit auf die Spur kommen kann. Sie fühlen sich schon ewig ein bisschen krank? Fallen abends schon um 19:00 müde auf die Couch und möchten am liebsten jetzt gleich oder besser noch sofort ins Bett gehen? Mühsam halten Sie noch bis 21:15 durch, aber dafür kommen Sie am nächsten Morgen einfach nicht aus den Federn? Der Schlaf war nicht erholsam, da Sie nachts immer wieder wachgeworden sind und nicht einschlafen konnten? Ständig tun Ihnen alle Knochen weh? Eine Stunde Arbeit und Sie haben das eindringliche Gefühl: *Ich kann nicht mehr.* Durch den (Arbeits-)Tag quälen Sie sich nur hindurch wie ein Fisch durch Morast, sind missmutig, haben eine erotische Ausstrahlung wie ein Grabstein, und die Lust auf Sex liegt seit Jahren vergessen und vergilbt ganz tief unten in der Tiefkühltruhe?

Das alles hat irgendwo eine Ursache. Es gibt Gründe, warum Sie sich ständig krank fühlen und das Leben nicht genießen können. Zum einen sind vielleicht Ihre Lebensumstände Schuld, zum anderen können es auch bislang unentdeckte körperliche Erkrankungen sein. Dieses Buch hilft dabei, diesen Ursachen auf die Spur zu kommen. Und wenn man die Gründe kennt, lässt sich oft Abhilfe schaffen. Dieser Band ist kein einfacher Ratgeber nach dem Motto: „Think positive!", sondern die Texte sollen Ihnen helfen herauszufinden, warum es Ihnen nicht gutgeht und was Sie tun können, um das Leben endlich wieder zu genießen. Sie werden lernen, wie man das eigene Blutbild versteht, wie man chronischen Schmerzen begegnen kann und wie man trotz Krankheit noch versuchen kann, das Leben zu genießen.

Der Band gliedert sich dabei in mehrere Bereiche: körperliche Ursachen, Schmerz und psychologische Hilfen. Alle drei Bereiche sind nicht unabhängig, sie greifen ineinander wie die Zahnräder eines Uhrwerks. Körperliche Krankheiten, vor allem, wenn sie mit ständigen Schmerzen verbunden sind, führen auch zu Depressivität. Die Gefühle der Sinnlosigkeit des eigenen Lebens schwächen dann unter anderem das Immunsystem und führen wiederum zu häufigerem Kranksein. Diese Schleife muss irgendwo durchbrochen werden.

# 1.  Grundlagen

## 1.1   Nun reißen Sie sich doch mal zusammen!

Die meisten meiner Patienten mit chronischen Erkrankungen, bei denen die Medizin auch über Jahre hinweg keine Ursache hat finden können, berichten mir einheitlich, dass die hilflosen Ärzte dann mit gutgemeinten Ratschlägen kamen wie z. B.: *„Nun reißen Sie sich doch mal zusammen."*, *„Sie sollten einfach mehr Sport treiben und sich gesünder ernähren.",* bzw. *„Genießen Sie doch einfach mal das Leben, dann wird's schon wieder.".* Oder – vielleicht noch schlimmer: *„Andere haben auch Schmerzen und gehen trotzdem zur Arbeit."*

Fakt ist: Nahezu all diese Patienten tun nichts anderes, als sich tagtäglich zusammenzureißen. Sie versuchen, trotz ihrer Krankheit, trotz ständiger Schmerzen, trotz Schlaflosigkeit und trotz Frustrationen jeden einzelnen Tag irgendwie hinzukriegen. Die meisten dieser chronisch Kranken, die ich kennenlernen durfte, sind Helden! Einfach deswegen, weil sie es überhaupt schaffen, jeden Tag und jede Nacht zu überleben, die ihnen nichts als Krankheitssymptome bietet. Es bringt nichts, ihnen zu sagen, dass sie sich zusammenreißen sollen, weil es genau das ist, was sie jeden Tag tun. Sie lassen sich oft nichts anmerken, tun so, als ob es *„schon irgendwie geht"*, obwohl sie längst am Rand ihrer Kräfte stehen. Was würde der normale Mensch sagen, wenn jemand mit Grippe, 39°C Fieber und Knochenschmerzen stöhnend im Bett liegt und man rät ihm, doch einfach mal aufzustehen, etwas gesunden Sport zu machen, dann wird's schon bessergehen.

*„Ach, der schon wieder …"* – Es gibt eine unglaublich große Zahl von Patienten mit chronischen Krankheiten, deren Ursache bislang niemand hat finden können. Unsere heutigen diagnostischen Möglichkeiten werden zwar technisch immer besser, gleichzeitig ist durch Budgetierung und Kostendämpfung im Gesundheitswesen die Zeit der Ärzte zunehmend eingeschränkter. Nicht selten werden solche als „chronisch" eingestuften Patienten dann vom Gesundheitssystem gar nicht mehr ernstgenommen. Da sie schon etliche Diagnose- und Behandlungsverfahren hinter sich haben und nichts wirklich etwas genützt hat, sieht der Arzt seine Aufgabe als erledigt an.

Die im Kasten auf Seite 9 stehende Korrespondenz mit Lia S. zeigt hier, wie diese Menschen sich behandelt fühlen. Sie gelten oft genug als *„austherapiert",* und man gibt sich keine wirkliche Mühe mehr mit ihnen. Nicht aus Boshaftigkeit, sondern weil man anderen Patienten schneller, besser und effizienter helfen kann, also müssen die Chronischen erstmal warten.

Letztlich heißt das: Oft müssen der Patient, sein Partner oder seine Angehörigen versuchen, mitzudenken und selbst Ideen zu entwickeln, woran der Zustand liegen kann. Diese Aufgabe ist für Nicht-Mediziner schwierig. Dieses Buch soll Ihnen helfen, Anregungen zu finden, woran es liegen kann, dass es Ihnen so schlecht geht. Einen Arzt ersetzt das Buch nicht: Bei fast jeder Theorie, die Sie bilden, woran es liegen könnte, dass es Ihnen schlechtgeht, sind Sie dann doch wieder darauf angewiesen, diese Hypothese zu diskutieren und weitere Untersuchungen in diese Richtung einzufordern. Die Ursachenforschung ist dabei ein komplexes Detektivspiel.

Der Autor dieses Buches hat in Vorlesungen, Seminaren und Übungen mehr als 20 Jahre lang Medizinstudenten im Fach Psychologie ausgebildet, daher weiß er: Es gibt sie! Es gibt durchaus engagierte Ärzte, die sich trotz des Kostendrucks im Gesundheitswesen, trotz Budgetierung und trotz Hektik Zeit für

> ich bin fertig. hab nix mehr zu schreiben ...

> 19 tage kein stuhlgang. arzt überweist auf notfallstation. die weisen ab mit den worten: „wir wissen, was für eine sie sind." die krankenschwester muss nachts um halb eins kommen und mir mit gestohlenem material ne dünndarmsonde legen ...

> schwere, akute tripperinfektion. labortechnisch bewiesen mit antibiogramm. schwer kranker patient. arzt weist stationär ein. spital: „sie sind gesund. sie können gehen." also direkt ins nächste spital. „ja sie haben die infektion. aber wegen der epilepsie schicken wir sie jetzt in die stadt ins spital." patient; freie arzt- und spitalwahl: „bitte überweisen sie mich in den anderen kanton ins spital." – „nein. das kommt nicht in frage. wir holen die kesb für zwangseinweisung oder sie gehen direkt in die psychiatrie, wenn sie nicht machen, was wir bestimmen." am ende nehmen sie stationär auf, behandeln aber den infekt nicht. patient wird immer kränker. kommt mit beginnender blutvergiftung heim und muss sich zuhause selbst antibiotika geben und infusionen legen, weil er seit tagen – zusehend vom personal im spital – nix mehr essen und trinken konnte.

> die lassen einen verrecken hier. ambulante ärzte wollen helfen und können nicht.

> die ärzte sind am verzweifeln.

> andere sind keine menschen ...

> ein arzt, der mensch ist, hält es in dem system nicht aus. der geht daran zugrunde.

Auszug aus der Korrespondenz mit Lia S.

ihre Patienten nehmen und mitdenken. Auch wenn Sie vermutlich bereits eine Odyssee durch unterschiedlichste Institutionen des Gesundheitssystems hinter sich haben, und inzwischen restlos frustriert sind und alle Ärzte nur noch für geldgierige Scharlatane halten, lohnt es sich definitiv, weiter nach einem Arzt zu suchen, der Sie und Ihre Beschwerden ernstnimmt.

## 1.2 Das Multikausalitätsprinzip

*„Alles hat ein Ende, nur die Wurst hat zwei"*, heißt es im Volksmund. Der Verstand des Menschen ist in vieler Hinsicht erstaunlich einfach gestrickt, wir sehen eine Ursache, die dann eine ganz bestimmte Wirkung hat: Wenn ich gegen den Ball trete, fliegt er los. Geschehnisse ohne konkret fassbare Ursache verstehen wir nicht mehr. Bestimmt haben auch Sie sich in Ihrer Jugend philosophische Gedanken gemacht über Fragen wie: Wann war der Beginn der Zeit (und was war davor?); was ist außerhalb dieses Universums? Wo war ich eigentlich vor dem Beginn meiner Existenz? Das sind Fragen, die unbeantwortbar sind, und wir geben es irgendwann auf, darüber nachzudenken. Ebenso kapitulieren wir leicht, wenn ein Ereignis nur aufgrund mehrerer Ursachen entsteht oder wenn eine Ursache völlig verschiedene Ereignisse auslöst. Genau das ist aber bei vie-

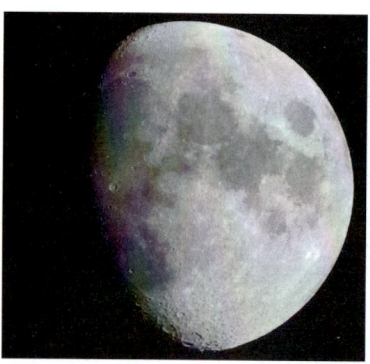

Warum der Mond weder auf die Erde fällt noch einfach in das restliche Universums abdriftet, ist eines von vielen Dingen, die ich nie wirklich kapiert habe.
Um Begriffe wie „Unendlichkeit" oder „Ewigkeit" zu verstehen, braucht man etwas Besseres als den menschlichen Verstand.

len Erkrankungen der Fall. Eine dieser Krankheiten ist z. B. Krebs. Einen Tumor bekommt man nicht unbedingt aufgrund eines einzigen Ereignisses, sondern viele kleine Risikofaktoren summieren sich auf.

Man unterscheidet hierbei folgende Bereiche, die ursächlich dafür in Frage kommen können, dass man sich ständig krank fühlt:

1. *Genetische Risikofaktoren:* Welche Krankheiten haben Sie in Ihrer direkten Verwandtschaft? Gibt es eine Häufung z. B. von Herzinfarkten? Krebserkrankungen? Demenz? Magen-Darm-Krankheiten? Diabetes?

2. *Hormone* steuern eine Vielzahl von lebenswichtigen Vorgängen, daher ist es nicht verwunderlich, dass eine Störung dieser Botenstoffe zu einer Vielzahl von Symptomen führen kann.

3. *Giftstoffe*: Sind Sie in Ihrem Leben mit vielen Giftstoffen in Berührung gekommen? Rauchen Sie? Trinken Sie Alkohol? Haben Sie beruflich mit Stoffen zu tun gehabt, die gesundheitsschädigend sind?

4. Ist Ihnen nach dem Essen immer etwas flau im Verdauungssystem? *Stoffwechselstörungen* sind eine häufige Ursache; am bekanntesten sind Nahrungsmittel-Intoleranzen.

5. *Entgleisungen des Immunsystems* haben immer zur Folge, dass man sich krank fühlt. Typisch sind Allergien, bei denen das Immunsystem ständig auf einem viel zu hohen Niveau arbeitet.

6. Mit dem Begriff *neurologische Schäden* sind alle Läsionen des Nervensystems gemeint. Viele neurologische Krankheiten, etwa Multiple Sklerose, lassen sich nur schwer entdecken.

7. *Krankheiten anderer Organe* können immer auch dazu führen, dass man nicht mehr leistungsfähig ist. Eisenmangel führt dazu, dass das Blut nicht genug Sauerstoff aufnehmen kann, bei Lungenschäden kommt gar nicht

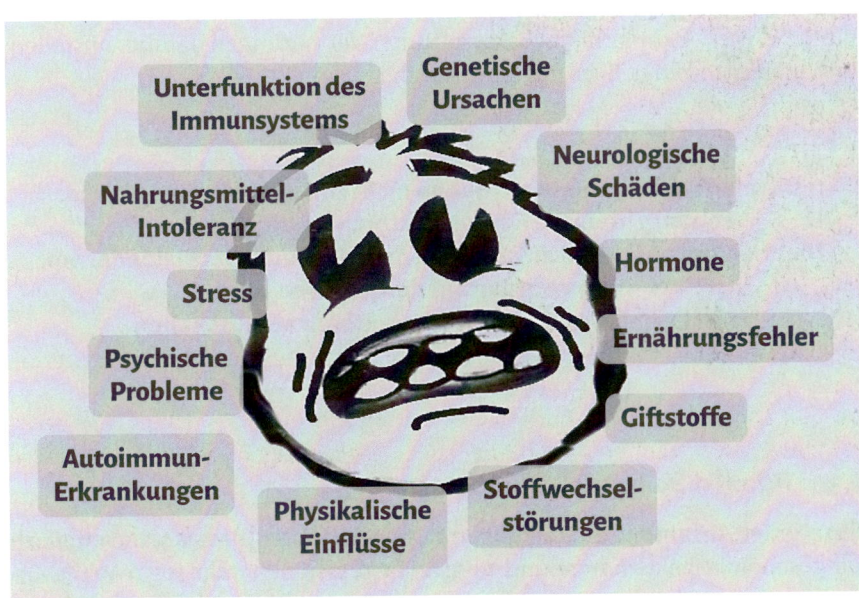

Das Multikausalitätsprinzip besagt, dass nicht eine einzige Ursache dazu führt, dass man sich krank fühlt, sondern meist addiert sich eine Vielzahl kleiner Faktoren so auf, dass dann irgendwann nichts mehr geht.

erst genug Sauerstoff in den Körper und man fühlt sich ständig nicht-belastbar.

8. *Physikalische Einflüsse* sind eine weitere Ursache, zum Beispiel „Elektrosmog" oder Wetterfühligkeit.

9. *Falsche Ernährung* kann ungeahnte Folgen haben. Damit ist nicht nur gemeint, dass man zu fettige und kalorienreiche Speisen isst. Zum Beispiel kann auch vegane Ernährung negative Auswirkungen haben, wenn man sie nicht richtig durchdacht hat.

10. Psychosoziale Komponenten, insbesondere Stress, Hektik, belastende Arbeitsbedingungen, Burnout oder Einsamkeit führen nicht unbedingt dazu, dass man sich wohl in seinem Körper fühlt. Wer jeden Tag 12 Stunden und mehr arbeitet, muss sich nicht wundern, wenn seine „Batterien" irgendwann leer sind.

Wenn Sie jetzt dieses Buch lesen, dann sind Sie vermutlich krank und das schon seit langer Zeit. Fühlen Sie sich jeden Tag gleich schlecht? Oder gibt es Schwankungen? Eine Variabilität im Tagesverlauf oder Veränderungen von einem Tag zum nächsten oder von Woche zu Woche? Woran liegt das? Die meisten Krankheiten entstehen – nach dem Multikausalitätsprinzip – dadurch, dass sich etliche – oft nur kleine – Faktoren aufaddieren, und da kommen dann mal mehr und mal weniger Faktoren zusammen. Das bewirkt die Schwankungen, und die Art dieser Veränderungen lässt mitunter Vermutungen darüber anstellen, worunter man leidet. Bitte merken Sie sich:

---

**Die meisten Erkrankungen haben nicht DIE eine einzige Ursache, sondern mehrere Einflussfaktoren addieren sich auf.**
**Dies bedingt auch die Schwankungen des Gesundheitszustandes von einem Tag auf den anderen.**
**Ziel ist, möglichst viele Risikofaktoren auszuschalten.**

---

## 1.3 Was ist Somatopsychologie?

Eine riesige Anzahl von Erkrankungen kann dazu führen, dass jemand nur noch eingeschränkt belastbar ist und Ängste, Depressionen oder sogar Wahnvorstellungen entwickelt. Mitunter kann man aus den Blutwerten besser als aus psychologischen Testverfahren erkennen, warum ein Mensch unter massiven Stimmungsschwankungen leidet.

Psychosomatik    Somatopsychologie

In der **psychosomatischen Sichtweise** sieht man die Ursache für körperliche Krankheiten in seelischen Prozessen. Gegenteil ist die **Somatopsychologie**, die besagt, dass im umgekehrten Sinn auch körperliche Krankheiten zu emotionalen Missstimmungen führen.

Während die Psychosomatik heute jedem geläufig ist, kennt den gegenteiligen Begriff „Somatopsychologie" kaum jemand. In der Psychosomatik stören negatives Denken und belastende Gefühle letztlich körperliche Funktionen: Wer ständig unter Strom steht, muss sich nicht wundern, wenn irgendwann Bluthochdruck entsteht und das Risiko für einen Herzinfarkt wächst. Wer niemals körperliche Zärtlichkeit und Liebe erfährt, dessen Haut wird durch den Mangel an Berührung irgendwann verrücktspielen – das Kratzen ersetzt hier den Mangel an Körperkontakt. Und wenn Sie ständig versuchen, es in diesem Leben jedem Recht zu machen und jeden Ärger herunterschlucken, dann steigt Ihr Risiko für Magen-Darm-Erkrankungen.

Im Gegensatz zu dieser bekannten psychosomatischen Sichtweise, können auch organische Erkrankungen Auswirkungen auf emotionale und kognitive Prozesse ausüben. 1913 definierte Karl Jaspers den Begriff in seinem Buch „Allgemeine Psychopathologie" zunächst als „symptomatische Psychologie" und

**Abschnitt 2.**

**Die körperlichen Begleit- und Folgeerscheinungen seelischer Vorgänge (symptomatische Psychologie).**

Es gibt eine Fülle körperlicher, objektiv feststellbarer Erscheinungen, die ohne Willen, ohne bewußten Zweck, ohne daß sie als „Leistung" zu werten wären, einfach eintreten, wenn gewisse seelische Vorgänge vorangingen. Leib und Seele sind zwar eine lebendige Einheit; wenn wir aber beide methodisch als heterogene Sphären voneinander trennen, so sehen wir alsbald, wie unendlich verwickelt die gegenseitigen Beziehungen sind. Während die rein naturwissenschaftliche Einstellung nur die Wirkung der körperlichen Vorgänge auf das Seelenleben zu kennen schien, sind gerade umgekehrt auch die Einwirkungen des Seelischen auf das Körperliche tiefgreifend. Wie weit die Wirkungen psychischer Einflüsse auf den Körper gehen können, ist noch gar nicht abzusehen. Bis jetzt hat die Forschung

Als einer der ersten beschäftige der Nervenarzt Karl Jaspers sich mit der Wechselwirkung körperlicher und psychischer Prozesse. Die künstliche Unterteilung in Leib und Seele hielt er schon vor über hundert Jahren nicht für angemessen.

wählte erst in einer späteren Ausgabe seines Lehrbuchs den Ausdruck „Somatopsychologie". Den Begriff definierte er seinerzeit sehr breit als: *„Es handelt sich um Körperbefunde, die auf Seelisches Bezug habe."*

Zwar gibt es eine unüberschaubare Anzahl einzelner wissenschaftlicher Studien zu den Auswirkungen körperlicher Erkrankungen auf die psychische Verfassung, eine anerkannte Systematik fehlt bislang. Grob lassen sich hier unterteilen:

| Ursachen | Beispiele |
|---|---|
| *Angeboren, genetisch-bedingte Ursachen* | Chorea-Huntington, Kretinismus, Leuko-Dystrophie, Morbus Gaucher, Morbus Krabbe, Williams-Beuren-Syndrom |
| *Endokrin und metabolisch bedingte Ursachen* | Blutzuckerstörungen, Elektrolytentgleisungen, Hyper- und Hypokalzämie, Hyper- und Hyponatrinämie, Morbus Niemann-Pick |
| *Störungen des Gehirns* | Enzephalitis, Enzephalopathie, Hirnabszess, Hirnatrophie, Hirnhautentzündung, Hirntumor, Lewy-Body-Demenz, Morbus Binswanger, Multiinfarkt-Demenz, Progressive Paralyse, Parkinsonismus, Pick'sche Atrophie, Transitorisch-ischämische Attacke |
| *Organerkrankungen und Infektionen* | Dialyse-Enzephalopathie, Fibromyalgie, Funikuläre Myelose, Hepatitische Enzephalopathie, Funikuläre Myelose, Hepatitische |

| Ursachen | Beispiele |
| --- | --- |
| | Enzephalopathie, Hämochromatose, Leberfunktionsstörungen, Mikroangiopathie, Nierenfunktionsstörungen, Tollwut, Toxoplasmose, Urämische Enzephalopathie, Vaskulitis |
| Drogen und Gifte | Kohlenmonoxidvergiftung, Lösungsmittel, Pestizide, Quecksilbervergiftung, Schnüffelstoffe |
| Medikamente | Glukokortikoide, Hypnotika, Neuroleptika, Schilddrüsen-Medikamente, Sedativa, Tranquilizer, Virustatika, Zytostatika |
| Ernährungsbedingte Ursachen | Eisenmangel, Folsäuremangel, Hyper- und Hypovitaminose, Niacin (Pellagra), Spurenelemente-Mangel, Thiaminmangel, Unterzuckerung, Zöliakie |
| Sonstiges | Höhenkrankheit, Hypoxie, Seekrankheit, Sick-Building-Syndrom, Smog, Temperaturschwankungen, Wetterschwankungen. |

Insgesamt sind derzeit weit über 400 körperliche Erkrankungen oder externe Faktoren bekannt, die psychische Symptome verursachen. Einen vollständigen Überblick kann dieses Buch nicht geben. Wer sich hier einen genauen Überblick verschaffen will, sei auf mein 2010 erschienenes Buch „Somatopsychologie" verwiesen. Die folgende Auswahl einiger Störungen und Symptome muss leider zwangsläufig willkürlich bleiben und sich auf diejenigen Erkrankungen fokussieren, die zum einen am häufigsten auftreten, an die man aber zum anderen oft gerade nicht denkt.

**WICHTIG:** Dieses Buch ersetzt nicht den Weg zum Arzt! Letztlich ist man immer auf Blutwerte und andere diagnostische Möglichkeiten der Medizin angewiesen. Dieser Band soll dabei helfen, Verdachts-Diagnosen darüber zu entwickeln, woran Ihre mangelnde Lebensqualität liegt, die man dann mit einem verständnisvollen Arzt, der sich Zeit nimmt und bereit ist mitzudenken, bereden sollte.

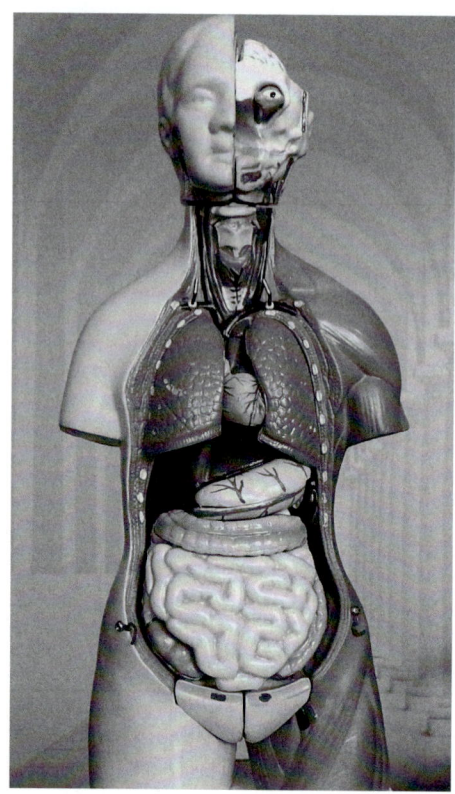

Die Anatomie des menschlichen Körpers ist komplex, da alles mit allem zusammenhängt. Kein Organ funktioniert einzeln, jedes verständigt sich über Botenstoffe mit dem Zentralen Nervensystem und mit allen anderen Organen. Damit hat – wie in einem Uhrwerk – eine Fehlfunktion an einer Stelle immer auch Auswirkungen auf das Gesamtsystem des Organismus.

## 1.4    Die Sprache des Körpers verstehen

Vor ungefähr sechs Millionen Jahren entschied sich der erste Mensch, aufrecht zu gehen, was ihn dazu befähigte, seine Hände zu benutzen und damit Waffen zu führen und Werkzeuge herzustellen. Aber erst vor rund 300.000 Jahren begann er zu sprechen, zumindest besagen Knochenfunde, dass dieser Urzeitmensch schon in der Lage war, seiner Zunge die Verdrehungen beizubringen, die man zum Reden braucht. Das war vermutlich leider der Moment, in dem wir begonnen haben, den Kontakt zu unserem Körper weitgehend zu verlieren. Das sprachliche Denken wurde immer ausgefeilter, und heute setzen unsere Gedanken ein, wenn wir aufwachen und wir hören erst auf, in Worten zu denken, wenn wir einschlafen. Über Hunderttausende von Jahren hat dieses sprachliche Denken unser Körpergefühl Stück für Stück immer weiter in den Hintergrund gedrängt.

Nicht-sprachbegabte Tiere müssen sich notwendigerweise von ihren Gefühlen und Instinkten leiten lassen; der Mensch versucht alles rational zu entscheiden (wobei das Schwergewicht dieses Satzes auf dem Wort „versucht" liegt, wirklich gelingt es uns ja nicht). Da wundert sich mancher Hundebesitzer, warum sein Hund Gras frisst? Das kann unterschiedliche Gründe haben, z. B. Mangel an Ballaststoffen, Vitaminen oder Mineralien, Aufnahme von Folsäure, Übersäuerung des Magens oder Auslösung eines Brechreizes, um den Magen mal aufzuräumen. Der Hund „weiß" auf einer nicht-sprachlichen Ebene also durchaus, wann und warum es gut für ihn ist, ab und zu Gras zu fressen.

Der Mensch hat dieses Körpergefühl auch noch, wir achten aber nicht mehr darauf. Als ich noch an der Universität Lübeck tätig war, bin ich die 25 km von Travemünde zu meiner Arbeitsstelle mit dem Fahrrad gefahren. In dieser Zeit hatte ich einen unglaublichen Hunger auf salzige Lakritze. Heute denke ich, mein Körper hat bei diesen Fahrten Schweiß und jede Menge Mineralien verloren, die er sich über die Lakritze wieder hereingeholt hat. Will man sich etwas Gutes tun, muss man also wieder lernen, darauf zu hören: Was sagt mein Körper? Möchte er eine Ruhepause oder will er sich bewegen? Der Homo sapiens und seine Vorfahren sind in den Weiten der afrikanischen Steppe entstanden und unsere Vorfahren sind früher etliche Kilometer am Tag gelaufen. Dadurch haben wir ein natürliches Bedürfnis nach Bewegung. Fast jede Form von Sport lässt daher die Glücksbotenstoffe im Gehirn sprudeln. Wer einen Büro-Job hat und den ganzen Tag den Drehstuhl kaum verlässt und auch nach Dienstschluss keinen Sport treibt, wird auf die Dauer nicht gesund bleiben. Alleine die Bandscheiben, die nur ernährt werden, wenn wir sie biegen, werden für jede Bewegung „vor Glück strahlen".

Der Körper kann nicht in Worten mit uns reden, er hat aber eine Fülle von Möglichkeiten, uns auf einer non-verbalen Ebene klarzumachen, wie es ihm geht. Wir beschränken uns hierbei auf die negativen, symptomatischen Beschwerden. Versuchen Sie jetzt gleich einmal, in der zweiten Spalte dieser Tabelle einzufügen, ob Sie unter diesem Symptom „nie", „selten", „manchmal", „sehr oft" oder „fast ständig" leiden:

| Symptom | nie | selten | manch-mal | sehr oft | fast ständig |
|---|---|---|---|---|---|
| Angstgefühle | | | | | |
| Appetitlosigkeit | | | | | |
| Atemnot | | | | | |
| Bauchschmerzen | | | | | |
| Depressionen | | | | | |
| Druckgefühl im Brustbereich | | | | | |
| Durchfall | | | | | |
| Engegefühl beim Atmen | | | | | |
| Gedächtnisstörungen | | | | | |
| Gelenkschmerzen | | | | | |
| Geschwollene Füße/Hände | | | | | |
| Gewichtsabnahme, starke | | | | | |
| Gewichtszunahme, starke | | | | | |
| Gleichgewichtsstörungen | | | | | |
| Haut, gerötete | | | | | |
| Haut-Blässe | | | | | |
| Heißhunger-Attacken | | | | | |
| Herzklopfen, starkes | | | | | |
| Herzrasen | | | | | |
| Herz-Stiche | | | | | |
| Hitzewallungen | | | | | |
| Hören | | | | | |
| Husten, chronisch | | | | | |
| Innere Unruhe | | | | | |
| Juckreiz | | | | | |
| Kalte Hände / Füße | | | | | |
| Kopfschmerzen | | | | | |
| Konzentrationsstörungen | | | | | |
| Kreuz- oder Rückenschmerzen | | | | | |
| Kribbeln | | | | | |
| Kurzatmigkeit | | | | | |
| Lähmungserscheinungen | | | | | |
| Mattigkeit | | | | | |

| Symptom | nie | selten | manch-mal | sehr oft | fast ständig |
|---|---|---|---|---|---|
| Motivationslosigkeit | | | | | |
| Müdigkeit | | | | | |
| Nervosität | | | | | |
| Ohnmachten | | | | | |
| Regelbeschwerden | | | | | |
| Reizbarkeit | | | | | |
| Schlaf, fragmentierter | | | | | |
| Schlafbedürfnis, übersteigertes | | | | | |
| Schlaflosigkeit (Insomnie) | | | | | |
| Schulter-/Nackenschmerzen | | | | | |
| Schwächegefühl | | | | | |
| Schweregefühl (z. B. Beine) | | | | | |
| Schwindelgefühle | | | | | |
| Schwitzen, starkes | | | | | |
| Sehstörungen | | | | | |
| Sexuelle Probleme | | | | | |
| Sodbrennen | | | | | |
| Sprachstörungen | | | | | |
| Taubheitsgefühle | | | | | |
| Übelkeit vor/nach dem Essen | | | | | |
| Überempfindlichkeit Helligkeit | | | | | |
| Überempfindlichkeit Hitze | | | | | |
| Überempfindlichkeit Kälte | | | | | |
| Überempfindlichkeit Lärm | | | | | |
| Übermäßiger Durst | | | | | |
| Unlust | | | | | |
| Unruhegefühl in den Beinen | | | | | |
| Urogenitale Probleme | | | | | |
| Verstopfung | | | | | |
| Völlegefühl | | | | | |
| Weichteil-Schmerzen | | | | | |
| Zittern | | | | | |

Das sind also offenbar schon recht viele Möglichkeiten, die Ihr Körper hat, um Ihnen zu sagen, dass es ihm nicht gutgeht. Man muss ihm nur zuhören und versuchen, die Sprache des Körpers zu verstehen und zu erforschen: Was will dieser Leib? Was möchte er? Was kann ich tun?

Wenn Sie sich nun die Symptome anschauen, bei denen Sie „sehr oft" und „fast ständig" angekreuzt haben, welche Bereiche sind das?

| | Krankheitsbereich | Verdacht z. B. auf … |
|---|---|---|
| [ ] | Allgemeine Erschöpfung | Burnout, Stoffwechselstörungen, Borreliose, Chronic Fatigue Syndrom, Alter |
| [ ] | Atmung | Asthma, Rechtsherzinsuffizienz, COPD |
| [ ] | Gedächtnis, Konzentration | Schlafmangel, Hirnschädigung, Depression, Überlastung, Burnout, Demenz |
| [ ] | Haut | Neurodermitis, Parasiten, Hautpilze, Darmerkrankungen |
| [ ] | Herz-Kreislauf, Durchblutung | Anämie, Herzschwäche, Herzarrhythmien, Übergewicht, Bewegungsmangel |
| [ ] | Hormonell-bedingte Störungen | Schilddrüsen-, Nebennierenstörung, Endometriose, Prämenstruelles Syndrom, Testosteron-Mangel, Wechseljahre |
| [ ] | Immunsystem | Immunschwäche, IgA-Defizit, AIDS, Immunüberfunktion, Allergien, Multiple Sklerose |
| [ ] | Neurologische Defizite | Multiple Sklerose, Hirnschädigung, Nervenschädigung |
| [ ] | Orthopädie, Gelenke, Rücken | Rheuma, Bandscheiben |
| [ ] | Psyche, Ängste, Depressionen | Überlastung, Burnout |
| [ ] | Schmerzen | Stimuliertes Schmerzgedächtnis |
| [ ] | Urogenitale Probleme + Sexualität | Bakterielle Entzündungen, Endometriose, Testosteronmangel |
| [ ] | Verdauung + Gewicht | Nahrungsmittel-Intoleranz, Allergien, Adipositas, Anorexia nervosa |

Hierdurch lässt sich schon einmal grob einkreisen, worunter Sie möglicherweise leiden könnten.

## 1.5 Der Urknall ist Schuld

Manchmal steht genau fest, was die Ursache der Schwierigkeiten ist, etwa wenn Sie am 17. September des Jahres 2019 einen Straßenverkehrsunfall hatten und Ihre Probleme danach begonnen haben. Oft ist der Anfang solcher körperlicher Erkrankungen aber schleichend, weil sich die Symptomatik erst entwickeln muss. Wann haben Ihre Krankheitssymptome begonnen? Was war in diesem Zeitraum? Was ist Besonderes geschehen?

Der Beginn kann wichtige Hinweise auf die Ursache liefern! Beispiele sind:
- Ist eine Erkrankung der Entwicklung der Symptome vorausgegangen → das kann auch eine scheinbare Erkältung, Sommergrippe oder ähnliches gewesen sein.
- Haben Sie damals begonnen neue Medikamente einzunehmen → Über-Medikation? Allergische Reaktion auf Medikamente?
- Neuer Job → Kontakt mit giftigen Substanzen im Job? Oder Kontakt mit einem giftigen Chef? Oder Burnout durch völlige Überlastung?
- Umzug in eine andere Wohnung → Toxische Einflüsse z. B. durch Ausdünstungen neuer Teppichböden oder Farbe? Oder, bei Altbau: versteckter Schimmel in der Wohnung? Oder bei Allergien: vermehrte Belastung durch Pollen, wenn Sie „ins Grüne" gezogen sind? Oder vermehrte Staubbelastung: bei einem Altbau? Oder *„sick building syndrom"*: Gebäude z. B. mit Klima-Anlage?
- Änderung Ihrer Ernährung → Essen oder trinken Sie etwas anderes? Besteht eine Nahrungsmittel-Intoleranz? Ernähren Sie sich vegan?

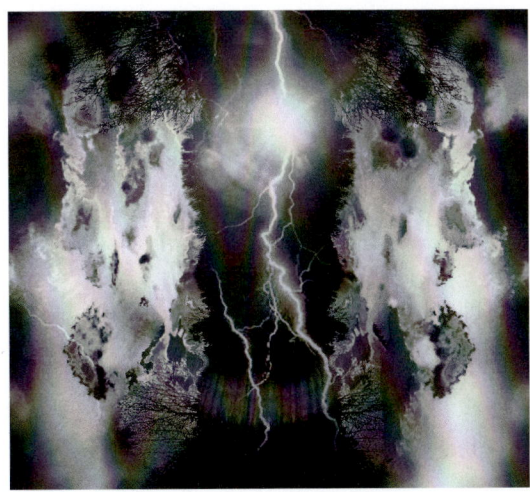

Der Urknall schuf unser Universum; Ihre Krankheitssymptome müssen auch einen Beginn gehabt haben. Dieser Beginn lässt Vermutungen darüber zu, was die Ursache ist. Kennt man den Grund für Ihre Krankheit, kann der Arzt auch Aussagen zur Therapie machen.

- Neuer Partner → Eventuell Ansteckung mit einer „STI" (sexuell übertragbare Krankheit) wie im schlimmsten Fall z. B. HIV?
- Beginn einer Aus- oder Fortbildung → vermehrter Stress durch Doppelt- oder Dreifachbelastungen? Burnout?
- Waren Sie vor Beginn Ihrer Erkrankung im Urlaub im Ausland → Aufnahme eines Keims, mit dem unser zentral-europäisches Immunsystem nicht klarkommt?
- Hat sich Ihr Sportverhalten geändert → mangelnde Bewegung? Oder gegenteilig: Haben Sie begonnen zu viel Sport zu treiben? Überlasten Sie sich ständig körperlich?
- Hat sich Ihr Gewicht gravierend verändert → Krankheitssymptome durch erhebliche Gewichtszunahme mit Kurzatmigkeit? Sind Sie stark abgemagert? Körperliche Probleme nach Diät mit starker Gewichtsabnahme? Der Körper hat einen *„set-point"*, d. h. ein optimales Gewicht, mit dem er am besten klarkommt.
- Psychische Probleme → Todesfälle nahestehender Personen? Trennung vom Partner?
- Haustiere → Allergie gegen das neue Haustier? Haben Sie beim Hautarzt einen „Prick-Test" (Allergie-Test) durchführen lassen?
- Haben sich Ihre Symptome plötzlich entwickelt (akute Erkrankung) oder eher schleichend (toxische Umgebungseinflüsse)?

Schreiben Sie hier einmal auf, was sich in Ihrem Leben in den Wochen oder Monaten vor dem Einsetzen der Krankheits-Symptome in Ihrem Leben geändert hat:

_____

_____

_____

_____

_____

_____

_____

_____

# 2. Körperliche Ursachen

## 2.1 Was sagt ein Blutbild?

Für den Laien erscheinen die Werte des Blutbildes, die man heute vom Arzt meist auf einem DIN-A4-Blatt mitbekommt, absolut verwirrend. Allerdings sind die Zahlen eigentlich gar nicht so schwer zu verstehen. Links steht immer das, was gemessen wurde (leider oft als unverständliche Abkürzung), dann folgt meist Ihr persönlicher Wert und danach der normale, unauffällige Durchschnittsbereich (Referenzareal). Wenn alle Ihre Werte mitten im Durchschnittsbereich liegen, können Sie sich in der Regel beruhigt auf die Couch legen.

> **Achten Sie nicht nur auf Ergebnisse Ihres Blut-Tests, die markiert wurden, sondern auch auf Werte, die im oberen oder unteren Bereich nur knapp innerhalb des Referenzbereichs liegen.**

Für abweichende Werte benutzen die einzelnen Labore leider unterschiedliche Zeichen. Oft wird der Wert einfach nur fettgedruckt; häufig steht auch irgendwo, mitunter leicht zu übersehen, ein Plus für zu hohe oder ein Minus-Zeichen für zu niedrige Werte, manchmal auch als Pfeil nach oben oder Pfeil nach unten angedeutet. Problematisch kann sein, dass Ihr Arzt die Werte aus Zeitmangel überfliegt und nur darauf achtet, welche Werte als abweichend gekennzeichnet worden sind. Es kann sein, dass Ihr Wert an der obersten oder untersten

Das Blutbild: Was besagen diese ganzen komischen Zahlen?

Grenze liegt, und dass dies bereits Beschwerden verursacht. Insbesondere ist das der Fall, wenn mehrere Werte an der Ober- oder Unterkante des Normbereichs liegen und sich Effekte hier unter Umständen ungünstig addieren.

Beispiel:

| Parameter | Normwert | Ergebnis |
|---|---|---|
| Kalium [mMol/l] | 3,5 – 5,6 | 4,0 |
| Erythrozyten [c/pl] | 3,8 – 5,3 | 4,3 |
| Cholesterin [mg/dl] | < 200 | 227 [+] |

In diesem Beispiel steht links die Bezeichnung des Blutwertes, der gemessen wurde, danach in eckigen Klammern das Maß (ebenso wie man die Größe in Zentimetern oder das Gewicht in Kilogramm misst, muss es auch für jeden einzelnen Blutwert eine Maßeinheit geben). Dann folgt die Angabe des unauffälligen Normalbereichs entweder als Zahlenpaar wie hier „von 3,5 bis 5,6" oder wie beim Cholesterin als Größer (>) oder Kleiner-Zeichen (<), was hier bedeutet, dass der Cholesterin-Wert unterhalb von 200 liegen sollte. Das tut der Wert in diesem Beispiel mit 227 aber nicht, also wurde das Ergebnis per [+] als abweichend gekennzeichnet.

Das Ergebnis des folgenden Bluttests sieht zwar vom Aufbau her etwas anders aus, beinhaltet aber dieselben Elemente:

| Ident | Wert | Einheit | Normalwert | Bezeichnung |
|---|---|---|---|---|
| LEUK | 9.72 | G/l | 3.9 – 10.2 | LEUKOZYTEN |
| NA | 140 | mmol/l | 136 – 146 | NATRIUM |
| THRO | 65 | G/l | 150 – 370 **Wert auffällig: –** | THROMBOZYTEN |

Hier stehen die Werte des Patienten bereits in der zweiten Spalte und der Referenzbereich erst in der vierten. Das Minus hinter „Wert auffällig" bedeutet, dass das Ergebnis für die Thrombozyten zu niedrig ausgefallen ist. Den recht hohen Wert für Leukozyten hat das Computerprogramm, das die Auswertung zusammengefasst hat, hier nicht markiert, er liegt ja noch im Durchschnittsbereich; dennoch sollte man dieses Ergebnis im Auge behalten.

Falls Werte leicht abweichen und als „auffällig" gekennzeichnet wurden, muss Sie das aber nicht gleich maßlos beunruhigen. Das Blutbild ist z. B. abhängig davon, zu welcher Tageszeit es gemessen wurde, was Sie vorher gegessen und getrunken haben, wie gut Sie geschlafen haben und auch wie gestresst Sie an dem Tag waren. Außerdem spielt das Alter eine ganz wesentliche Rolle; ein

Achtjähriger sollte einen anderen Referenzbereich haben als ein Achtzigjähriger. Einige Medikamente verfälschen das Blutbild; Männer haben in vielen Bereichen andere Werte als Frauen; Schwangere andere Werte als Nicht-Schwangere. Außerdem gibt es Menschen, die schon immer abweichende Werte hatten, ohne darunter zu leiden und deren Körper, oft schon seit der Geburt, darauf eingestellt ist, mit dieser Abweichung vom Normalen umzugehen. Asiaten oder Schwarzafrikaner haben teilweise andere Werte im Vergleich zum „kaukasischen Typus". Bodybuilder und Sportler mit viel Muskelmasse haben nicht denselben Referenzbereich wie Leute mit wenig Muskulatur. Außerdem gibt es spezielle Durchschnittsareale für Patienten mit chronischen Erkrankungen, z. B. für Diabetiker. In der Regel sollte die Analyse des Blutbildes zumindest trennen nach (a) Männer und (b) Frauen und außerdem nach Altersbereichen wie 1. Kinder – 2. Jugendliche – 3. Erwachsene – 4. Ältere.

Noch komplizierter wird die Auswertung, da die verschiedenen Labore zum Teil abweichende Werte für den unauffälligen Durchschnittsbereich vorgeben. Hier folgen Beispiele für einige Referenzbereiche (beide 2019 erhoben) für zwei fast gleichaltrige Frauen (1964 und 1965 geboren), deren Blut von zwei unterschiedlichen Laboren untersucht wurde:

| Parameter | Referenzbereich Labor #1 | Referenzbereich Labor #2 |
|---|---|---|
| Leukozyten | 3.9 – 10.2 | 4,0 – 10,0 |
| Erythrozyten | 3.90 – 5.20 | 3,8 – 5,3 |
| Hämoglobin | 12.0 – 15.6 | 11,7 – 16,0 |
| Hämatokrit | 0.36 – 0.46 | 35,0 – 46,0 |
| MCH | 27.0 – 33.5 | 27,0 – 35,0 |
| Thrombozyten | 150 – 370 | 142 – 424 |
| Neutrophile | 42 – 77 | 37,0 – 80,0 |
| Lymphozyten | 20 – 44 | 10,0 – 50,0 |
| Monozyten | 2.0 – 10.0 | 3,0 – 14,0 |
| Eosinophile | < 6 | bis 7 |
| Basophile | < 2 | bis 2,5 |

Solche Abweichungen beruhen auf unterschiedlichen Geräten und Analysemethoden der einzelnen Labore. Sie sind zwar nicht wirklich riesig, aber abhängig vom jeweiligen Labor kann ein Wert dann durchaus als „noch normal" oder „schon auffällig" eingestuft werden. Der stark abweichende Referenzbereich beim Hämatokrit, falls Ihnen das jetzt aufgefallen ist, liegt daran, dass das ein Labor als Maßeinheit „l/l" vorgibt und das andere „Vol%".

Wissenschaftler bemühen sich, die Referenzbereiche aufgrund aktueller Forschung immer noch prägnanter zu definieren, um die Diagnosen noch sauberer zu gestalten. Es kann also sein, dass es in ein paar Jahren für einige Blutwerte deutlich genauere Durchschnittsbereiche geben wird, die noch mehr individuelle Abweichungen berücksichtigen, als dies heute schon der Fall ist.

Das Blutbild wird gewohnheitsmäßig morgens im nüchternen Zustand gemessen, d. h. Sie müssen auf Ihr geliebtes Frühstück verzichten. Wichtig ist das vor allem für den Zuckerwert. Auch wenn Ihnen das Blutabzapfen alles andere als Spaß macht: Es ist immer sinnvoll, gerade bei leichten Abweichungen mehrfach zu messen, um zu prüfen, ob der Wert wirklich abweicht oder ob er ein Zufallsprodukt war. Ihr Körper ist eine biologische Einheit, die massiven Schwankungen unterworfen ist.

Trotz dieser Einschränkungen ist das Blutbild von ganz erheblichem Wert, um festzustellen, ob etwas in Ihrem Körper nicht stimmt, und insbesondere was man dann dagegen unternehmen kann.

| Bezeichnung | Ref.-Bereich | Einheit | 3.5.19 15:25 |
|---|---|---|---|
| **BLUTBILD** | | | |
| Leukozyten - EDTA-Blut | 3.9 - 10.2 | x10^9/l | 11.38 ↑ |
| Erythrozyten - EDTA-Blut | 3.9 - 5.2 | x10^12/l | 3.72 ↓ |
| Hämoglobin - EDTA- | 12.0 - 15.6 | g/dl | 12.2 |

Hier liegt der Wert für Leukozyten über und der Wert für Erythrozyten unter dem Normalbereich. Gibt das Anlass zur Panik?

Abweichungen vom Normalbereich müssen nicht gleich Ängste auslösen. Insbesondere geringfügige Abweichungen gibt es im Blutbild immer: Sie deuten an, dass etwas nicht O. K. sein könnte – aber nicht sein muss. In diesem Beispiel liegt der Wert für Leukozyten mit 11,38 über dem Normalbereich, der von 3,9 bis 10,2 läuft. Um zu entscheiden, ob solch ein Wert wirklich gefährlich ist, gibt es „Alarmwerte" und „Extremwerte". Ein Alarmwert bedeutet, dass hier schnell gehandelt werden muss; Extremwerte sind die allerhöchsten beobachtbaren Werte. Für Leukozyten besteht Alarm, wenn diese unterhalb von 2 (Immunschwäche, viel zu gering) oder oberhalb von 20 liegen (deutliche Entzündung). Extremwerte liegen vor, falls der gemessene Wert unterhalb von 1,5 oder aber oberhalb von 50 liegen sollte. Der in diesem Beispiel gefundene Wert von 11,38 liegt zwar oberhalb des Normalbereichs, aber noch deutlich unterhalb des Alarmwertes und weit unter dem Extremwert.

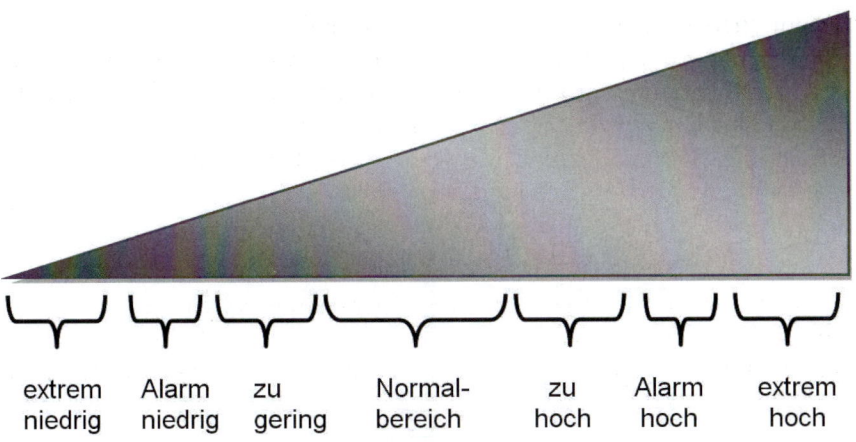

| extrem<br>niedrig | Alarm<br>niedrig | zu<br>gering | Normal-<br>bereich | zu<br>hoch | Alarm<br>hoch | extrem<br>hoch |
|---|---|---|---|---|---|---|

Extremwerte müssen, sobald sie vom Labor gefunden werden, dem zuständigen Arzt sofort telefonisch mitgeteilt werden, Alarmwerte sollten dem behandelnden Arzt schnellstmöglich telefonisch oder per Fax mitgeteilt werden.

## 2.2   Ererbt von den Ahnen: Genetik

Von einem Facharzt für Neurologie wird mir nach einem Straßenverkehrsunfall ein 46-jähriger Patient zur neuropsychologischen Untersuchung geschickt. Er wirkt sonderbar ruhig; gibt auf Fragen verlangsamt, aber angemessen korrekte Antworten, redet allerdings von sich aus kaum, sondern schaut unbeteiligt aus dem Fenster. Er gibt auch an, im Gehirn eine „gewisse Leere" zu empfinden. In der neuropsychologischen Testung ist er stark verlangsamt. Beim Zahlen-Verbindungs-Test, einer Aufgabe, bei der die ungeordnet auf einem DIN-A4-Blatt verteilten Zahlen von 1 bis 90 möglichst rasch miteinander verbunden werden sollen, braucht er rund das Zehnfache der Zeit eines gesunden Menschen. Außerdem hat er leichte Schwierigkeiten, gerade Linien zu ziehen, um die Ziffern miteinander zu verbinden. Auch bei anderen Aufgaben unter Zeitdruck versagt er. Tests ohne zeitliches Limit kann er lösen, aber mit unglaublicher Verlangsamung. Die MRT-Aufnahmen des Gehirns zeigen stark vergrößerte Ventrikel (Hohlräume im Gehirn), die nicht mit dem Unfall zusammenhängen können. Ansonsten ist im ZNS keine wesentliche Folge des Verkehrsunfalls beobachtbar. Seine Ehefrau berichtet mir, dass ihr Mann keinesfalls immer so ruhig ist: „Mein Mann hatte wieder seine Wut", erzählt sie. Er hat zu Hause bei Kleinigkeiten starke Jähzornanfälle, die er dann kaum steuern kann. Mehrfach hat er dabei Dinge zerschlagen; sie hat Angst um sich und die Kinder. Kaum bemerkbar aber doch auffällig sind leichte Bewegungsstörungen, wenn er in die Praxis kommt, sich hinsetzt und wieder aufsteht. Erst nach längerer Zeit gibt er zu, dass sein Vater und sein Onkel beide an Chorea Huntington erkrankt waren und daran verstorben sind, und dass er Angst hat, diese Krankheit ebenfalls bekommen zu haben.

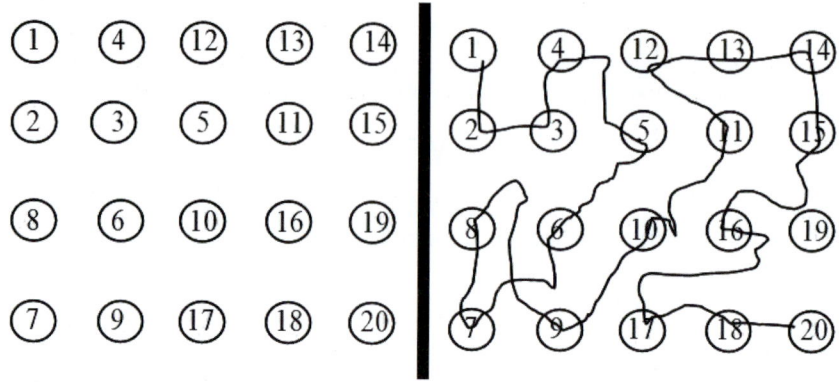

Der Zahlenverbindungstest verlangt, die auf einem Blatt Papier ungeordnet abgedruckten Zahlen möglichst rasch zu finden und mit einer Linie zu verbinden. Konzentration und Arbeitsgeschwindigkeit lassen sich dadurch gut prüfen.

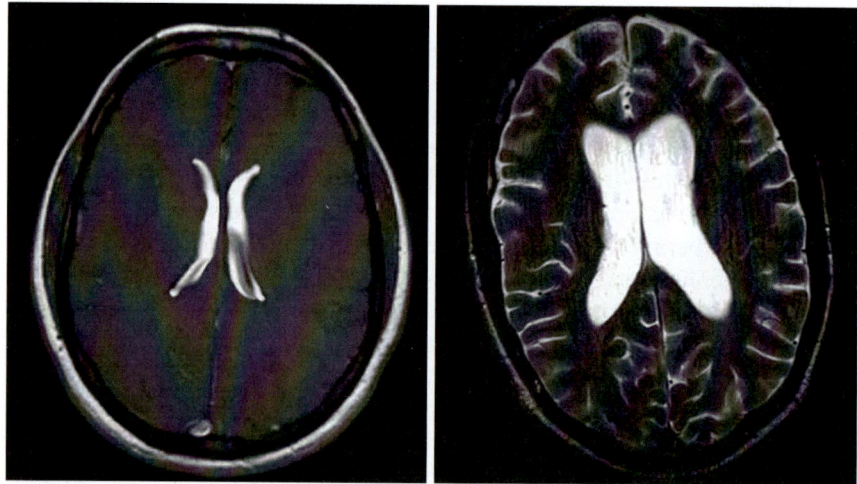

Links in der Abbildung ist ein gesundes Gehirn zu sehen, die in der Mitte liegenden Hohlräume des Gehirns (Ventrikel) sind normal groß. Rechts das Gehirn eines Patienten mit Verdacht auf Chorea Huntington, einer degenerativen Erkrankung, die das Gehirn immer weiter zerstört. Die Ventrikel sind hier schon stark erweitert.

Wenn es einem nach einem erfolgreichen, gesunden Leben stückweise immer schlechter geht, dann denkt man an genetische Faktoren meist zuletzt, daher fangen wir damit als Erstes an.

Die meisten Menschen gehen davon aus, dass „genetisch" bedeutet, dass es bei der Geburt eines Menschen bereits vorhanden sein muss und sehen z. B. Bilder von Trisomie-21-Kindern (Down-Syndrom, „Mongolismus") vor sich, mit dem typischen runden Gesicht und schräger Lidfalte. Genetisch bedingte Erkrankungen können aber auch erst sehr viel später im Leben aufbrechen, sie schlummern, wie die Chorea Huntington, oft Jahrzehnte im Hintergrund, bis ihre Zeit gekommen ist. Das ist nichts Ungewöhnliches, denn Gene lösen z. B. auch die Pubertät aus, die Wechseljahre und sind letztlich auch am Zeitpunkt unseres Todes beteiligt.

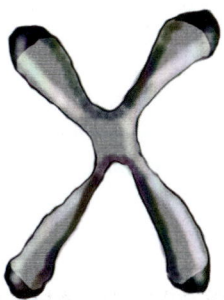

In den Chromosomen ist nicht einfach nur das Erbgut gespeichert, das besagt wie unsere Nasenform aussieht, sondern die DNA (Desoxyribonukleinsäure) steuert auch jeden Tag die Stoffwechselvorgänge in jeder einzelnen Zelle. Am Ende eines Chromosoms gibt es „Schutzkappen", die man als Telomere bezeichnet. Im Lauf des Lebens nutzen sie ab, die Steuerung der Zelle wird dann immer ungenauer – man altert.

An den Enden des DNA-Stranges, der unser Erbgut beinhaltet, sitzen kleine Kappen, die sogenannten Telomere. Die meisten Zellen des Körpers teilen sich ab und zu, etwa Hautzellen in einer bestimmten Schicht, die dann nach außen hin wegwandern und irgendwann abschilfern. Ebenso z. B. Blutzellen, die rund 4 Monate alt werden; über die Zellteilung im Knochenmark müssen ständig neue gebildet werden. Mit jeder Zellteilung werden diese Telomere an der DNA aber immer kürzer, hierdurch wird das Erbgut, das alle Funktionsabläufe einer einzelnen Zelle steuert, quasi weniger geschützt, und es treten immer mehr kleine Fehler in der Zelle auf. Dies bedingt den normalen Alterungsprozess, z. B. mit stetig faltiger werdender Haut, das Krebs-Risiko steigt und letztlich verursachen diese Fehler in immer mehr Zellen dann den Tod eines Individuums durch die bekannte „Altersschwäche", weil die gesamten Stoffwechselvorgänge immer schlechter funktionieren. Man weiß heute, dass viele giftige Substanzen, aber auch Stress, diese Telomere stark schädigen, d. h. wer viel Stress hat, altert schneller. Ein ruhiger Lebensstil unter Vermeidung von Giftstoffen kann zu einer Verlangsamung der Verkürzung der Telomere führen, man erreicht also ein hohes Lebensalter und ist auch mit 90 noch gesund.

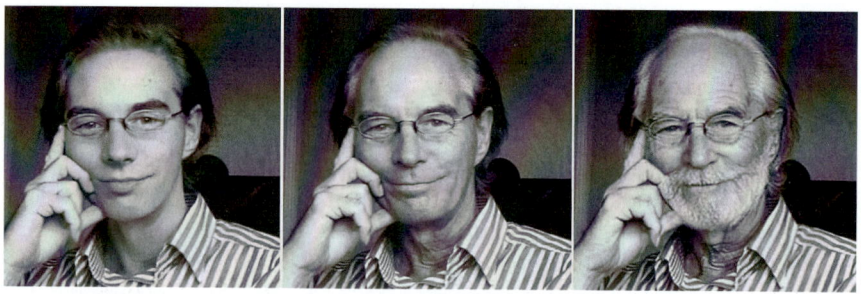

Altern ist ein unausweichlicher Prozess. Das Hemd auf dem Foto ist übrigens nicht 60 Jahre alt (Fotobearbeitung mit Face-App).

Viele Gene sitzen in Warteposition, sie entfalten ihre Wirkung nur in Interaktion mit der Umwelt. Meinen Studenten zeige ich an dieser Stelle immer eine vertrocknete, alte Kastanie, die ich zu diesem Zweck schon seit Jahren in meinem Rucksack mit mir herumtrage. Diese Kastanie hat das genetische Potenzial, ein riesiger Kastanienbaum zu werden mit weitreichenden Wurzeln, Hunderten von Ästen und Tausenden Blättern. *„Warum"*, so frage ich meine Studenten, *„hat diese Kastanie ihr genetisches Potenzial nicht entfalten können?"* Verständlicherweise lächeln die meisten Studenten an dieser Stelle, denn die Antwort ist offensichtlich. Die Kastanie braucht Wasser, Erde, eine bestimmte Temperatur und Sonnenlicht, damit ihr Erbgut sich entfalten kann. Das hat sie in meinem Rucksack nicht, und die Gen-Umwelt-Interaktion kommt nicht zum Tragen.

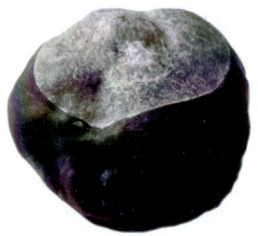

Diese verschrumpelte alte Kastanie trägt in sich die Gene, ein riesiger Baum zu werden. Aber nur durch die Interaktion mit der Umwelt kann sich dieses Erbpotenzial wirklich entfalten.

Das Beispiel mag simpel erscheinen, aber die Genexpression lässt sich tatsächlich in vielen Bereichen beeinflussen. Gene entfalten ihre Wirkung oft nur durch bestimmte Reize. So gibt es zum Beispiel ein genetisches Risiko dafür, zum Alkoholiker zu werden. Träger dieses Genes werden frühzeitiger zum Säufer, sie trinken mehr und sterben durch ihre Sucht früher als Menschen, die diese erbliche Belastung nicht besitzen. Was aber passiert, wenn jemand mit diesem Gen niemals in Kontakt mit Alkohol kommt? Etwa wenn er in einem Land lebt, in dem kein Alkohol hergestellt wird? Das Sucht-Gen kann seine Wirkung hier nicht entfalten, und der Träger kann ein ebenso hohes Lebensalter erreichen wie sein nicht-betroffener Nachbar.

> **Genetisch-bedingte Erkrankungen müssen nicht zwangsläufig ab der Geburt Symptome zeigen. Viele „Erbkrankheiten" brechen erst Jahrzehnte später aus, z. T. finden sich erste Symptome erst oberhalb des 40. Lebensjahres.**

Dies gilt zwar nicht für alle genetisch-bedingten Risiken, wir lernen aber daraus, dass sich sogar eine erbliche Belastung unter Umständen durchaus beeinflussen lässt. Die Intelligenz eines Menschen ist von der Klugheit der Eltern abhängig. Was aber passiert, wenn man das Kind eines Professoren-Ehepaares vernachlässigt und, nach dem Kaspar-Hauser-Prinzip, ohne jegliche Förderung im Keller einsperrt? Dieses Kind wird, trotz einer guten genetischen Basis, sein geistiges Potenzial nicht ausbilden können. Magersüchtige Mädchen schaffen es, den genetisch vorprogrammierten Beginn der Pubertät um Jahre hinauszuzögern, einfach weil der Körper nicht ausreichend Energiereserven hat, um die biologische Funktion als Frau zu erfüllen. Wenn zwei Schizophrene sich in einer psychiatrischen Klinik kennenlernen, sich ineinander verlieben und Kinder bekommen, werden – trotz maximaler genetischer Belastung von Seiten beider Elternteile – nur rund 50 % der Nachkommen später auch psychotisch. Schizophrenie ist hier ein brauchbares Beispiel, denn auch bei dieser Erkrankung schlummert die genetische Belastung zunächst. Die größte Wahrscheinlichkeit für das Aufbrechen einer solchen Psychose besteht erst um das 20. Lebensjahr herum.

Eines der erstaunlichsten Forschungsergebnisse der Genetik ist, dass Eltern auch ihre Lebenserfahrungen an ihre Kinder weitergeben. Hierzu wurden Mäuse am Institut für Hirnforschung der Universität Zürich über lange Zeit extrem belastenden Lebensbedingungen ausgesetzt. Die Tiere entwickelten Verhaltensstörungen, die dann aber über mehrere Generationen weitergegeben wurden – auch wenn die jungen Mäusebabys von völlig normalen „Adoptiveltern" aufgezogen wurden. Die Tiere waren ängstlicher, wenig neugierig, wirkten abgestumpft und zeigten Symptome, die an menschliche Depressionen erinnerten. Mit dieser Fragestellung beschäftigt sich die „Epigenetik". Man geht heute davon aus, dass die traumatischen Erlebnisse der Eltern nicht direkt im genetischen Code der DNS abgespeichert werden, sondern dass solche schlimmen Ereignisse einen biologischen Schalter in der Micro-RNS (Ribonucleinsäure, Bausteine der DNS) verändern, wodurch Gene verstärkt und abgeschwächt bzw. ein- oder ausgeschaltet werden können. Vererbt wird also nicht das Wissen um das traumatische Ereignis, sondern die Wahrscheinlichkeit, an psychischen Störungen zu erkranken. Diese Ergebnisse von tierexperimentellen Studien scheinen durchaus auf Menschen übertragbar zu sein, denn Kinder von Menschen, die z. B. schreckliche Erlebnisse in Kriegen oder Naturkatastrophen hatten, erkranken auch häufiger unter Verhaltensstörungen als Menschen, deren Eltern den Krieg verhältnismäßig unbelastet überlebt haben. Immerhin kann sich dieses genetische Risiko auch wieder vermindern. Wenn man die genetisch traumatisierten Mäusebabys ohne Stress großzog, dann wurde das Ausmaß an Verhaltensstörungen bei den nächsten Generationen immer geringer. Dasselbe scheint für die Kinder der Kriegsgeneration der Fall zu sein. Wenn sie unter stabilen Bedingungen ohne Krieg aufwachsen können, zeigt die nachfolgende Generation kaum noch psychische Auffälligkeiten.

Genetisch bedingte Erkrankungen können also durchaus Schuld daran tragen, wenn man sich plötzlich irgendwann im Leben nicht mehr gutfühlt und immer weniger leistungsfähig wird. Solche Erbkrankheiten können beim Betroffenen durchaus neu im Familienstammbaum auftreten, z. B. in Folge von Gen-Mutation oder genetischen Schäden; häufiger werden sie aber über etliche Generationen hinweg vererbt.

---

**Genetisch-bedingten Erkrankungen kommt man als Laie am ehesten auf die Spur, wenn man den eigenen Stammbaum auf häufige Krankheiten überprüft.**

---

Wenn der Verdacht besteht, dass Ihr Zustand möglicherweise durch eine vererbte Erkrankung bedingt sein könnte, sollten Sie zunächst Ihren Stammbaum prüfen. Welche Erkrankungen hatten Ihre Eltern? Ihre Großeltern? Die Urgroßeltern? Nahe Verwandte? Wenn bestimmte Krankheiten in der Verwandtschaft häufiger aufgetreten sind, dann haben Sie möglicherweise auch ein erhöhtes Risiko dafür, Träger dieses Gens zu sein.

Versuchen Sie nun, die folgende Liste möglichst akribisch auszufüllen. Meist kennen Sie selbst nicht alle Krankheiten anderer Personen; es kann daher wichtig sein, die betreffenden Leute oder ihre Mutter oder Großmutter danach zu fragen:

| Nur leibliche Verwandte: | Unter welchen chronischen Krankheiten leidet (litt) diese Person | Falls bereits verstorben: Todesursache und Sterbe-Alter |
|---|---|---|
| Mutter | | |
| Vater | | |
| Onkel, Tanten | | |
| Großmutter (Oma) | | |
| Großvater (Opa) | | |
| Geschwister Ihrer Großeltern | | |
| Urgroßmutter | | |
| Urgroßvater | | |
| Geschwister Ihrer Urgroß-eltern | | |
| Ihre eigenen Geschwister | | |
| Ihre Kinder | | |
| Kinder Ihrer Geschwister | | |
| Weitere Ver-wandte | | |
| Weitere Ver-wandte: | | |
| Weitere Ver-wandte: | | |
| Weitere Ver-wandte: | | |

Kommen in dieser Tabelle einige Krankheiten häufiger vor? Welche sind die häufigsten?

1 _____

2 _____

3 _____

Sie werden nun vermutlich mit etwas Panik in den Augen feststellen, dass in Ihrer Verwandtschaft viele Menschen unter Herz-Kreislauf-Erkrankungen (z. B. Herzinfarkt) litten oder an Krebs erkrankt oder sogar daran verstorben sind. Das muss nicht zwangsläufig bedeuten, dass Sie ein hohes Risiko haben, demnächst auch daran zu sterben. Herz-Kreislauf-Erkrankungen sind die häufigste Todesursache, gefolgt von Krebs, Atemwegerkrankungen, Unfällen und Demenz. Aus rein statistischen Gründen ist es daher vorhersagbar – je höher das Alter, desto eher –, dass diese Erkrankungen in der Verwandtschaftsliste immer auf einem der oberen Plätze rangieren. An irgendeiner Diagnose muss man ja nun leider sterben, das ist unausweichlich. Wenn also Ihre Urgroßmutter im Alter von 78 Jahren an Demenz verstorben ist, dann bedeutet dies nicht unbedingt, dass Sie selbst ein genetisches Risiko haben, Demenz zu bekommen.

Kritischer wird es, wenn Krankheiten Ihrer Verwandten bereits in jungen Jahren aufgetreten sind. Wenn Sie z. B. mehrere weibliche Verwandte haben, die frühzeitig an Brustkrebs erkrankten, dann ist nicht auszuschließen, dass auch Sie Träger des Brustkrebs-Gens sind. In diesem Fall sollte man die Prophylaxe in diesem Bereich verstärken, regelmäßig zu Vorsorgeuntersuchungen gehen und die Verhütung mit hormonellen Antikonzeptiva (die „Pille") vermeiden, da einige Arten von Brustkrebs durch zu hohe Östrogen-Hormonspiegel verursacht werden.

Jeder, der in der Schule im Biologie-Unterricht aufgepasst hat, kann sich mit Sicherheit noch exakt an die Erblehre des Mönchs Gregor Mendel erinnern, der Erbsen kreuzte und lustige Veränderungen, zum Beispiel der Farben der Blüten in den jeweils nächsten Generationen der Pflanzen, feststellte. Wichtig ist für das Verständnis der Genetik von Krankheiten für uns hier im Moment nur die Unterscheidung von (1) *dominanten* Genen (alle Nachkommen erkranken, da das kranke Gen dominant ist und das intakte Gen des gesunden Elternteils den Schaden nicht kompensieren kann) und (2) *rezessiven* Genen (der Schaden kann durch das gesunde Gen kompensiert werden, d. h. Nachkommen erkranken nur dann, wenn sie das defekte Gen von beiden Elternteilen geerbt

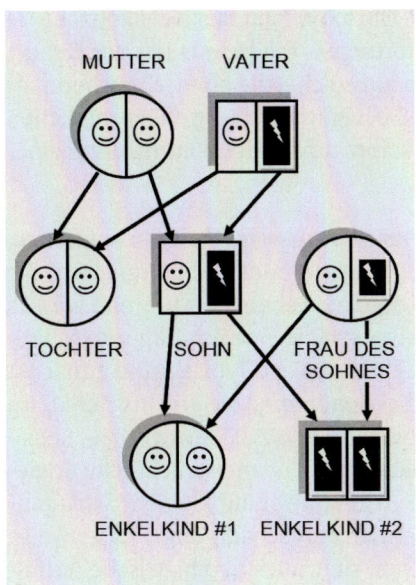

Jede Zelle hat 23 Chromosomenpaare, d. h. jedes Chromosom kommt doppelt vor, eines hat man von der Mutter, das andere vom Vater geerbt. In diesem Beispiel hat die Mutter zwei intakte Gene für eine Eigenschaft, der Vater hat aber ein Gen für eine Erbkrankheit. Ihre Tochter hat die beiden gesunden Gene geerbt und ist nicht Träger der Erbkrankheit. Der Sohn hat das „defekte" Gen vom Vater geerbt. Wenn es sich um einen rezessiven Erbgang handelt, zeigt er aber keine Symptome der Erbkrankheit, da er das Defizit mit dem gesunden Gen der Mutter ausgleichen kann. Nur in dem Fall, dass er eine Frau heiratet, die zufälligerweise auch Trägerin der Erbkrankheit ist, steigt die Wahrscheinlichkeit, dass sie ein Kind bekommen, das beide Krankheits-Gene geerbt hat und die Schädigung damit nicht mehr ausgleichen kann und erkrankt.

haben). Konkret bedeutet dies, dass Menschen Träger einer Erbkrankheit sein können, ohne es zu merken. Sie tragen das rezessive Gen in sich, vererben es an ihre Nachkommen, erkranken aber selbst nicht. Da jeder Mensch einen Chromosomensatz von der Mutter und den anderen vom Vater geerbt hat, ist es möglich, dass die gesunde Hälfte dafür sorgt, dass die Erkrankung nicht ausbricht. Allerdings gibt man an seine Nachkommen wiederum nur eine Hälfte des Chromosomensatzes weiter, und wenn dann, rein zufällig, der Partner des Sprösslings dieselbe genetische Störung hat, dann bricht die Krankheit bei diesem Nachkommen aus. Solche Erkrankungen können dadurch eine oder sogar mehrere Generationen überspringen. Es gibt also keine Gewähr für genetische Gesundheit, wenn Ihre Eltern oder Geschwister gesund sind.

Besteht der Verdacht, dass Ihr Zustand von einer Erbkrankheit verursacht wird, sollte man einen Termin bei einer Humangenetischen Beratungsstelle vereinbaren. Zum Beispiel führt die „Deutsche Gesellschaft für Humangenetik" solche Listen, die man auch im Internet abrufen kann.

Viele der in den folgenden Buchkapiteln beschriebenen Erkrankungen haben eine genetische Basis, etwa Allergien, Nahrungsmittel-Intoleranzen oder Hormonstörungen, wie Diabetes; sie werden daher dort besprochen. Exemplarisch können nur einige typische Erkrankungen in diesem Teil abgehandelt werden. Es ist verständlicherweise unmöglich, hier auch nur annähernd einen Überblick über sämtliche Erbkrankheiten zu geben. Die folgenden Beispiele konzentrieren sich nicht auf genetisch-bedingte Störungen, die bereits bei der Geburt eines Kindes offensichtlich sind, sondern auf solche, die eher schleichend im Lauf des Lebens zum Vorschein kommen: Sie beginnen häufig mit körperlichen Missempfindungen, ohne dass man aber sofort auf die Idee kommt, unter einer Erbkrankheit zu leiden.

**CADASIL** (*Cerebral autosomal dominant/rezessiv arteriopathy with subcortical infarcts and leukoencephalopathy*) ist eine genetisch-bedingte Erkrankung, die zu mehrfachen Schlaganfällen schon ab dem 20. Lebensjahr führen kann. Es liegt eine Mutation auf dem 19. Chromosom vor, die eine Schädigung (Mikroangiopathie) der feinen Blutgefäße im Gehirn auslöst. Typisch sind zunächst häufige migräneartige Kopfschmerzen, bei denen man sich nichts denkt. Im Krankheitsverlauf treten neurologische Ausfälle, wie z. B. Bewegungs-, Sensibilitäts- oder Wahrnehmungsstörungen auf. Diese sind meist nicht schwerwiegend, und sie bessern sich oft wieder. Die vielen (meist nur kleinen) Schlaganfälle führen aber schließlich zur zunehmenden Hirnschädigung. Phasenweise können, je nachdem wo im Gehirn die Läsion sitzt, auch psychiatrische Auffälligkeiten mit Depressionen und zum Teil sogar Wahnvorstellungen oder Halluzinationen auftreten.

**Chorea Huntington** ist eine dominant vererbte neurodegenerative Hirnerkrankung. Die Nachkommen Erkrankter haben eine 50 %ige Wahrscheinlichkeit, ebenfalls zu erkranken. Erste Symptome treten meist schon vor dem 40. Geburtstag auf. Frühsymptome sind Persönlichkeitsveränderungen ohne sichtbaren Anlass, mit Reizbarkeit, Aggressivität, z. T. auch Angst und Depression. Im weiteren Verlauf treten Intelligenzdefizite und Gedächtnisstörungen auf. Typisch ist das „Frontalhirnsymptom", d. h. Probleme im logischen Denken und Verlust der Fähigkeit, komplexe Aufgaben zu planen und durchzuführen. Im weiteren Verlauf kommt es zunehmend mehr zu impulsivem Verhalten mit Distanzlosigkeit und Übergriffen, welche die zwischenmenschlichen Beziehungen schwer belasten. Erst später taucht dann die für Chorea typische Bewegungsunruhe von Gliedmaßen, Kopf und Rumpf auf, die zunächst in scheinbar gewollte Handlungen eingebaut wird. Im weiteren Verlauf treten heftige, unkontrollierbare Bewegungsaktivitäten auf (Hyperkinesie, „Veitstanz"). Bei Ermüdung nehmen sie zu, im Schlaf hören sie auf. Hinzu kommen Grimassieren, schleudernde Bewegungen (Ballismus), Schluck- und Sprachschwierigkeiten (Dysarthrie). In der letzten Phase verharren die Gliedmaßen durch die erhöhte Muskelspannung (Dystonie) in schmerzhaften Fehlstellungen.

Die **hepatozerebrale Degeneration** (Morbus Wilson, Kupferspeicherkrankheit, Pseudosklerose Westphal) ist eine vererbte autosomal-rezessive Erkrankung mit Störung des Kupferstoffwechsels in der Leber. Infolge verminderter Kupferausscheidung über die Galle kommt es zur vermehrten Ansammlung in den Körperorganen. Folge sind Leberschäden und neurologische Defizite. Unbehandelt kommt es zur Leberentzündung (Hepatitis) und Leberzirrhose. Im Krankheitsverlauf findet man einen zunehmenden Intelligenzabbau, die Sprache hört sich verwaschen an, später tauchen auffällige Orientierungsstörungen, Beeinträchtigungen des sozialen Umgangs, Depressionen und psychose-ähnliche Episoden auf. Im körperlichen Bereich finden sich Bewegungsstörungen (Parkinson- oder Chorea-artig), Zittern (Tremor) und Verkrampfungen, z. B. mit Schluckstörungen. Typisch ist ein goldbrauner oder grünlicher Kayser-Fleischer-Kornealring um die Iris und ein Sonnenblumen-Katarakt (gelb-braune Kupferablagerungen in der Augenlinse).

Die „periodische Lähmung" ist eine meist vererbte Erkrankung, die durch Kaliummangel oder Kalium-Überschuss (Adynamia episodica hereditaria, Gamstorp-Syndrom) verursacht wird. Es kommt zu Lähmungsanfällen zunächst im Abstand von Monaten mit kontinuierlicher Zunahme an Frequenz und Schwere. Das häufigste Auftreten ist nachts oder gegen Morgen. Oft gehen Völlegefühl, Hautkribbeln oder Schweißausbrüche voraus. Dann entwickelt sich eine symmetrische Muskelschwäche, beginnend meist im Rumpf, die innerhalb einiger Stunden in Richtung Körperperipherie voranschreitet. Die Lähmungen können Stunden bis Tage anhalten und verschwinden dann wieder. Stress und seelische Erregung provoziert das Auftreten.

**Morbus Niemann-Pick** ist eine angeborene Störung des Lipidstoffwechsels (Lipide sind Körperfette). Beim Typ-A wird durch Fehlen eines Enzyms ein bestimmtes, in den Nervenscheiden vorkommendes Fett (Sphingomyelin) nicht abgebaut und sammelt sich an. Dies führt im Lauf der Zeit zu neurologischen Störungen. Man unterscheidet drei verschiedene Arten. Typ-A ist schwer betroffen und wird kaum älter als 5 Jahre. Typ-B tritt erst ab einem Alter von ca. 10 Jahren auf und zeigt wenig neurologische Beschwerden. Beim Typ C bricht die Krankheit frühestens im Schul- und oft erst im Erwachsenenalter aus, hier kommt es zur Anhäufung von Cholesterin und anderen Stoffwechselprodukten. Typische Symptome sind Probleme bei der Nahrungsaufnahme, aufgetriebener Bauch durch Milz- und Lebervergrößerung, Gelbsucht, hämatologische Anomalien mit Blutarmut, Kurzatmigkeit, Infektanfälligkeit und neurologische Auffälligkeiten. Beim Typ-C findet man häufig Schlaf-, Bewegungs- und Sehstörungen, epileptische Anfälle, Kälte- und Wärmeunempfindlichkeit. Psychisch kommt es zum zunehmenden Verlust einfacher Fähigkeiten, Sprachverarmung und Sprechstörungen, Lernschwierigkeiten, fortschreitendem intellektuellen Abbau, teilweise treten reaktive Depressionen auf, in der Endphase kommt es schließlich zur Demenz.

Die „**fatale familiäre Insomnie**" (= Schlaflosigkeit) ist eine seltene genetisch vererbte Erkrankung mit Ausbruch der Symptome meist zwischen dem 40. und dem 60. Lebensjahr. Frühsymptome sind Ein- und Durchschlafstörungen; später Muskelzuckungen (Myoklonien), Gleichgewichts-, Gang- und Bewegungsstörungen. Es findet sich zunächst eine ausgeprägte Tagesmüdigkeit durch das Schlafdefizit, später Benommenheit und traumartige Zustände mit Halluzinationen und schlafwandlerischem Verhalten und zuletzt zunehmende neuropsychologische Störungen mit Vergesslichkeit und Konzentrationsdefiziten.

Ein wesentlicher Teil des menschlichen Abwehrsystems gegen Bakterien, Viren, Parasiten und Pilze sind die sogenannten „Immunglobuline", kurz als „Ig" bezeichnet; in diesem Buch wird dies noch ausführlicher beschrieben. Wir beschäftigen uns damit schon hier, da es Menschen gibt, die einen angeborenen Mangel an solchen Immunglobulinen haben. Am häufigsten ist der **selektive IgA-Mangel**. Bei den Immunglobulinen gibt es verschiedene Typen, die man mit Buchstaben bezeichnet hat (z. B. IgA, IgG, IgE). Das Immunglobulin vom Typ A ist besonders aktiv an allen Körperöffnungen, insbesondere in Nase, Mund und Lunge. Patienten mit genetisch verursachtem IgA-Mangel leiden eigentlich ständig unter Infektionen der Atemwege, sie kommen auch mit vielen Giftstoffen, die wir mit der Nahrung aufnehmen, nicht zurecht. Es kommt aber selten zu wirklich schweren Infektionen, daher bleibt der IgA-Mangel oft jahrzehntelang unentdeckt. Typisch ist, dass Antibiotika auch kaum helfen, was verständlich ist, weil die meisten Antibiotika das Immunsystem nur unterstützen. Wenn ein wesentlicher Teil dieses Abwehrsystems fehlt, nützen auch die Antibiotika wenig. Der IgA-Mangel kann zwar durch andere Teile des Immunsystems kompensiert werden, dennoch haben die Betroffenen ein hohes Risiko ständig unter Halsschmerzen, asthmatischen Beschwerden und Bauchschmerzen zu leiden.

## 2.3 Dann ist das wohl hormonell bedingt

Nach wissenschaftlichen Schätzungen besteht der Mensch aus rund 100 000 000 000 000 Zellen, die sich im Verlauf der Evolution entschlossen haben, zusammenzuarbeiten. Dabei müssen die gesamten physiologischen Vorgänge zwischen diesen Zellen aber irgendwie koordiniert werden, zum Beispiel muss das Herz wissen, wann die Muskeln viel Blut brauchen und wann die Eingeweide viel Blut benötigen, um die Verdauung voranzutreiben. Die Leber muss wissen, wann sie Zucker als Fett abspeichern muss und wann sie diesen Prozess rückgängig machen darf, weil gerade Energie benötigt wird. Es wäre mühsam, wenn wir diese gesamten Stoffwechselvorgänge gedanklich steuern müssten, den größten Teil davon übernimmt das sogenannte vegetative

Nervensystem; es wird auch als autonomes Nervensystem bezeichnet, da es unabhängig vom Zentralen Nervensystem (ZNS) funktioniert und nicht dem bewussten Willen unterworfen ist. Beide Systeme beeinflussen sich gegenseitig. Das vegetative Nervensystem steuert viele Körpervorgänge mit Hormonen, d. h. Botenstoffen, die Befehle an einzelne Zellen weiterleiten. Der Körper benutzt hier unterschiedliche Arten von solchen „Postboten", um Abläufe systematisch zu koordinieren. Man unterscheidet die in der folgenden Tabelle genannten Substanzen:

| Botenstoff | System | Beispiele |
|---|---|---|
| Neurotransmitter | ZNS, peripheres NS, vegetatives NS | Azetylcholin, Dopamin, GABA, Glutamat ... |
| Neuropeptide | Nervensystem | Enkephalin, ß-Endorphin, Substanz-P |
| Zytokine | Immunsystem | Interferon, Interleukin, Tumor-Nekrose-Faktor |
| Hormone | Endokrine Drüsen im Körper | Adrenalin, Östrogen, Testosteron, FSH, ... |

Neurotransmitter sind hierbei zuständig für schnelle Gedanken und Gefühle im Zeitbereich von Millisekunden; sie funktionieren vorwiegend über elektrische Übertragung, aber – wie Hormone – mit Ausschüttung chemischer Botenstoffe an den Schaltstellen zwischen zwei Nervenzellen. Neuropeptide können die Empfindlichkeit an diesen Synapsen im Gehirn modulieren. Auch Hormone funktionieren über die Ausschüttung chemischer Botenstoffe; die Informationsübertragung ist deutlich langsamer, als bei den Neurotransmittern, da die meisten Hormone in die Blutbahn abgegeben werden und erst bis zu ihrem Zielpunkt gebracht werden müssen, bevor sie eine Wirkung entfalten. So wir-

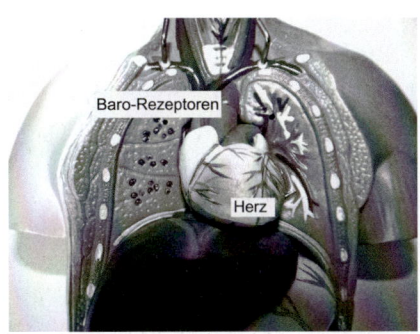

Baro-Rezeptoren

Herz

Beispiel für eine Feedback-Schleife: Baro-Rezeptoren in der Aorta messen den Blutdruck, melden ihn an eine Zentrale im Gehirn, die dann die Herzfrequenz erhöhen oder absenken kann.

ken die sogenannten Peptidhormone nur wenige Minuten, Schilddrüsen-Hormone dagegen bis zu mehreren Tagen.

Das endokrine Hormon-System ist besonders eng mit dem vegetativen Nervensystem verzahnt. Beide versuchen, den Körper an wechselnde Aufgaben und Belastungen anzupassen, bzw. um die Homöostase (Gleichgewicht) von Stoffwechselvorgängen wiederherzustellen. Hormone wirken hierbei nach dem Schlüssel-Schloss-Prinzip an ihrem Zielorgan. Fettunlösliche Hormone (z. B. Adrenalin, Noradrenalin) wirken meist auf die Rezeptoren auf der Zelloberfläche ihrer Zielorgane. Hierdurch kommt es zur Öffnung von Ionenkanälen. Die Zell-Antwort läuft dann über *second messenger* (cAMP = zyklisches Adenosinmonophosphat). Fettlösliche Hormone (z. B. Kortikosteroide) diffundieren direkt in die Zelle und lösen dort über Transkription und Translation der Ribonukleinsäure eine Zellantwort aus. Die Hormonwirkung geschieht (wie eine moderne Heizungsanlage) feedback-gesteuert im ständigen Vergleich von Soll- und Ist-Wert; d. h. es gibt Rezeptoren, die laufend prüfen, ob ausreichend Hormone vorhanden sind. Wenn zum Beispiel zu wenig Schilddrüsen-Hormone im Körper sind, dann wird das „Thyreoid-stimulierende Hormon" (TSH) erhöht. TSH ist das Hormon, das die Schilddrüse anregt, mehr T3 und T4 auszuschütten. Wenn die Schilddrüse erkrankt ist und nicht genug Hormone produziert, dann wird der TSH-Wert immer höher, in dem verzweifelten Versuch des Körpers, die Schilddrüse doch noch anzuregen, genügend Hormone

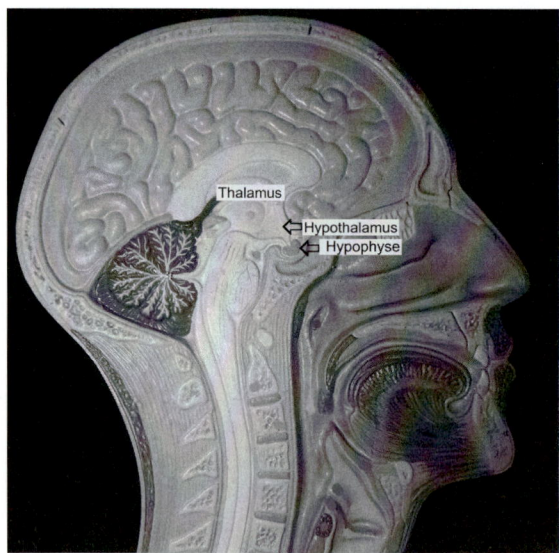

Querschnitt durch das menschliche Gehirn: Der zentral gelegene Thalamus steuert das Gehirn. Unterhalb des Thalamus liegen Hypothalamus und Hypophyse, die als oberste Schaltstelle für hormonelle Abläufe gelten

auszuwerfen. Das ist etwa so, als würde man den Thermostat einer Heizung immer höher drehen, die Heizung aber kaputt ist und nicht mehr genug Hitze liefern kann.

Der Mikroprozessor unseres Gehirns, der quasi alles steuert, ist der Thalamus. Diese walnussgroße Formation liegt unterhalb des Limbischen Systems und bildet die Schaltstelle zwischen kortikalen und subkortikalen Funktionen, d. h. zwischen rationalem Denken und animalischen Abläufen. Der Thalamus koordiniert Gehirnaktivitäten und aktiviert jeweils diejenigen Hirnareale, die gerade benötigt werden, um eine Aufgabe zu lösen (Sensorik, Motorik, Sehen, Schlaf, Aufmerksamkeit, Bewusstsein). Eine Schädigung des Thalamus führt zum Koma. Der unterhalb des Thalamus liegende Hypothalamus ist an der Steuerung unzähliger Körperfunktionen beteiligt, z. B. Körpertemperatur (Fieber), Blutdruck, Flüssigkeits-Balance, Appetit und Sättigungsgefühl, biologische Uhr, Stress-Anpassung usw. Vom Hypothalamus werden auch Hormonausschüttungen gefördert, indem sogenannte Releasing-Hormone freigesetzt werden (z. B. das Thyreotropin Releasing Hormon). Gleichzeitig kann der Hypothalamus aber die Hormonproduktion durch Inhibiting-Hormone auch bremsen (z. B. durch das Prolaktin-Inhibiting-Hormon).

Die eigentliche Steuerzentrale für die Hormonausschüttung ist die Hypophyse. Anatomisch lassen sich der Hypophysen-Stiel, der Hypophysen-Vorderlappen und der Hypophysen-Hinterlappen trennen. Die wesentlichsten Hormone des Hypophysen-Vorderlappens sind: Adrenokortikotrophes Hormon, Thyreoideastimulierendes Hormon, Follikel-stimulierendes Hormon, Luteinisierendes Hormon, Wachstumshormon (somatotrophes Hormon) und Prolaktin. Der Hypophyse-Hinterlappen produziert Vasopressin (antidiuretisches Hormon) und Oxitocin. Eine Auflistung der Hormone und ihrer Wirkung findet sich am Ende des Buches ab Seite 195.

Woran können Sie erkennen, ob Sie an einem Ungleichgewicht Ihrer Hormone leiden? Störungen, die durch Hormone auftreten, kann man mitunter an dem typischen phasenhaften Verlauf von Hormonausschüttungen erkennen. Das Niveau des Hormons Cortisol ist z. B. am Vormittag am höchsten und fällt dann am Nachmittag immer weiter ab. Da Cortisol die Arbeit des Immunsystems reduziert, geht es einem, wenn man krank ist, am Vormittag noch relativ gut, am Nachmittag „bröselt man auseinander" und am Abend, wenn die Immunreaktion am stärksten und der Cortisolspiegel am niedrigsten ist, fühlt man sich so richtig matschig. Diese Tages-Periodik wiederholt sich beim normalen Menschen jeden Tag.

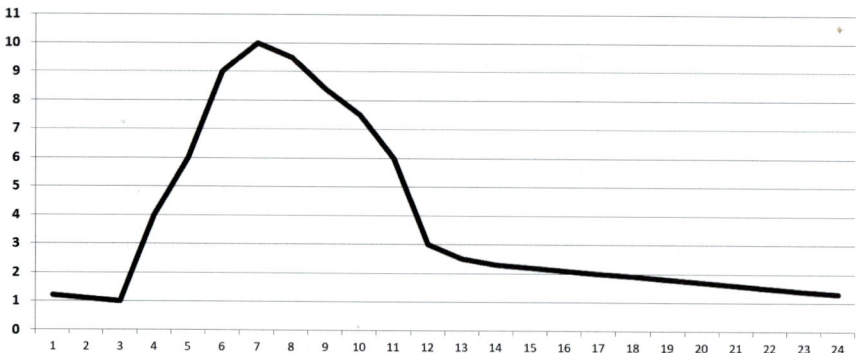

Tagesperiodik von Cortisol. Der Hormonspiegel ist morgens und vormittags am höchsten und fällt dann im Tagesverlauf ab.

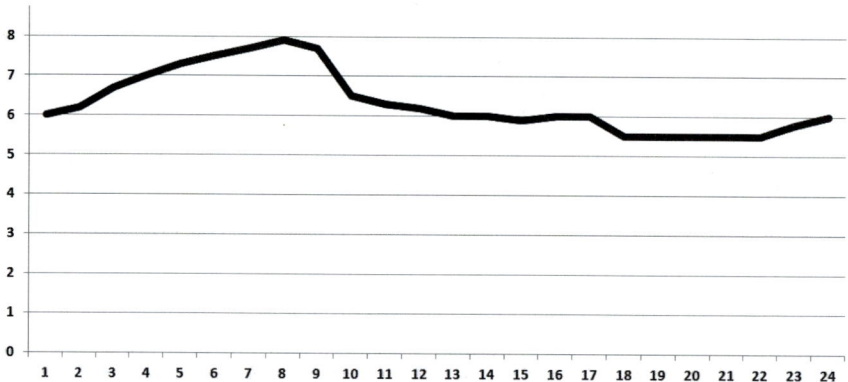

Die Tagesperiodik von Testosteron ist nicht so ausgeprägt, es ist aber bei den meisten Menschen nachts höher als tagsüber und am höchsten in der Regel am frühen Morgen.

## Bekannter ist die Monats-Periodik der weiblichen Sexualhormone.

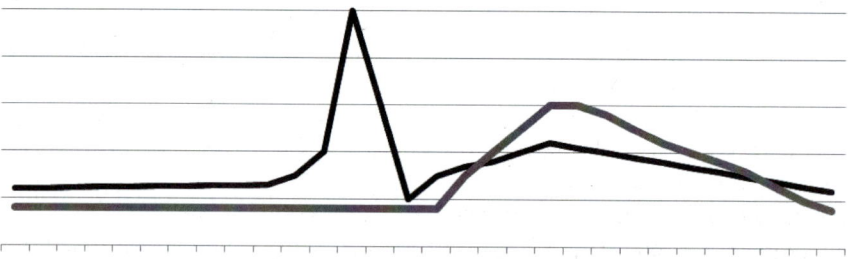

Monats-Periodik der weiblichen Sexual-Hormone (Östradiol = schwarz, Progesteron = grau).

Viele Hormonausschüttungen folgen einem periodischen Ablauf, z. T. Tageszyklen, bei den Sexual-Hormonen aber auch Monatszyklen. Folgen Ihre Krankheitssymptome einem Tages-, Wochen- oder Monatszyklischen Ablauf?

Um zyklische Abläufe zu prüfen, sollte man über mehrere Wochen (für Sexualhormone sogar über mehrere Monate) eine Kurve über den körperlichen Zustand führen und dann anhand dieser Systematik prüfen, ob sich Krankheitszustände phasenhaft wiederholen. Das könnte für eine Tageskurve etwa so aussehen wie in der Abbildung.

| ZUSTAND | Morgens | Vor-mittags | Mittags | Nach-mittags | Abends | Nachts |
|---|---|---|---|---|---|---|
| sehr gut | | | | | | |
| gut | | ● | | | | |
| eher gut | ● | | ● | | | |
| mittel | | | | ● | | |
| eher schlecht | | | | | | |
| schlecht | | | | | ● | |
| sehr schlecht | | | | | | ● |

Manche Erkrankungen laufen auch im Wochenzyklus. Ich selbst habe jahrelang unter Kopfschmerzen gelitten, die typischerweise am Montag und Dienstag am stärksten auftraten und dann ab Mitte der Woche immer weniger wurden. Naturgemäß habe ich das auf den Stress geschoben, der am Wochenanfang am größten ist, wenn die ganzen Arbeitstage noch vor einem liegen. Damals, auch ich war noch jung und naiv, habe ich gerne am Wochenende ein Gläschen Weizenbier getrunken (O. K., manchmal auch zwei); aber nie viel Alkohol. Da die Kopfschmerzen erst zwei Tage später auftraten, konnte ich das nicht mit dem Bier in Verbindung bringen. Bis mir irgendwann auffiel, dass ich keine Kopfschmerzen hatte, wenn ich kein Weizenbier getrunken habe. Seitdem meide ich jeglichen Alkohol strikt und kenne praktisch keine Kopfschmerzen mehr. Man muss nur darauf kommen!

Von Sigmund Freud, dem Erfinder der Psychoanalyse, ist bekannt, dass er unter einer typischen Wochenend-Migräne litt. Die Arbeitswoche über hatte er unzählige belastende Gespräche mit seinen Patienten und arbeitete bis spät in die Nacht an seinen Büchern. Am Sonntag, ohne den Stress durch seine Patienten, veränderte sich seine Hirndurchblutung so, dass er genau am freien Tag dann immer wieder von Migräne-Anfällen heimgesucht wurde.

Die Periodik kann also in beide Richtungen laufen. Man kann in der Woche als Folge dessen, was man am Wochenende gemacht hat, krank sein und *vice versa*. Für die Erfassung einer Wochenkurve könnte das so aussehen wie in der Abbildung.

| ZUSTAND | MO | DIE | MI | DO | FR | SA | SO |
|---|---|---|---|---|---|---|---|
| sehr gut | | | | | | ● | |
| gut | | | | | | | |
| eher gut | | | | | ● | | |
| mittel | | | | ● | | | ● |
| eher schlecht | | | ● | | | | |
| schlecht | ● | ● | | | | | |
| sehr schlecht | | | | | | | |

Auf die Darstellung eines Protokollbogens für die Erfassung von monatlichen Periodiken des Krankheitszustanden soll hier verzichtet werden; er sieht im Prinzip ebenso aus, nur dass statt der Wochentage in der Kopfzeile die Monatstage stehen.

---

**Auch Urlaub kann krank machen: Unter dem Leisure Sickness Syndrome leidet man ausgerechnet an den freien Tagen!**

Interessant ist in diesem Sinne aber, dass die Krankheit auch durch Urlaub verursacht werden kann. Sie werden sich jetzt an die Stirn tippen und sagen: *„Ist doch Quatsch! Urlaub ist doch was Schönes!"* Das stimmt, es stimmt aber auch wieder nicht. Wer in der Arbeitszeit viel Stress hat, auch am Wochenende eigentlich ständig arbeitet und sich immer auf einem hohen Level der Belastung wiederfindet, der hat auch ein hohes Niveau der Stress-Hormone. Cortisol ist ein typisches Stresshormon, es sorgt u. a. dafür, dass der Blutzuckerspiegel hoch genug ist, um konzentriert zu arbeiten, es unterdrückt aber auch die Immunfunktionen. D. h., während man schuftet wie ein Bär, brechen keine Krankheitssymptome aus. Dies bedeutet nicht, dass man nicht krank ist. Die fiesen kleinen Bakterien breiten sich munter aus, man spürt nur nichts davon, weil das Abwehrsystem durch den ständigen Stress auf Sparflamme gehalten wird. Hat diese Person nun frei, fährt im Urlaub ganz weit weg, um endlich einmal ein paar Tage *„so richtig auszuspannen"*, dann fällt die Immununterdrückung durch das Cortisol weg und das Abwehrsystem merkt endlich, was und wie viele Keime sich da inzwischen im Körper breitgemacht haben; es explodiert dann regelrecht und versucht, schlagartig alle Bakterien, Viren, Pilze und Parasiten zu vernichten, die sich inzwischen im Körper heimisch fühlen. Und schon hat man den Salat und liegt ausgerechnet im Urlaub flach im Bett. Dieser Zustand wird mit dem englischen Fachbegriff ***„leisure sickness syndrome"*** („Freizeit-Krankheits-Syndrom") betitelt. Man hält auf der Arbeitsstelle mit letzten Kraftreserven so lange durch, bis man frei hat, und dann kippt das biologische System wie eine Reihe Dominosteine um.

Wie oft waren Sie in den letzten Jahren ausgerechnet dann krank, wenn Sie ein paar Tage Freizeit hatten und richtig ausspannen wollten? Falls das häufiger der Fall war: Arbeiten Sie zu viel? Leiden Sie unter einem Burnout? Was ist Ihre

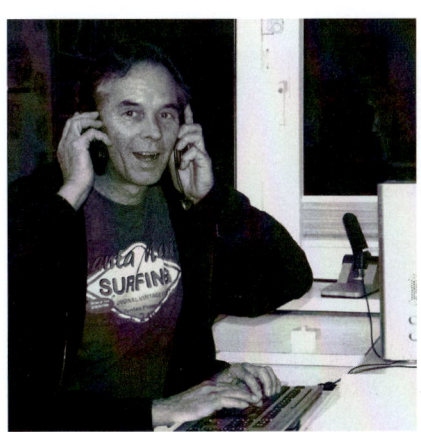

*„Du weißt nicht wie die Blumen duften, kennst Arbeit nur und schuften. So geh'n sie hin die schönsten Jahre, bis dereinst Du liegst auf der Bahre. Und hinter Dir, da grinst der Tod: Kaputtgeackert, Vollidiot!"*

Burnout ist heute schon fast der tagtägliche Normalzustand geworden. Eine echte Trennung zwischen Beruf und Freizeit bekommen die meisten Leute nicht mehr hin, viele haben zwei Jobs nebeneinander. Und dann wundert man sich, wenn der Körper eines Tages sagt: „STOPP. Bis hierhin und nicht weiter!"

Priorität: Schaffen, schaffen bis der Tod uns scheidet? Oder, wie man so schön sagt: *Arbeiten Sie um zu leben, oder leben Sie um zu arbeiten?*

*„Du hast ja keine Ahnung wie das heute ist!"*, sagt ein Dreizehnjähriger zu seiner Mutter. Auch Hormone beeinflussen unsere Stimmung. Simpelstes Beispiel von Persönlichkeitsveränderungen unter hormonellem Einfluss ist die **Pubertät**. Bei Beginn der Adoleszenz werden bei Mädchen hohe Mengen an Östrogenen produziert, und bei Jungen nimmt die Ausschüttung von Testosteron zu. Jungen produzieren in geringer Menge aber auch Östrogene und Mädchen Testosteron. Bei beiden Geschlechtern kommt es, in Interaktion mit anderen Faktoren, hierdurch nicht nur zu den bekannten körperlichen Veränderungen, sondern auch zu einem starken Anstieg der Libido und zu Stimmungsschwankungen. Obwohl man es als Elternteil manchmal gerne so sehen würde, gilt Pubertät aber nicht als psychische Erkrankung.

Aber das folgende Phänomen kennt nahezu jede Frau: In einem Augenblick hat sie einen Heißhunger auf Schokolade, dann sollen es aber doch lieber Gewürzgurken sein. Plötzlich zweifelt sie an der Liebe ihres Partners und noch mehr, ob sie ihn eigentlich liebt und packt schon ihren Koffer, nur um ihm im nächsten Moment heulend um den Hals zu fallen. Bei vielen Frauen setzen vor der Menstruationsblutung nicht nur körperliche Symptome ein, sondern auch Stimmungsschwankungen. Das **prämenstruelle Syndrom** (PMS) fällt bei Frauen sehr unterschiedlich aus; manche leiden gar nicht darunter, für andere bricht tagelang die Welt zusammen. Typisch sind erhöhte Erschöpfbarkeit, Appetitlosigkeit oder Heißhungerattacken, Schlafstörungen, Berührungsüberempfindlichkeit, Spannungsgefühle in der Brust, Kopfdruck, Kopf-, Gelenk- und Muskelschmerzen, Ödeme und außerdem Abgeschlagenheit, sowie die klassischen Stimmungsschwankungen, z. T. im raschen Wechsel, mit dem der Partner meist so gar nicht klarkommt.

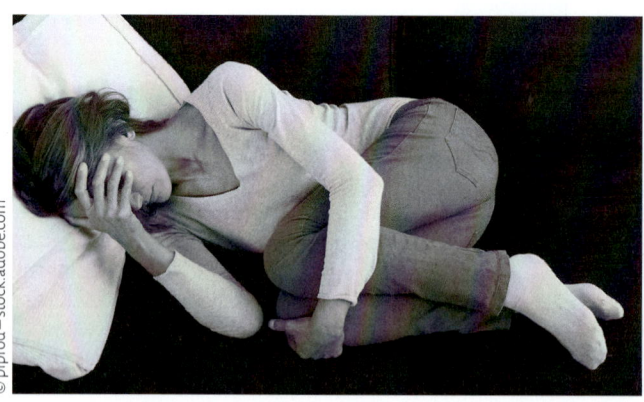

© plprod – stock.adobe.com

Das prämenstruelle Syndrom muss nicht zwangsläufig kurz vor Einsetzen der Regelblutung auftreten.

Wissen muss man, dass das PMS nicht nur kurz vor der Menstruation auftreten muss. Manche Frauen empfinden die starke Stimmungslabilität auch während oder nach der Regelblutung, andere haben typische Zeiten psychischer Instabilität in den Tagen um den Eisprung herum. Bei jungen Frauen, die das erste Mal damit beginnen, die „Pille" einzunehmen, kann es durch die plötzlich eintretende vermehrte Hormongabe auch zu erheblichen Stimmungsschwankungen kommen. Wenn sich dies nicht ändert, sollte auf ein anderes Präparat umgestiegen werden. Dasselbe ist der Fall bei Versuchen einer künstlichen Befruchtung: Auch hier werden Hormone in hoher Dosierung gegeben, welche die Chance erhöhen, dass die implantierte Eizelle sich in der Gebärmutter einnisten kann. Die Stimmungsschwankungen, die in diesem Zeitraum von Frauen erlebt werden, sind enorm.

Während die Symptomatik beim PMS zwar belastend, aber rasch vorübergehend ist, erreicht die mit dem PMS nah verwandte **prämenstruelle dysphorische Störung** durchaus Krankheitswert. Beim PMS ist sie eher leichter Natur, bei der prämenstruellen dysphorischen Störung können durchaus mittelgradige Depressionen auftreten.

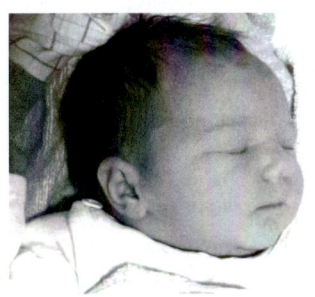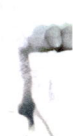

Bekannt ist auch der **Baby-Blues**: Direkt nach der Entbindung sinken Progesteron und Östrogen, die in der Schwangerschaft einen hohen Spiegel hatten, plötzlich ab. Hierdurch entsteht bei 50 % – 70 % der Mütter eine erhebliche emotionale Labilität; sie liegen im Bett und weinen, obwohl es dem Baby gutgeht.

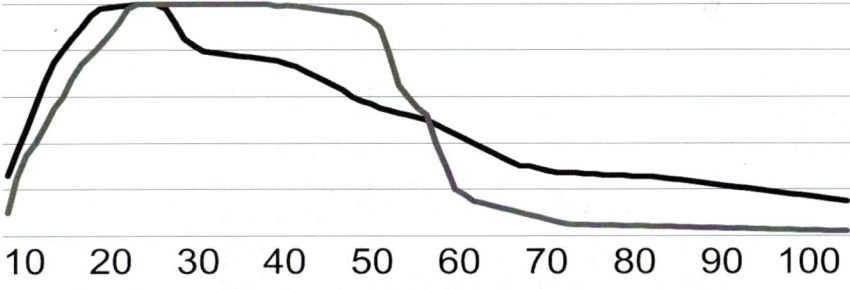

| 10 | 20 | 30 | 40 | 50 | 60 | 70 | 80 | 90 | 100 |

Verringerung der Hormonproduktion im Lebenslauf zwischen dem 10. und dem 100. Lebensjahr (Testosteron = schwarz, Östrogene = grau).

Bei Frauen ab dem 50. Lebensjahr ist immer an die **Wechseljahre** zu denken, wenn Stimmungsschwankungen auftreten, aber komischerweise tut das kaum jemand. Nicht selten rennen die Frauen dieses Altersbereichs von einem spirituellen Wellnesstraining zum nächsten und verbrauchen Therapeuten wie andere Leute Papiertaschentücher. Aber niemand kommt auf die Idee, dass schlicht das Klimakterium Schuld an dem instabilen Zustand sein könnte. Typische Symptome sind Anfälle von Herzrasen, Hitzewallungen, häufige Kopfschmerzen, Schlaflosigkeit, Schweißausbrüche, Schwindel, Verringerung der körperlichen und geistigen Leistungsfähigkeit, Konzentrationsstörungen, Stimmungsschwankungen mit Reizbarkeit, Depressivität, Nervosität und Verlust der Libido. Hier sollte ein Gespräch mit dem Frauenarzt geführt werden, der entscheidet, ob die Gabe eines Hormonpräparats sinnvoll ist.

> **Bei Schlappheit, Unlust und Kraftlosigkeit oberhalb des 50. Lebensjahres immer an Wechseljahre bzw. bei Männern an Testosteronmangel denken!**

Männer sollten sich an dieser Stelle nicht zu früh freuen, denn auch der **Mangel an Testosteron** hat es in sich. Der Körper stoppt die Produktion dieses Hormons zwar nicht so abrupt, wie die Herstellung der Östrogene bei der Frau, aber nach der Hochphase um das 20. Lebensjahr herum befindet sich der Mann bereits ab dem 30. Lebensjahr auch auf dem absteigenden Ast und verliert pro Jahr rund 1–2 % seines Testosteron-Haushalts; etwa ab dem 60. Lebensjahr kann das kritisch werden. Hinsichtlich Testosteron gilt der bekannte Merksatz *„use it or loose it"* (Benutze es oder Du wirst es verlieren), d. h. Männer, die häufig Sexualverkehr haben oder masturbieren erhalten ihren Testosteronspiegel deutlich länger in astronomischer Höhe, im Vergleich zu Männern, die diesbezüglich so aktiv sind wie ein moosbewachsenes Bismarck-Denkmal.

Typisch für den Testosteronmangel ist, hier schließt sich dann der Kreis, das immer weiter zunehmende Schwinden der Libido. Ohne Sex vermindert sich Testosteron und ohne Testosteron hat man stetig weniger Lust auf Sex. Die einst schönste Nebensache der Welt verliert an Wichtigkeit, nicht selten kommt es dann zu Erektionsproblemen und Versagen beim Sex. Ein Thema, über das Männer ungerne reden und sich dann lieber von ihrer Partnerin zurückziehen, statt klar zu sagen, wo das Problem liegt. Hat ein Mann einmal beim Sex versagt, baut sich sofort Angst vor dem nächsten Geschlechtsverkehr auf, so dass zu dem eigentlichen körperlichen Problem noch ein psychisches hinzukommt, denn die Furcht vor dem Versagen führt genau dazu, dass der Mannesstolz wieder schlaff bleibt. Für Männer immer das frustrierendste Ding, das passieren kann. Hinzu kommen bei Testosteronmangel eine zunehmende Antriebslosigkeit und Unlust, die Herren schlafen schlecht, kommen morgens kaum aus den Federn und wirken auch tagsüber müde. Zum Teil treten, wie bei den Wechseljahren der Frau, regelrechte Depressionen auf. Zum anderen Teil kommt es, ähnlich der PMS bei der Frau, durch den Testosteronmangel auch zu Stimmungsschwankungen mit starker Reizbarkeit, Konzentrations- und Gedächtnisstörungen.

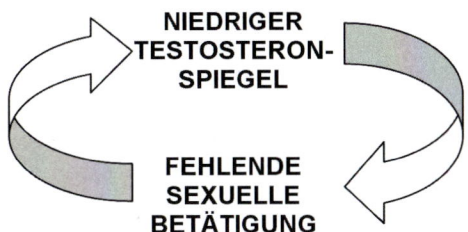

**NIEDRIGER TESTOSTERON-SPIEGEL**

**FEHLENDE SEXUELLE BETÄTIGUNG**

*„Use it or loose it"* – ein niedriger Spiegel des Hormons Testosteron führt zu mangelndem sexuellen Interesse. Jahrelang fehlende Erotik führt dann wiederum dazu, dass immer weniger Testosteron bereitgestellt wird.

Testosteron spielt eine wesentliche Rolle beim Muskelaufbau, Body-Builder nehmen daher oft androgen-haltige Medikamente, da sie hierdurch ihre Muskelmasse erheblich anwachsen lassen können. Das Problem ist, dass der Körper sich daran gewöhnt, dass dieses Sexualhormon von außen zugeführt wird und die eigene Produktion in den Hoden dann weitgehend einstellt, nach dem Motto: Es ist ja genug davon da! Nimmt der Body-Builder dann keine Androgene mehr, hat er dasselbe Problem wie ein 85-Jähriger: sein körpereigener Testosteronhaushalt ist irgendwo ganz tief im Keller. Im Alter, wenn die Testosteronproduktion sinkt, wird auch die Muskelmasse und damit die Körperkraft weniger, und Männer neigen zum vermehrten Fettansatz im Bauchbereich. Körperfett wiederum stellt aber vermehrt Östrogene, d. h. weibliche Sexualhormone, her. Östrogene sind in mancher Hinsicht die Gegenspieler von Testosteron, deswegen haben Frauen, die ja nur wenig Testosteron in ihren Nebennieren herstellen, keinen so starken Sexualdrang wie Männer, und mitunter steigt der Drang nach Sex bei Frauen erst nach den Wechseljahren, wenn ihr Östrogen weitgehend verschwunden ist, der Testosteronspiegel aber noch hoch ist. Je mehr Fettmassen ein Mann hat, desto mehr Östrogene produziert er also und umso mehr wird darunter seine Libido leiden. Testosteronmangel steht auch im Verdacht an der Entstehung weiterer Erkrankungen beteiligt zu sein, hierzu gehören Osteoporose („Knochenschwund"), Diabetes (Zuckerkrankheit), erhöhter Cholesterinspiegel und damit Verengung der Blutgefäße und erhöhter Blutdruck. Sex und ganz besonders Sex-im-Alter ist also durchaus wichtig für unzählige biologische Funktionen.

Testosteron kann in diesem Fall vom Arzt verordnet und als Medikament gespritzt werden. Hierdurch verschwinden viele der Symptome des Mangels. Testosteronmangel kann im Übrigen auch bei Frauen vorkommen und bedingt sexuelle Unlust. Auch bei ihnen kann es durch Medikamentengabe zur vermehrten Lust im Bett kommen.

Auch eine Reihe anderer Sexualstörungen ist natürlicherweise hormonell bedingt. Für den Verlust der Libido kommen diverse weitere körperlichen Erkrankungen in Frage wie etwa: Addison-Krankheit, Akromegalie, Hashimoto-Thyreoiditis, Hypophysen-Tumor, Hypothyreose, Nebennieren-Adenom und -Karzinom.

> **Schilddrüsen-Erkrankungen gehören zu den häufigsten Ursachen und sollten frühzeitig abgeklärt werden!**

Störungen der Schilddrüse sind extrem häufig und gehören mit zu den Hauptkandidaten, wenn unspezifische Krankheitssymptome auftreten. Neben sexuellen Störungen leiden Erwachsene mit einer **Unterfunktion der Schilddrüse** (Hypothyreose) vor allem unter Müdigkeit, trockener Haut, niedrigem Blutdruck, Gewichtszunahme, Antriebsmangel und depressiver Stimmung. Auffälliger sind die Symptome der **Schilddrüsenüberfunktion** (Hyperthyreose): Anfälle von Herzrasen, Schlafstörungen, Gewichtsverlust trotz Heißhungers, Ruhelosigkeit, Angespanntheit, Unkonzentriertheit und schnelle Stimmungsschwankungen. Eine Variante ist die **Hashimoto-Thyreoiditis**, eine Autoimmunerkrankung, bei der die Betroffenen durch die Entzündung der Schilddrüse zunächst unter einer Hyper-, dann aber langfristig unter einer Hypothyreose leiden.

Der Begriff *„Adrenal Fatigue"* bezeichnet eine auffällige Schwäche der Nebenniere. Als Anpassung an Disstress produziert die Nebenniere zunächst vermehrt Adrenalin und Cortisol, aber weniger Sexualhormone, wie z. B. Testosteron. Nach Jahrzehnten chronischen Stresses bricht das System zusammen, die Hormonproduktion vermindert sich. Typische Symptome sind Schlafstörungen, Schwindel, Erschöpfung, Konzentrationsdefizite, Depressionen und Libidoverlust.

Patienten mit **Morbus Addison** sehen äußerlich so gesund aus, als kämen sie gerade aus dem Urlaub. Sie leiden unter zunehmender Zerstörung der Nebennierenrinde, es entsteht ein Mangel an Cortisol und an Aldosteron, das den Wasser- und Elektrolythaushalt und damit den Blutdruck reguliert. Als Kompensation stellt das Gehirn mehr ACTH (Adrenocorticotrophes Hormon) her. Hierdurch wird auch die Ausschüttung von Melanotropin gesteigert, was dazu führt, dass die Haut angenehm gebräunt aussieht. Die Betroffenen leiden aber unter plötzlichem Blutdruckabfall, Schwäche, Gelenk- und Muskelschmerzen, Unterbauchbeschwerden, Durchfall und Blutbildungsstörungen; bei Frauen kommt es meist zum Verlust der Körperbehaarung und Ausbleiben der Regelblutung. Im psychischen Bereich findet man Erschöpfung, Lustlosigkeit, Rückgang der Libido, Reizbarkeit oder Depressionen.

> **Haben Sie Übergewicht? Lieben Sie Süßigkeiten, Kuchen, Torte, Eiscreme? Wie sieht Ihr Zuckerspiegel aus?**

Glukose ist der Haupt-Energielieferant für das Gehirn; daher ist ein gleichbleibender Blutzuckerspiegel wichtig. Nach einer Nahrungsaufnahme senkt das Hormon Insulin den Zuckerspiegel durch Umwandlung von Kohlenhydraten in Körperfett und bei Zuckermangel hebt das Hormon Glucagon den Blutzuckerspiegel wieder an, indem es diesen Prozess umkehrt. **Unterzuckerung** (Hypoglykämie) entsteht durch zu geringe Nahrungsaufnahme oder durch zu viel Insulin, z. B. infolge eines hormonaktiven Tumors der Bauchspeicheldrüse. Typisch sind ständiges Hungergefühl, Herzrasen, Schwindel, Kopfschmerzen, später dann Müdigkeit, Sehstörungen und schließlich Bewusstseinsverlust. Psychisch zeigen sich zunächst infolge von kompensatorischer Sympathikus-Aktivierung Unruhe und Ängstlichkeit. Durch den akuten Energiemangel treten dann Konzentrationsdefizite, Sprachstörungen, atypisches Verhalten und manchmal auch delirante Zustände auf. Dagegen verursacht **Überzuckerung** (Hyperglykämie, meist durch Insulinmangel) anfangs kaum Beschwerden. Typisch sind ständiger Durst und Acetongeruch aus dem Mund. Langfristig schädigt der hohe Blutzuckerspiegel die Gefäßwände, wenn er bei einem Diabetiker medikamentös nicht richtig eingestellt wurde. Es entstehen dann diabetische Durchblutungsstörungen in Netzhaut, Nieren, Füßen und ZNS mit der Folge eines allmählichen Abbaus geistiger Funktionen. Ein Drittel der Patienten mit Diabetes mellitus entwickelt darüber hinaus eine reaktive Depression, oft mit Angststörung. Auch das Risiko einer Demenz ist bei Diabetikern erhöht.

> **Extreme Regelbeschwerden können auf eine Endometriose hindeuten.**

**Endometriose** ist strenggenommen keine direkte Störung des Hormonsystems, da sie aber hormonell bedingt ist und unter Frauen häufig vorkommt, sollen hier ein paar Worte darüber verloren werden. Nach aktuellen Forschungsdaten sind weltweit rund 10 % der reproduktionsfähigen Frauen davon betroffen, die meisten ohne etwas zu ahnen. Starke Schmerzen und Stimmungsschwankungen werden als normales Unwohlsein durch die Menstruation hingenommen. Ursache ist eine Verbreitung von Zellen des sogenannten „Endometriums" über die Eileiter in den Bauchraum. Diese Zellen siedeln sich dann irgendwo an. Mit dem Zyklus – wie bei der normalen Gebärmutterschleimhaut – schwellen sie dort an. Diese Inseln drücken, wenn sie sich vergrößern, auf andere Organe, können sogar dort hineinwachsen und Schäden verursachen. Es kommt zu Verwachsungen. Typische Symptome sind sehr starke Schmerzen während der Menstruation, chronische Unterbauchschmerzen, Schmerzen beim Geschlechtsverkehr, ständige Schmerzen im unteren Teil des Rückens, zum Teil auch schmerzhafter Stuhlgang. Tabletten gegen die Regelbeschwerden bekämpfen hier natürlich nicht die Ursache. Einen ersten Hinweis auf Endometriose kann eine Ultraschall-Untersuchung beim Frauenarzt bringen, die endgültige Diagnose geschieht durch eine Bauchspiegelung, bei der nur ein winziges Loch in die Bauchdecke gemacht werden muss (Laparoskopie); hierbei wird meist auch eine Gewebeprobe entnommen; z. T. kann man die Herde bereits während dieses Eingriffs entnehmen oder weglasern. Bei Frauen, die unter Endometriose leiden besteht allerdings immer das Risiko, dass erneut Zellen aus dem Uterus in den Bauchraum wandern und dort neue Herde verursachen. Man muss daher entweder Medikamente nehmen, welche die Vergrößerung der Gebärmutterschleimhaut während des Menstruations-

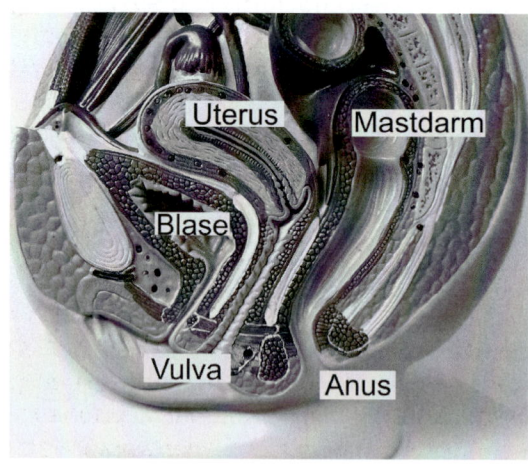

Bei der Endometriose siedelt sich Gebärmutter-Schleimhaut im freien Bauchraum an und schwillt dann im Zug des Menstruations-Zyklus an und ab wie die Gebärmutter selbst. Dieses „wilde" Gewebe drückt dann auf die dort befindlichen inneren Organe und kann hier nicht nur starke Schmerzen, sondern auch regelrechte Schäden verursachen.

zyklus verhindern (z. B. Progesteron) oder, wenn kein Kinderwunsch (mehr) besteht, eine Gebärmutter-Entfernung (Hysterektomie) durchführen.

Während Endometriose ausgesprochen häufig ist, ist ein **„Phäochromozytom"** ebenso selten. Es kommt so rar vor, dass Ärzte, denen ich Patienten mit Verdacht auf Phäochromozytom geschickt habe, eine Untersuchung abgelehnt haben, mit dem Hinweis darauf: *„Das ist unwahrscheinlich, das ist doch viel zu selten..."* Aber auch wenn nur rund 4 von einer Million Menschen daran erkranken, kann genau dieser Patient dann eben doch darunter leiden.

Ursache ist ein hormonaktiver Tumor des Nebennierenmarks. An die Nieren heften sich oben die Nebennieren an, die einer der wichtigsten Produktionsstätten für Hormone sind. Das Nebennierenmark stellt im Inneren Adrenalin und Noradrenalin her, die außen liegende Nebennierenrinde die sogenannten Steroidhormone (sie regulieren den Zucker-, Wasser- und Mineralstoffhaushalt), darunter z. B. Cortisol. Adrenalin und Cortisol gehören mit zum Stress-System des Körpers, d. h. sie werden von der Hypophyse über ACTH (Adrenocorticotrophes Hormon) aktiviert. Adrenalin aktiviert den Körper und macht Herz und Muskel bereit dafür, zu kämpfen und zu fliehen, gleichzeitig drosselt es die Verdauung. Cortisol sogar dafür, dass im Krisenfall genug Blutzucker zur Verfügung steht, außerdem dämpft es das Immunsystem, da die Bekämpfung eines Schnupfens nicht zu den dringlichsten Dingen gehört, wenn man gerade vor einem Säbelzahntiger weglaufen muss.

Wie in jedem Körperorgan kann auch in einer der Nebennieren ein Tumor entstehen. Eine solche Krebsgeschwulst besteht ursprünglich aus normalen Zellen des menschlichen Körpers, die sich aufgrund einer Schädigung der Zell-DNA aber ohne Rand und Band stetig vermehren, immer mehr Platz einnehmen und andere Zellen ohne Rücksicht verdrängen. Wenn diese Krebserkrankung ausgerechnet diejenigen Zellen erwischt, die im Nebennierenmark das Adrenalin produzieren, dann wird immer mehr von diesem Hormon hergestellt und in die Blutbahn ausgeworfen. Das Phäochromozytom ist zwar meist gutartig, das heißt aber nur, dass es keine Metastasen (Tochtergeschwulste) bildet. Die Beschwerden bleiben dieselben.

Haben Sie schon einmal eine mündliche Prüfung gehabt? Können Sie sich noch daran erinnern wie aufgeregt Sie davor waren? Die Nervosität vor der Prüfung resultiert ganz wesentlich daraus, dass Ihr Körper riesige Mengen Adrenalin in die Blutbahn gepumpt hat. Etwa so wie Sie sich kurz vor der Prüfung gefühlt haben, fühlt sich der Patient, der unter einem Phäochromozytom leidet, den ganzen Tag. Infolge des deutlich zu hohen Adrenalin-Spiegels ist er ständig extrem unruhig, ängstlich, nervös, kurz vor einem Panikanfall und fühlt innere Beklemmung. Körperliche Symptome sind Anfälle von Herzrasen, Herzrhythmusstörungen, Überzuckerung, Schweißausbrüche, Appetitlosigkeit, Gewichtsverlust, Kopfschmerzen, Zittern und Schlafstörungen mit nachfolgender Tagesmüdigkeit. Leitsymptom sind Bluthochdruck-Krisen und stark erhöhter Blutdruck. Der ständig zu hohe Blutzuckerspiegel kann auf Dauer zur Diabetes mellitus (Zuckerkrankheit) führen. Häufig erhalten die Betroffenen Blutdrucksenker, die aber bei einem Phäochromozytom in der Regel nichts nützen.

Die Diagnose geschieht zum einen über eine 24-Stunden-Messung des Blutdrucks und Nachweis erhöhter Adrenalin-Abbauprodukte im Urin und schließlich erhöhte Adrenalinwerte im Blutplasma. Der nächste Schritt besteht dann in der Regel in einer Untersuchung der Nebennieren mit bildgebenden Verfahren (Computertomografie, Magnetresonanz-Tomografie). Die Therapie besteht in der operativen Entfernung des Tumors; dieser lässt sich in vielen Fällen minimal-invasiv herausnehmen. Da der Mensch zwei Nebennieren hat, kann die zweite meist das Fehlen einer ganzen Nebenniere kompensieren.

Eine weitere, auch eher seltene Störung der Nebennieren ist das **Cushing-Syndrom**. Hier ist die Nebennieren-Rinde betroffen. Man unterscheidet grundsätzlich zwei Formen, einmal (a) das exogene Cushing-Syndrom, das bei Patienten auftritt, die langzeitig Cortison-haltige Medikamente eingenommen haben, und (b) die endogene Variante, die durch eine krankhaft zu hohe Hormonproduktion in den Nebennieren verursacht wird. Das körpereigene Hormon Cortisol, fährt – wie bereits erwähnt – u. a. das Immunsystem herunter. Das Medikament Cortison macht dasselbe und wird daher bei allen Erkrankungen mit einer zu hohen Funktion des Abwehrsystems eingesetzt. Das sind z. B. Autoimmunerkrankungen wie Asthma, Neurodermitis, Rheuma oder Multiple Sklerose. Außerdem gibt man das Medikament nach der Transplantation von Organen, etwa einer Nieren-Transplantation, um die Abstoßung dieses Organs zu verhindern. Ähnlich wie beim Phäochromozytom sind es oft hormonaktive Tumore, die dafür sorgen, dass die Nebennierenrinde zu viel Cortisol produziert. Typisches Symptom ist immer das „Mondgesicht", d. h. ein sehr rundes Gesicht, außerdem haben die meisten Betroffenen einen „Büffelnacken", sie leiden unter Gewichtszunahme bei gleichzeitigem Knochenschwund und Knochenschmerzen, Neigung zu Akne, ständigem Durst und häufigem Wasserlassen. Verwandte von Cortisol sind Geschlechtshormone wie das Testosteron; gerade weibliche Cushing-Patienten neigen daher zu einer Vermännlichung, und es kommt zum Aussetzen der Menstruationsblutung. Cortison ist, wie Adrenalin, ein Stress-Hormon, es entsteht dadurch auch erhöhter Blutdruck. Psychisch sind Gemütslabilität mit ängstlich-depressiver Gestimmtheit sehr typisch.

## 2.4    Stoffwechselstörungen

„Stoffwechselstörung" ist ein schwer definierbarer Sammelbegriff. Hierzu gehören z. B. Entgleisungen im Eiweiß-, Fett-, Kohlenhydrat- oder Mineralstoffwechsel. Einzelne Substanzen können zu viel oder zu wenig vorhanden sein, zum Teil fehlen Enzyme, um Stoffwechselprodukte weiterzuverarbeiten oder giftige Substanzen abzubauen. Zu nennen wären beispielhaft etwa die Bilirubinenzephalopathie, Elektrolytentgleisungen, Leberfunktions- oder Lipidstoffwechselstörungen.

Manchmal entstehen psychische Störungen und körperlicher Leistungsabfall durch Nahrungsmittelintoleranz. Bekannt sind z. B. die Lactose- (Milchprodukte) oder die Gluten-Unverträglichkeit (Zöliakie), das in Weizen, Roggen und Hafer enthalten ist. Weniger bekannt ist die Histamin-Intoleranz.

Im Gegensatz zu Allergien, bei denen das Immunsystem übermäßig stark reagiert, sind es bei Nahrungsmittel-Unverträglichkeiten Fehler im Stoffwechsel. Den Betroffenen fehlt ein Teil in der Kette, die ein aufgenommenes Nahrungsmittel in das verwandelt, was unser Körper letztlich verwerten kann. Durch diesen Fehler im Stoffwechsel kann es zur Bildung giftiger Substanzen kommen, die dann das typische Krankheitsgefühl verursachen.

---

**Häufige Übelkeit, Magen-Darm-Beschwerden, Durchfälle können Indizien für eine Nahrungsmittel-Unverträglichkeit sein.**

---

Klassisches Beispiel für solch eine Stoffwechselstörung ist die Laktose-Intoleranz, unter der in Deutschland rund zwölf Millionen Menschen leiden; alleine von der Zahl her ist es also nicht ausgeschlossen, dass auch Sie keine Milch und keine Milchprodukte vertragen. Den Laktose-Intoleranten fehlt das Enzym Laktase, das für die Aufspaltung von Milchzucker verantwortlich ist. Der Milchzucker bleibt unverdaut, er wird nicht aufgenommen, sondern verbleibt im Darm, und das führt dann zu Blähungen, Durchfall und Krämpfen. Wenn Verdacht auf Laktose-Intoleranz besteht, muss man leider – neben Milch – auch Käse, Joghurt und Quark völlig meiden. (Zum Glück gibt es mittlerweile aber viele Produkte, die laktosefrei sind.)

Eine weitere Unverträglichkeit ist die sogenannte Gluten-Intoleranz. Auslöser ist das Eiweiß Gluten, das in den Weizen, Roggen, Gerste und Hafer vorkommt. Bei den Patienten werden durch das Gluten die Zotten in der Oberfläche des Dünndarms zerstört. Die Innenseite des Dünndarms, über den die Nahrung aufgenommen wird, flacht dadurch immer weiter ab. Folge ist, dass die Patienten jede Menge essen können, aber die Nahrung wird nicht richtig vom Körper aufgenommen; sie werden immer magerer. Eine Ernährung völlig ohne Getreide ist schwierig, Gluten wird dummerweise auch noch diversen Nahrungsmitteln beigesetzt. (Aber auch das Angebot an glutenfreien Lebensmitteln wird immer größer.) Rund 1 % der Menschen mit Gluten-Unverträglichkeit leiden unter Zöliakie, einer Autoimmunerkrankung.

Histamin ist in vielen bakteriell-fermentierten Nahrungsmitteln enthalten. Durch Mangel an einem Enzym (Diaminoxidase), das Histamin abbaut, entstehen nach dem Verzehr bestimmter Nahrungsmittel Symptome, ähnlich der Seekrankheit, mit Übelkeit, Erbrechen, Durchfall, Herzrasen, Hautrötungen, juckenden Haut-Quaddeln, Kopfschmerzen, Migräne, Schwindel und Atembeschwerden. Im psychischen Bereich dominieren an den Folgetagen Konzentrationsstörungen, Erschöpfungsgefühle und Abgeschlagenheit. Histamin ist in sehr unterschiedlichen Nahrungsmitteln enthalten und dadurch leider schwer zu meiden, Beispiele sind: **A**nanas, Aubergine, Avocado, **B**anane, Birne, Bohnen, Brennnesseltee, **C**ashew-Nüsse, Champignons, **E**nergydrinks, Erdbeeren, Erdnusscreme, Erdnüsse, **F**ertigprodukte, Fleisch (gepökeltes, mariniertes, geräuchertes), **G**eschmacksverstärker, Gewürze (scharfe), **H**efe, Hering, Himbeeren, **K**akao, Käse, Kiwi, Krabben, Krebse, **L**insen, **M**akrele, Marmelade, Marzipan, Morcheln, Muscheln, **N**ougat, **O**bstsäfte aus Zitrusfrüchten, Oliven, Orangen, **R**otwein, **S**ardinen, Sauerkraut, Schinken (roher), Schokolade, Sekt, Shrimps, Soja, Sojamilch, Sojasauce, Spinat, Steinpilze, **T**ee (schwarzer und grüner), Thunfisch, Tofu, Tomaten, Tomatensaft, **W**alnüsse, Weinessig, Weißbier, Weißwein, **Z**itrusfrüchte.

Es gibt noch weitere Unverträglichkeiten, die auf Störungen des Stoffwechsels zurückzuführen sind. Dazu gehören unter anderem die Unverträglichkeit von Fruchtzucker (Fructose-Intoleranz) und auch von Fett, beide sind recht selten. Eine Intoleranz gerade auf Fruchtzucker macht eine Menge Probleme, da viele Vitamine in Obst enthalten sind und man deshalb bei Vermeidung von Obst Mangelerscheinungen bekommt.

Nahrungsmittel-Intoleranzen können Fachärzte für Gastroenterologie feststellen, die aber größtenteils völlig überlaufen sind und irreal lange Wartezeiten auf einen freien Termin haben. Unter Umständen lohnt es sich zu versuchen, wenn man einen Verdacht hat, gegen welche Nahrungsmittel man intolerant reagiert, diese systematisch einige Wochen wegzulassen und zu prüfen, ob sich der Gesundheitszustand bessert. Alternativ, für die Mutigen, könnte man im Prinzip auch Provokationstests durchführen, d. h. besonders viel von dem entsprechenden Nahrungsmittel essen und schauen, ob es einem dadurch deutlich schlechter geht. Zu bedenken ist, dass die Folgen einer Nahrungsmittelintoleranz nicht sofort einsetzen; oft spürt man sie erst Stunden später, z. T. erst am nächsten oder gar übernächsten Tag.

**Lecithin** ist der Oberbegriff für eine Klasse gelbbrauner Fettsubstanzen. Es kommt in vielen gängigen Lebensmitteln vor – wie beispielsweise in Eiern, Leber, Sojabohnen, Nüssen und Samen. Lecithin versorgt den menschlichen Körper mit einem sehr wichtigen Nährstoff, nämlich dem Cholin. Dieses hat zwei biologische Hauptfunktionen: Es dient als Baustein der Zellmembranen im Körper und ist der Vorläufer von Acetylcholin. Acetylcholin ist einer der wichtigsten Neurotransmitter des Zentralnervensystems und spielt eine zentrale Rolle bei kortikaler Aktivierung, Wachheit, Aufmerksamkeit, Gedächtnis und Lernprozessen. Acetylcholin ist auch der wesentliche Neurotransmitter des parasympathischen Nervensystems, dem Teil des autonomen Nervensystems, der für Verdauung, Ruhe, Erholung und Fortpflanzung verantwortlich ist und es wirkt auf Muskeln. Menschen nehmen den größten Teil ihres Cholins durch Lebensmittel auf. Lecithin ist also ein sehr wesentlicher Bestandteil unserer Nahrung, allerdings weisen seit den 1970er Jahren eine Fülle von Forschungsergebnissen darauf hin, dass ein Zuviel an Lecithin auch depressiv machen kann. Das Problem ist, dass Lecithin vielen Lebensmitteln als Emulgator zugesetzt wird. Die Anzahl der Nahrungsmittel, die Lecithin enthalten, ist heutzutage unüberschaubar groß, so dass es fast unmöglich ist, sie aufzulisten. Lecithin wird fast allen Fertiggerichten beigefügt und ist z. B. in Soßen, Dips, Milchprodukten, Eiscreme, Backwaren (z. B. Brot), Süßwaren (z. B. Kekse, Gebäck, Pudding, Schokolade, Bonbons) und Getränken (z. B. Shakes) enthalten. Allerdings gibt es Hinweise, dass auch große Mengen an Lecithin nicht zwangsläufig bei jedem negative Auswirkungen haben. Es sind vor allem Menschen, die anfällig für Depressionen sind, die hier eine Risikopopulation darstellen.

Das Drakula-Syndrom: Eine andere typische Stoffwechsel-Störung ist die **Porphyrie**, eine Erkrankung, die mit einer Störung im Aufbau des roten Blutfarbstoffs einhergeht. Je nachdem, welches Enzym eine Schädigung aufweist, reichern sich bestimmte Zwischenprodukte in den Organen an. Bei der akuten Form stehen kolikartige Bauchschmerzen im Vordergrund, bei Patienten mit der kutanen Form auch Lichtempfindlichkeit und Veränderungen der Haut. Viele Betroffene leiden unter neurologischen Symptomen, etwa Nervenschmerzen im Rückgrat. Hinzu kommen bei manchen abrupte Stimmungswechsel, Depressionen, Ängste, selten auch schizophrenie-artige Symptome. Charakteristisch ist ein schubweiser Verlauf, ausgelöst z. B. durch Medikamente, Alkohol, Rauchen, Hormonveränderungen oder Stress. Porphyrie-Patienten sind oft übersensibel gegen Medikamente; je mehr Medizin sie gegen ihre Symptome einnehmen, um so schlechter geht es ihnen. Bei der Sonderform der kutanen Porphyrie besteht eine schmerzhafte Empfindlichkeit der Haut gegen Sonnenlicht mit Gewebeschäden, Vernarbungen und Entstellungen, z. T. mit sofortigen Schmerzen, bei vielen Betroffenen setzen die Symptome oft erst am Folgetag ein. Langfristig können Nase, Lippen, Ohren oder z. B. die Fingerkuppen absterben. Viele an Porphyrie-Erkrankte verlassen deshalb das Haus tagsüber gar nicht mehr. Durch Einlagerungen von Porphyrinen werden außerdem die Zähne rotbraun gefärbt, daher die Bezeichnung „Drakula-" oder „Werwolf-Syndrom", und die Leber kann geschädigt werden; langfristig besteht das Risiko einer Leberzirrhose.

## 2.5 Das abgewehrte Abwehrsystem

Warum fühlt man sich eigentlich krank, wenn man krank ist? Bakterien, Viren, Pilze und Parasiten haben absolut kein Interesse daran, entdeckt zu werden; sie betrachten Ihren Körper als herrliches Gasthaus, um sich darin zu vermehren und einen Festschmaus zu halten. Das machen sie lieber heimlich. Die meisten Krankheitssymptome produziert Ihr eigener Körper selbst. Schnupfen zum Beispiel soll durch Niesen und erhöhte Schleimproduktion die eingedrungenen Keime aus dem Körper heraustransportieren. Für die verstopfte Nase sorgen also gar nicht die Bakterien, sondern Ihr Abwehrsystem. Ebenso gehört Husten zur Verteidigung: Auch hier versucht Ihr Körper, alles hinauszubefördern, was nicht in die Lunge gehört (allerdings stimulieren manche Viren das Hustenzentrum, da sie ausgehustet werden wollen, um sich über Tröpfcheninfektion zu verbreiten. Durch diese virale Stimulation, die sich im Hustenzentrum festsetzt, wird man den Husten dann wochenlang nicht los). Fieber soll körperfremde Lebewesen regelrecht zerkochen, und Erbrechen und Durchfall soll alles, was im Darm Schaden anrichten könnte, möglichst rasch wieder hinausbefördern. Da das Immunsystem im Krankheitsfall doppelt so gut funktioniert, wenn wir im Bett liegen und nur halb so gut, wenn wir draußen herumlaufen, Stress haben und unserer Arbeit nachgehen, wirft unser Gehirn bei einer Erkrankung sogar jede Menge Botenstoffe aus, die dazu führen, dass wir uns schlapp, unwohl und lustlos fühlen. Das zwingt uns rasch ins Bett, was dann ja aus biologischer Sicht auch absolut sinnvoll ist. Zusätzlich werden kognitive Funktionen unseres Gehirns schlagartig schlechter, und wir bringen ohnehin nicht mehr die Konzentration auf, die notwendig wäre, um unsere Arbeit zu erfüllen.

Bereits ein **grippaler Infekt** bewirkt hierdurch psychische Veränderungen. Wenn Krankheitskeime den Körper besiedeln, verständigen die Zellen des Immunsystems sich via Ausschüttung von bestimmten Botenstoffen, die man als „Zytokine" bezeichnet (wie z. B. Interleukin oder Interferon), sie haben immunstimulierende Wirkung. Es gibt aber auch im Gehirn, bevorzugt im Limbischen System, Empfangsstationen dafür. Sobald das ZNS Kenntnis davon hat, dass das Abwehrsystem sich hochfährt, produziert es über weitere Botenstoffe, insbesondere Neuropeptide und Neurotransmitter, das typische Krankheitsgefühl. Das Krankheitsgefühl zwingt uns dazu, im Bett zu bleiben, damit das Abwehrsystem hochfahren kann. Unter einer beginnenden Erkältung neigen die meisten Menschen außerdem zum Rückzug aus dem sozialen Umfeld, zum Teil kommt es zu depressiver Symptomatik. Dies hat vermutlich den biologischen Sinn, die Ausbreitung der Erkrankung durch Ansteckung einzudämmen.

> **Wenn man aus einem bis dahin glücklichen, zufriedenen und erfolgreichen Leben plötzlich grundlos depressiv wird, steckt häufig keine psychisch-bedingte Depression, sondern eine entzündliche körperliche Krankheit dahinter.**

Problematisch werden diese Auswirkungen eines aktivierten Immunsystems, wenn die Entzündung chronisch geworden ist. Patienten mit Allergien leiden nicht nur an Juckreiz, Niesen oder Durchfällen, sondern die chronischen Beschwerden haben auch psychische Veränderungen zur Folge. Mitunter reichen schon Mikroentzündungen, die kaum Schmerzen verursachen, dafür aus, dass jemand sich ständig elend fühlt und sich von sozialen Kontakten zurückzieht. Eine typische Erkrankung ist z. B. die chronische Nasennebenhöhlenentzündung, die zur erheblichen Einschränkungen der Lebensqualität führen kann und dann sogar leicht als Burnout fehldiagnostiziert wird. Eine auf Entzündungen beruhende **Autoimmun-Erkrankung**, die oft schwer festzustellen und dadurch mitunter jahrelang als Depression fehlgedeutet wird, ist eine Multiple Sklerose im Anfangsstadium.

**Allergien** sind einer der wichtigsten Kandidaten für phasenhaft auftretendes Unwohlsein. Einige Allergien führen zu sehr schweren Symptomen und können sogar zum lebensbedrohlichen allergischen Schock führen, aber die meisten Allergien laufen eher schwelend im Hintergrund ab. Man hat beständig ein unwohles Gefühl, aber nicht so schlimm, dass man deswegen gleich im Bett bleiben muss – also schleppt man sich mühsam durch den Tag. Aufschluss geben kann (a) das völlige Vermeiden von verdächtigen Allergenen (soweit das möglich ist) und (b) ein Provokationstest, bei dem man bewusst viel Kontakt mit dem allergieauslösenden Stoff sucht.

> **Einige Allergien verursachen eine plötzlich auftretende explosionsartige Symptomatik, aber viele schwelen im Hintergrund vor sich hin und führen zu einem beständigen, aber nur leichten Krankheitsgefühl.**

Ich kann mich erinnern, wie ich vor Jahren einer Katze, die eigentlich draußen in der freien Natur lebte, sich aber jahrelang von mir hat durchfüttern lassen, mit einer alten Haarbürste das zerzauste Fell mal kräftig durchgekämmt habe. Prompt bekam ich Niesanfälle, eine verstopfte Nase, tränende Augen und leichte Kopfschmerzen. Ein untrügliches Zeichen dafür, dass ich allergisch auf allzuviel Katze reagiere. Solche Provokationstests im Selbststudium sind jedoch nicht ungefährlich. Klüger ist es, beim Haus- oder Hautarzt einen Prick-Test zu machen, bei dem die möglicherweise allergie-auslösenden Stoffe ganz leicht in die Haut eingeritzt werden. Meist sieht man dann schon eine runde Stunde später, wo das Immunsystem aufblüht.

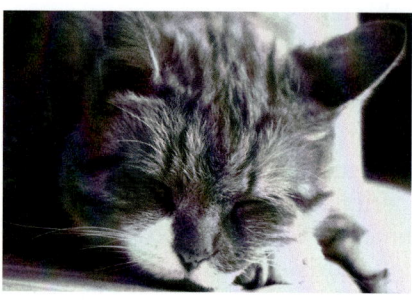

Tiere sind bekanntlich die besseren Menschen und Haustiere können in vieler Hinsicht geradezu therapeutische Wirkung haben. Außer man leidet unter einer Allergie.

Typische Allergien sind: Pollen-Allergie (am stärksten im Frühjahr/Sommer-Halbjahr), Hausstaubmilben-Allergie (am stärksten meist im Winterhalbjahr), Tierhaar-Allergie (besonders Katzen), Bienen- bzw. Wespengift-Allergie und Schimmelpilz-Allergie. Derartige Überreaktionen des körpereigenen Abwehrsystems treten leider oft nicht einzeln auf. Allergien entstehen durch Überempfindlichkeit des Immunsystems gegen ein Allergen, d. h. einen körperfremden, meist aber eigentlich harmlosen Stoff. Diese Reaktion muss vom Abwehrsystem erst erlernt werden, d. h. beim ersten Kontakt mit dieser Substanz gibt es in der Mehrzahl der Fälle noch keine oder nur eine schwache Reaktion. Auf Basis einer genetischen Veranlagung wird die Allergie dann erlernt und generalisiert danach leicht auf ähnliche Substanzen. Beim Erstkontakt (z. B. einem Wespenstich) werden lokal Immunglobuline (Ig-Antikörper) gebildet, es kommt zur Sensivierung. Bei Folgekontakten erkennen die Immunglobuline das Allergen wieder, es kommt zur Ausschüttung von Entzündungsmediatoren (besonders Histamin). Aufgrund der genetischen Basis mit erhöhtem Risiko zur Allergiebereitschaft kann man durchaus auch mehrere Allergien gleichzeitig besitzen. Pollenallergiker sind zunächst im Frühling nur gegen eine bestimmte Pflanzenart übermäßig empfindlich, im Lauf der Jahre kommen leider meist immer weitere dazu, wenn man nichts dagegen unternimmt.

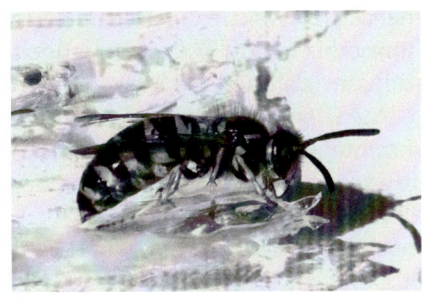

Allergie gegen Wespenstiche: Kommt es innerhalb der ersten Minuten nach dem Stich zu akuter Übelkeit, Brechreiz, Schweißausbruch, Engegefühl in der Brust, Blasenbildung der Haut, Atemnot und Schwindelgefühl, dann besteht das Risiko für einen Schock und man sollte den Notarzt rufen.

> **Allergische Reaktionen vom Langzeit-Typ brauchen ein bis zwei Tage, um Symptome auszubrüten. Noch länger kann es dauern, bis die Krankheitszeichen dann wieder verschwinden.**

Man unterscheidet vier verschiedene Arten der Allergien: Typ-I: Überempfindlichkeit vom Soforttyp, IgE (z. B. Asthma, Insektenstichallergie). Typ-II: der zytotoxische Typ wird vermittelt durch IgG, IgM und das Komplementsystem, (z. B. Blutgruppenunverträglichkeit bei Transfusion). Typ-III wird vermittelt durch IgG. Hier bilden sich Allergen-Antikörper-Immunkomplexe und lagern sich in Gefäßen und im Gewebe an (z. B. Vaskulitis allergica, Lupus erythematodes). Typ-IV ist die Überempfindlichkeit vom verzögerten Typ und wird vermittelt über T-Zellen. Erst nach 48 bis 72 Stunden treten erste Symptome auf (z. B. Kontaktekzeme). Dieser Typ ist besonders wichtig, da man zu diesem Zeitpunkt eventuell gar nicht mehr daran denkt, Kontakt mit einem allergie-auslösenden Stoff gehabt zu haben. Wenn man sich Donnerstag plötzlich krank fühlt, kann das also daran liegen, dass man Montag etwas gemacht hat, wogegen man verzögert allergisch reagiert!

Außerdem lassen sich Allergene in drei verschiedene Klassen einteilen: (1) Inhalationsallergene (Blütenpollen, Hausstaub): Niesanfälle, Heuschnupfen, tränende Augen, Atemnot, Husten, Asthma. (2) Kontaktallergene (z. B. Nickel, Latex) führen zu Hautrötungen, Hautreizungen, Ekzemen, Juckreiz. (3) Lebensmittelallergene (z. B. gegen Erdnüsse) verursachen Magen-Darmbeschwerden, Übelkeit, Durchfälle. Hinzu kommen bei allen drei Klassen stets allgemeine Symptome einer Immunreaktion (z. B. Kopfschmerzen, Schwächegefühle, erhöhte Körpertemperatur, Leistungsabfall).

Seltene Folge ist der **anaphylaktische Schock** mit Kreislaufzusammenbruch und Symptomen, die den ganzen Körper erfassen und sogar zum Tod führen können, wenn man nicht sofort Medikamente gibt, welche die übersteigerte Reaktion des Immunsystems dämpfen. Immerhin rund 1 % der Menschheit leidet z. B. unter einer Allergie gegen Erdnüsse. Während die meisten Nahrungsmittel erst ab einer größeren Menge eine allergische Reaktion auslösen, reichen bei der Erdnuss schon Mikrogramm-Mengen aus, um lebensbedrohliche Symptome hervorzurufen. Bei einem anaphylaktischen Schock wird der Botenstoff „Histamin" abrupt in außerordentlich großen Mengen freigesetzt, hierdurch kommt es zur schlagartigen Erweiterung der Blutgefäße und zum Zusammenziehen der glatten Muskulatur. Durch die weitgestellten Blutgefäße entsteht ein drastischer Blutdruckabfall, der zum Kreislaufversagen führen kann. Auch auf Bienen- oder Wespenstiche reagieren manche Menschen mit einer solchen anaphylaktischen Reaktion.

Gegen allergische Reaktionen kann man etwas tun. Calcium, das früher als Hausmittel bei allergischen Reaktionen galt, ist schon wieder „out". Für die akute Allergie gibt es z. B. „Anti-Histaminika", Medikamente, mit denen man z. B. den akuten Juckreiz und die Blasenbildung (Urtikaria) der Haut in Schach hält. Darüber hinaus sollte man eine Hyposensibilisierung machen, bei welcher der Arzt, beginnend mit einer nahezu homöopathischen Dosis, die allergie-auslösende Substanz wöchentlich unter die Haut spritzt. Der Körper gewöhnt sich an das ständige Vorhandensein, und man erhöht dann die Dosis Schritt für Schritt über einen Zeitraum von mehreren Jahren. Mit etwas Glück ist man die Allergie dann völlig los, oder sie ist zumindest geringer geworden.

Allergien sind nur eine Seite der Immunreaktionen, die zu ständiger Schlappheit führen können. Ob hinter dem Unwohlsein eine chronische Entzündung steckt, kann man mitunter am Tagesverlauf erkennen. Wie wir im Kapitel über Hormone gelernt haben, hat der Cortisolspiegel eine typische Tageskurve, er ist vormittags hoch und flaut dann am Nachmittag ab. Da Cortisol immunsuppressiv wirkt, d. h. es unterdrückt die körpereigene Abwehr, geht es einem vormittags typischerweise besser als am Abend.

Ein typisches Beispiel für ansteckende Erkrankungen, die langfristig zu schweren psychischen Ausfällen führen können, ist die **Borreliose**. In Deutschland gibt es zwischen 80.000 und 200.000 Neuerkrankungen pro Jahr. Was eine junge Frau hier über ihren Krankheitsverlauf schildert, ist erschütternd:

*„Ich hatte gerade das Abi mit Bestnote, den Führerschein und ein Empfehlungsschreiben für ein Stipendium in der Tasche, den Aufnahmetest mit Bravour bestanden, an meiner Wunsch-Uni einen Studienplatz ergattert – kurz: Ich war startklar für's Leben! Meine Freizeit verbrachte ich am liebsten mit meinem Pony, meinen Stallfreunden, mit Lesen, Ballett-Tanzen, Joggen und Radfahren – und unbedingt in der von mir so geliebten Natur. Irgendwann, ich habe es nicht einmal bemerkt, muss mich dann*

eine Zecke erwischt haben. Danach wurde alles anders. Ich hatte plötzlich immer starke Schmerzen, fühlte mich immer elend, zerschlagen und schwach auf den Beinen, hatte ständig Kreislauf- und zunehmend Herzprobleme und stetig kamen weitere Symptome hinzu, ständige unterschwellige Infekte, Unverträglichkeiten, Allergien, Entzündungen, Schwindel, zunehmende Bauchprobleme. Und ich konnte mich plötzlich nicht mehr ansatzweise vernünftig konzentrieren.

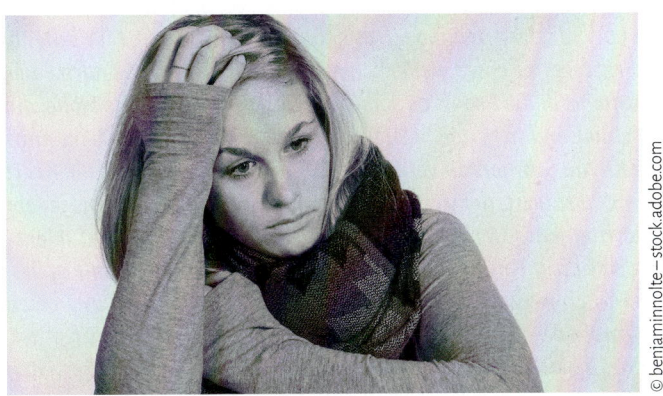

© benjaminnolte – stock.adobe.com

Egal, was ich versuchte, um einigermaßen weiter zu funktionieren –Energydrinks, Traubenzucker, hochdosierte Vitamine, Eiweißpulver, im Internet angepriesene Wundermittel, gesunde Ernährung, Ausruhen, Durchpowern, Selbsthilfebücher: Es wurde schlimmer und schlimmer. Den Ärzten zufolge war ich sonderbarerweise völlig gesund, medizinisch fand man jahrelang nichts – aus ihrer Sicht hatte ich ein psychisches Problem und man riet mir, ich solle etwas Sport treiben und mich gesund ernähren. Das Fitnessprogramm machte alles aber noch weitaus schlimmer; nach jedem Sport ging es mir tagelang schlecht. Ich hoffte aber blind weiter darauf, dass sich irgendwann endlich der berühmte Trainingseffekt einstellen würde; ich versuchte weiter Fahrrad zu fahren (mit schmerzhaft lauter Musik in den Ohren, um mich von den Gefühlen des Zusammenbrechens abzulenken) – aber von Fahrt zu Fahrt wurde es noch unhaltbarer, so dass ich schließlich ein Trimmrad kaufte, um zumindest im Haus in 5-Minuten-Häppchen üben zu können, weil ich draußen – auf immer kürzeren Strecken – mittendrin versagte und die Symptome das Ausbalancieren auf einem Rad zudem weniger zuließen.

Reiten ging nicht mehr. Stallarbeit ging nicht mehr. Mein Pony ein wenig zu striegeln kostete alle Kraft. Gehen fiel mir immer schwerer, und oft lief ich die kurzen Strecken wie betrunken. Ich konnte längst nicht mehr ohne zu kämpfen auf einem Gartenstuhl sitzen – geschweige denn dabei lesen oder die Sonne genießen. Auch kurzes Stehen wurde so unerträglich, dass ich oft einfach auf den Boden sank.

*An einen Universitätsbesuch war nicht mehr zu denken. Jeder Außentermin war ein körperlicher Horrortrip, für den ich hinterher tagelang zahlte. Ich habe das Studium aufgeben müssen und mein Auto abgegeben, weil an Fahren auch an besseren Tagen nicht mehr zu denken war – und so sehr mich das quälte: Auch mein geliebtes Pony brauchte neue Besitzer.*

*Ich habe immer gekämpft wie eine Löwin. Ich KÄMPFE wie eine Löwin. Ich habe rund um die Uhr so viele Symptome, dass ich sie nicht aufzuzählen vermag. Ich bin ans Bett gebunden, inzwischen 100 % schwerbehindert, pflegebedürftig und habe für seltene, völlig unvermeidbare Arzttermine einen elektrischen Liegerollstuhl, um es nach einer Autofahrt noch vom Auto bis in die Praxis zu schaffen. Und die zusätzliche Hölle, die mir so ein Ausflug anschließend für Tage, Wochen oder Monate beschert, bekommt kaum jemand mit. Wenn die Schmerzen völlig unerträglich werden, man alle Kraft zum bloßen Weiteratmen braucht, der gesamte Körper vibriert, man sich bei jedem Lichtstrahl winden möchte, jedes Geräusch die Wirkung eines Schlages hat, Herzprobleme und Luftnot so heftig sind, dass man blanke Vernichtungsgefühle spürt, Stromschläge und Nervenschmerzen wie Dolche durch den Körper jagen – und einen gnadenlos Schüttelkrämpfe überkommen, obwohl man ohnehin so entkräftet ist, dass man nicht mehr daran glaubt, je wieder überhaupt auch nur die Lippen bewegen zu können. Wenn man das Gefühl hat, jetzt spült einen die Krankheit endgültig fort. Jetzt schafft man es nicht mehr. Dazu Schluckstörungen, Sehstörungen, Schweißausbrüche, aufbrechende Entzündungen, Ataxien ... Und so vieles mehr.*

*Fast genauso schlimm wie die Symptome war das Unrecht, das mir jahrzehntelang widerfuhr (und weiterhin widerfährt – aber ich habe keine Ressourcen mehr, mir darüber Gedanken zu machen): „Sie wollen halt nicht!", wurde mir von den Ärzten gesagt, die mich all die Jahre fehldiagnostiziert hatten und deren Psychopharmaka ich dennoch brav schluckte, weil ich mich an jeden noch so sinnlosen Strohhalm klammerte und einfach ALLES versuchte, um endlich mein Leben zurückzubekommen ... Tabletten, die mich immer kränker machten und völlig kontraindiziert waren, wie ich heute weiß ... „Kriegen Sie einfach mal Ihr Leben in den Griff, dann haben Sie auch wieder Kraft!" ... Oder der Neurologe, dem ich (für mich eine Folter) eine gefühlte Ewigkeit auf einem Stuhl gegenübersitzen musste und der, als mich die Symptome schließlich so übermannten, dass ich machtlos nach Luft ringend und zitternd vornüber fiel, verächtlich von einer „Psycho-Inszenierung hauchnah dran am Wahnsinn" sprach ... Und immer wieder: „Raff dich einfach mal auf!" Zum Geburtstag ein: „Bleib schön gesund!" Oder, noch schlimmer: „Dann lass dich mal weiter schön zuhause durchfüttern!" Alles Kommentare von Menschen, die eigentlich wussten, dass ich immer alles gebe, buchstäblich bis zum Umfallen. Niemand hatte die geringste Vorstellung, durch welche Hölle ich ging. Gegen die schwere Atemnot sollte ich mir laut Ärztin einfach eine Tüte vors Gesicht halten und meine ständigen schlimmen Bauchsymptome wurden als Magersucht mit („ganz typischer") mangelnder Krankheitseinsicht ausgelegt. In sehr schlechtem körperlichen Zustand in die Notaufnahme eingeliefert und dicht am Kollaps ohne Worte, fuhr mich der Arzt an: „Leute wie Sie halten hier den Betrieb auf! Sie gehören in die Psychiatrie." Das sind nur einige traurige Beispiele, die mich manchmal zu brechen drohten.*

*Ich recherchierte mit allen mir verbliebenen Kräften im Internet – bis ich auf Borreliose und CFS traf – und nach über 15 Jahren Leidensweg dadurch auf einen Arzt, der endlich alle Puzzleteile zusammensetzte und nach zusätzlicher Diagnostik bestätigte: „Sie haben Lyme-Borreliose. Und schwere CFS. Und zwar exakt wie aus dem Lehrbuch." Plötzlich passten auch alle Abweichungen bei meinen Blut- und Liquorwerten ins Bild, das Autoimmungeschehen, die vielen chronischen Infektionen, die vorher niemanden interessiert hatten – und all die vielen Dutzend Symptome. Nach den unzähligen Jahren, in denen ich nicht wusste, welcher Krieg in meinem Körper tobt und mich auffrisst, gegen was ich jeden Tag so unfassbar und völlig erfolglos zu kämpfen hatte und habe ... nach all den Jahren voller Leid, Unterstellungen, Stigmatisierungen, Hilflosigkeit, Verzweiflung und Scham ... Mir kommen noch heute die Tränen, wenn ich an die erlösenden Worte dieses Arztes denke: „Wissen Sie eigentlich wie tapfer Sie sind?!?!!"*

Die **Lyme-Borreliose** wird von mehreren unterschiedlichen Borrelien-Stämmen und zahlreichen Co-Erregern verursacht, die regional unterschiedlich vorkommen. Sie wird am häufigsten durch Zecken übertragen, andere Übertragungswege sind seltener, aber auch z. B. Pferdebremsen, Mücken, Flöhe und Stechfliegen sind in Verdacht geraten, diese Bakterien zu übertragen. Insgesamt ist die Ansteckung wahrscheinlicher, wenn man auf dem Land wohnt und sich viel in der freien Natur aufhält, etwa ein Freund von Camping oder Waldspaziergängen ist. Die Zecke macht drei Entwicklungsstadien durch: Die weniger als 1 mm großen Larven sind nur zu 1 % mit Borreliose infiziert, die 1 bis 1,5 mm größeren Nymphen schon zu 10 % und bei der ausgewachsenen etwa 3–5 mm großen Zecke trägt bereits jede fünfte den Borreliose-Erreger in sich, wobei die Durchseuchung wiederum regional variiert und derzeit zunimmt. Zecken leben auf unterschiedlichen Zwischenwirten, im heimischen Garten sind es vor allem die Wühlmäuse, die den ersten Wirt bilden. Mit Zeckenwatte kann man versuchen, die Mäuse von dieser Last zu befreien und reduziert damit die Wahrscheinlichkeit im eigenen Garten von Zecken überfallen zu werden.

Zecken gehören definitiv mit zu den ekligsten Parasiten, die von der Natur erfunden wurden. Im Larvenstadium sind sie so winzig, dass man kaum Chancen hat, sie zu entdecken.

Zecken lassen sich nicht von Bäumen fallen, sondern sie werden meist von Gräsern oder Büschen abgestreift. Auch dann stechen die kleinen Spinnentiere nicht sofort, sondern suchen sich einen günstigen Platz, z. B. eine Hautfalte, wo sie ihren Appetit unbemerkt stillen können. Hierbei kann selbst die winzige Larve erstaunliche Entfernungen zurücklegen, z. B. vom Bein bis hinter das Ohr seines Opfers. Allgemein geht man davon aus, dass eine Übertragung mit Borrelien erst nach über 24 Stunden stattfindet, das kann man evtl. grob daran abschätzen, ob die Zecke noch winzig oder schon gut vollgesogen ist.

Erwischt man den kleinen Parasiten, sollte die Zecke vorsichtig mit einer Zeckenzange herausgezogen werden; jede Gewaltanwendung hat zur Folge, dass sie sich in die Haut ihres Wirtes erbricht und ihn erst recht infiziert. Solchermaßen ertappte Zecken lassen sich zur Untersuchung einschicken und man erfährt dann, ob die Zecke Träger von Borrelien war. Allerdings sind insbesondere die Larven der Zecke so winzig, dass nach der Entfernung meist nicht viel übrigbleibt, was man einschicken könnte. Immerhin verursachen, gemäß einer Studie, nur rund 7 % der positiv getesteten Zecken-Leichen die unten genannte „Wanderröte", andererseits wurden rund 2,5 % der Patienten mit angeblichen Nicht-Borreliose-Zecken dann doch krank. Die Testverfahren sind also nicht hundertprozentig genau. Darüber hinaus gelten Borrelien als „Meister der Tarnung" und entgehen so einer immunologischen Reaktion und damit dem Nachweis im Blut.

Ein gesundes Immunsystem kommt aber offenbar mit dem Bakterium zurecht; zumindest haben über 9 % der Deutschen Antikörper in ihrem Blut, die darauf hinweisen, dass sie irgendwann in ihrem Leben eine Infektion mit Borrelien überstanden haben – mitunter ohne etwas davon bemerkt zu haben. Ihr Abwehrsystem hat die kleinen Bakterien offenbar plattgemacht, bevor sie einen Schaden anrichten konnten. Zum Ausbruch einer Borreliose kommt es nach Angabe verschiedener Studien in rund 1,5 % der Fälle. Erstes Symptom ist in der Hälfte der Infektionen eine kleine rote Beule, um die herum sich dann, nach 3 bis 30 Tage, wie ein Bullauge ein roter Kreis bildet; dieser wandert bei vielen Patienten nach außen hin weg, man bezeichnet dieses auch als „Wanderröte" (Erythema migrans). Wenn dieses Symptom nach einem Zeckenbiss auftritt, ist Alarmstufe Rot gegeben. Spätestens jetzt muss sofort eine Antibiose durchgeführt werden. Im weiteren Verlauf, oft erst, wenn man an den Zeckenbiss schon gar nicht mehr denkt, kommt es zu einer Phase mit grippeähnlichen Symptomen wie Fieber, Schüttelfrost, Müdigkeit, Körper- und Kopfschmerzen, Nackensteifheit und geschwollene Lymphknoten.

Das heimtückische Bakterium setzt sich im Gewebe fest. Bei frühzeitiger Diagnose kann diese Erkrankung durch Antibiotika ausgeheilt werden, unbehandelt bleibt sie chronisch oder kann schubweise bestehen. Nach der Infektion kann es symptomfreie Zeiten von Monaten oder sogar Jahren geben, in denen dieses Bakterium seine zerstörerische Arbeit heimlich beginnt. Je nachdem, in welchem Körperteil die Borrelien sich ansiedeln, leiden die Erkrankten unter völlig verschiedenen Krankheitsverläufen. Oft herrschen ganz unterschiedliche Symptome vor; teils springen die Symptome auch innerhalb des Tages, eine Betroffene schreibt: *„Zum Beispiel kann man morgens nicht gehen, weil das rechte Knie so weh tut; mittags ist das plötzlich gut aber dafür tut plötzlich der linke Fuß so weh ...“* Andere Symptome können sein: Gelenkschmerzen, Arthritis, Schwellungen von Körperteilen, Herzprobleme (z. B. ein unregelmäßiger Herzschlag, Herzrasen, aber auch die sogenannte „Lyme-Karditis"), Augenentzündung Leberentzündung (Hepatitis) und vor allem ständige und starke Müdigkeit. Bei etwa 10 % der Erkrankten in dieser Phase wird das ZNS infiziert, ein Zustand, der lebensbedrohlich werden kann. Viele leiden künftig dauerhaft unter chronischen Kopfschmerzen, ständiger Müdigkeit, Schwindel, Erschöpfung, Konzentrationsproblemen und Veränderungen der Persönlichkeit infolge der Schmerzen und Erschöpfung. Durch Entzündungen der Hirnhäute (Meningitis) kann es zu Lähmungen einer Gesichtsseite (Bell-Lähmung), Taubheit oder Schwäche der Gliedmaßen sowie Muskelbewegungsstörungen kommen.

Haben sich die Borrelien erst einmal im Gewebe festgesetzt, sind sie dort schwer abzutöten. Mitunter braucht es bis zu einem Jahr hochdosierter antibiotischer Therapie, um sie zu vernichten, was auch erhebliche Nebenwirkungen hat. Ein Teil der Erkrankten in diesem letzten Stadium entwickeln ein *„Chronic Fatigue Syndrome“* (CFS, siehe dort).

> **Zeckenbisse immer ernstnehmen! Haben sich die Borrelien erst einmal im Körper ausgebreitet, hat man ein gravierendes Problem.**

Wer an Lyme erkrankt ist, bei dem hat das Immunsystem letztlich versagt, es geht aber auch anders herum; manche Menschen haben quasi ein zu gutes Immunsystem, das dann den eigenen Körper angreift. Typische Beispiele sind Neurodermitis, Asthma (mit übermäßiger Allergie gegen harmlose Stoffe), Rheuma (bei dem die eigenen Gelenke sich entzünden) oder Multiple Sklerose (mit Entzündung der Isolierscheide um Nerven herum). Als mehr oder minder typisches Beispiel für eine solche Autoimmunerkrankung soll hier der weniger bekannte **Lupus erythematodes** besprochen werden, eine Erkrankung, die eine Entzündung hervorruft, die mehrere Organe betreffen kann. Vorrangig

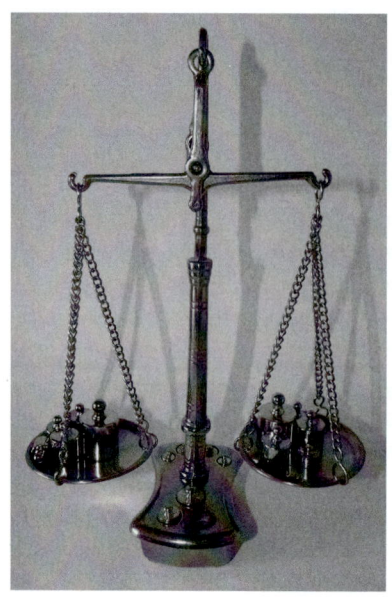

Das Immunsystem muss in der Balance bleiben. Ein zu schwaches Immunsystem führt zu hoher Krankheitsanfälligkeit, ein übermäßig aktives Immunsystem greift den eigenen Körper an.

sind es Haut und Gelenke, daneben können auch andere Organe, wie die Nieren, die Lunge, das Herz und das Gehirn betroffen sein. In den Krankheitsphasen leiden die Patienten unter Müdigkeit, Gewichtsverlust und Fieber. Lupus Inflammationen variieren von mild bis ernst, die meisten Patienten haben Zeiten, in denen die Krankheit aktiv ist, gefolgt von Zeiten, in denen die Symptome sich beruhigt haben.

Ein ausbalanciertes Immunsystem schützt unseren Körper normalerweise vor Krankheitskeimen und auch vor Krebs. Bei Lupus löst das Immunsystem quasi eine „Fehlzündung" aus und attackiert das eigene Gewebe des Patienten, man bezeichnet diesen Prozess als „Verlust der Selbsttoleranz", d. h. die körpereigene Abwehr sollte eigentlich Freund und Feind unterscheiden können und nur Antigene angreifen, die nicht dem eigenen genetischen Code entsprechen. Diesen Unterschied vergisst das Immunsystem beim Lupus sonderbarerweise aber nur phasenhaft. Im Verlauf des Angriffs auf körpereigenes Gewebe treten dann alle Zweige des Immunsystems in den Kampf ein und es kommt zu intensiven Entzündungen.

Die Ursache des Lupus ist nicht bekannt, man weiß, dass mehrere Faktoren erforderlich sind, darunter genetische Gründe, Umwelteinflüsse und organspezifische Eigenschaften. Menschen mit Lupus haben möglicherweise einen gestörten Prozess, um alte und beschädigte Zellen aus dem Körper zu entfernen, was wiederum das Immunsystem kontinuierlich stimuliert und zu einer anormalen Immunantwort führt. Nur 20 % des Erstauftretens finden sich bei Kindern und Jugendlichen, meist bricht die Erkrankung um das 20. Lebensjahr herum aus. Da das Immunsystem das, was es einmal gelernt hat, nur schwer wieder vergisst, muss man Medikamente einsetzen, die das übermäßig aktive Immunsystem unterdrücken. Hierzu gehören insbesondere die Corticosteriode, z. B. Cortison bzw. Prednison oder Methotexat (MTX) und Ciclophosphamid. Alle Medikamente haben unerwünschte Nebenwirkungen. Insbesondere da sie ja die Funktion des Immunsystems drosseln, besteht ein hohes Risiko, sich mit anderen Krankheiten anzustecken. Das Problem bei allen immunsuppressiven Medikamenten ist, dass der Patient es unter Umständen gar nicht mehr bemerkt, dass sich Viren, Pilze oder Bakterien in seinem Körper breitmachen – das Immunsystem springt ja nicht mehr an. Daher muss die Medikation so ausgewogen eingestellt werden, dass der Lupus nicht ausbricht, gleichzeitig aber noch soviel Immunabwehr vorhanden ist, dass der Patient nicht bei jedem Schnupfen gleich ein Antibiotikum einnehmen muss. Weitere Nebenwirkungen von immunsuppressiver Medizin sind, je nach Medikament, unter anderem: Gewichtszunahme, hoher Blutdruck, Osteoporose (Brüchigkeit der Knochen), Glaukom (hoher Augen-Innendruck) und Neigung zu Depressionen. Diese Nebenwirkungen lassen sich wiederum mit anderen Medikamenten ausgleichen.

---

**Patienten mit einer Immunschwäche oder solche, die immununterdrückende Medikamente nehmen (z. B. gegen Rheuma, Multiple Sklerose, nach Transplantationen), merken unter Umständen nicht, dass ihr Körper voll von Bakterien, Viren oder Pilzen ist, da die meisten Immunreaktionen schlichtweg ausbleiben. Die Betroffenen fühlen sich unwohl, können aber den eigentlichen Krankheitsherd meist nicht richtig orten.**

---

Ist Küssen ansteckend? Ja, ist es! Beim Küssen, insbesondere beim Zungenkuss werden unzählige Keime einer Person „A" an einen anderen Menschen „B" weitergegeben. Darunter auch Krankheitserreger, gegen welche die erste Person längst immun geworden ist, da das eigene Abwehrsystem nach der Erst-Infektion gut damit klarkommt, die aber den Körper ihres ersten Wirts nicht wirklich verlassen haben. Die Person A ist also, ohne es zu ahnen, Träger einer Krankheit, die sie fleißig weitergibt, ohne zu wissen, dass ihre liebevollen Küsse andere krank machen.

Eine typische Erkrankung, die in ihren Auswirkungen oft unterschätzt wird, ist das **Pfeiffersche Drüsenfieber** (Mononukleose), es wird sogar regelrecht als *„kissing-disease"* bezeichnet, da es sich gerne über Küssen verbreitet. Das Pfeiffersche Drüsenfieber ist eine Infektionskrankheit, die durch das Epstein-Barr-Virus (EBV) hervorgerufen wird. Die Krankheit wurde nach dem deutschen Kinderarzt Emil Pfeiffer (1846–1921) benannt. Der Erreger, das Epstein-Barr-Virus, wurde 1964 entdeckt, es gehört zur Gruppe der Herpes-Viren, und rund 95 % der erwachsenen Bevölkerung haben sich irgendwann in ihrem Leben damit angesteckt und Antikörper gegen das Virus gebildet. Die Inkubationszeit bis zum Ausbruch der Symptome dauert zwischen einer und sieben Wochen. Bei rund 50 %, die sich angesteckt haben, verläuft die Erkrankung völlig symptomlos, d. h. sie merken gar nichts von der Erkrankung, das Immunsystem bildet Antikörper, die das Eppstein-Barr-Virus in Schach halten. Die andere Hälfte leidet, wie bei vielen Viruserkrankungen, zunächst unter starken Halsschmerzen, dann geschwollenen Lymphknoten vorwiegend im Halsbereich, angeschwollener Milz und 10–14 Tage anhaltendem hohen Fieber. Daneben kommt es zu den üblichen Nebensymptomen von Virus-Erkrankungen mit ausgeprägtem Krankheitsgefühl, fauligem Mundgeruch, Kopfschmerzen, Heiserkeit, Muskel- und Gelenk-Schmerzen, Nachtschweiß, Appetitlosigkeit und in manchen Fällen auch zu Übelkeit, Bauchschmerzen und Durchfällen. Selten wird die Leber angegriffen, und die Leberwerte sind für einige Wochen deutlich erhöht, ebenso selten kommt es zu Entzündungen im Herzen, in der Lunge oder in den Nieren.

Diese akute Krankheitsphase dauert rund zwei bis drei Wochen, aber auch danach fühlt der Betroffene sich noch wochen- oder monatelang erschöpft, wenig leistungsfähig und ständig müde. Das Problem ist, dass das Eppstein-Barr-Virus – wie andere Herpes-Viren auch – im Körper verbleibt. Solange eine Balance zwischen Immunsystem und dem Virus besteht, bleibt der Patient gesund; wenn dieses Gleichgewicht, z. B. durch Stress, Hektik oder Belastungen gestört wird, kommt es erneut zum Ausbruch von Krankheitssymptomen.

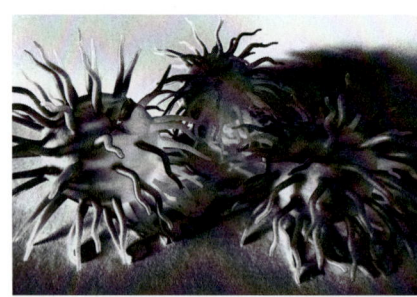

Kissing-Disease: Das Eppstein-Barr-Virus hat eine kugelförmige Gestalt mit vielen kleinen Tentakeln, wie in diesem Modell dargestellt.

Die Diagnose stellt der Arzt über eine Blutuntersuchung, in der Antikörper gegen dieses Virus nachgewiesen werden. Die Infektion wird in der Regel symptomatisch behandelt, d. h. durch Schonung, fiebersenkende Medikamente und ggf. Medizin gegen Halsschmerzen und Husten.

Bei den meisten Patienten verläuft die *"kissing-disease"* verhältnismäßig ungefährlich. Leider zeigen aber einige Erkrankte außerordentlich langwierige Verläufe, die zum chronischen Erschöpfungssyndrom (CFS) führen können. Außerdem steht das Virus, welches das Pfeiffersche Drüsenfieber verursacht, in dem Verdacht an der Entwicklung einer Multiplen Sklerose oder bestimmten Krebsarten (z. B. eines Hodgkin-Lymphoms) beteiligt zu sein. Offenbar kann das Virus Zellen im Körper immortalisieren, d. h. unsterblich machen. Das hört sich zunächst gut an, aber jede Zelle im Körper muss altern und durch frische ersetzt werden; solche unsterblichen Zellen sind Ursache von Krebserkrankungen, da diese Zellen sich stetig vermehren, aber nicht vermindern. Man geht davon aus, dass rund 20 % aller Krebsarten durch Viren bedingt sind. Ein in den Körper eingedrungenes Virus bindet sich an die Oberfläche der zu infizierenden Zelle und vereinigt sich dann mit ihr. Danach wandert es zum Zellkern, wo es seine Virus-DNA einschleust und das Opfer so umprogrammiert, dass dieses künftig Viruspartikel produziert, statt seine normale Aufgabe zu erfüllen. Diese Teile setzen sich nun zu einer riesigen Anzahl vollständiger neuer Viren zusammen und verlassen irgendwann schlagartig die Wirtszelle, um weiteres Gewebe des Körpers zu infizieren, d. h. sofort wieder neue Zellen zu besiedeln, so dass sich die Anzahl von Viren dann mehr als nur exponentiell steigert. Dadurch kommt es bei Virus-Infektionen oft sehr plötzlich zu einem rapiden Anstieg der Symptomatik: Morgens noch gesund aufgestanden und abends liegt man mit 40° C Fieber stöhnend im Bett. Viren können also in die DNA einer Zelle eingreifen und sie verändern. Krebs entsteht genau dadurch, dass diese Erbsubstanz in der Zelle verändert worden ist. Vermutlich hat ein eingedrungenes Virus die Zell-DNA geschädigt, es aber nicht geschafft, eigene Nachkommen zu produzieren, da jede Zelle auch Schutzmechanismen besitzt. Der Schaden dieser eigenen Zelle sitzt aber genau an dem Schalter, mit dem die Zelle sich entscheidet, sich zu teilen. "Vermehrung" steht bei den meisten Zellen nur in großen Abständen auf dem Programmzettel; durch die virus-bedingte Läsion sitzt dieser Schalter nun fest und die Zelle tut nichts anderes mehr, als sich fleißig zu vervielfältigen.

Aber jetzt keine Panik, nur weil Sie zu den 95 % der Erwachsenen gehören, die sich irgendwann mit dem Eppstein-Barr infiziert haben! Besonders gefährdet sind für Folgeerkrankungen wie Krebs und CFS im wesentlichen offenbar nur Menschen mit einem schwachen Immunsystem, z. B. einem angeborenen Mangel an Immunglobulinen oder Patienten, die nach Transplantationen oder

z. B. gegen Rheuma oder Multiple-Sklerose immun-unterdrückende Medikamente einnehmen. Außerdem Menschen, die sich mit HIV infiziert haben und bei denen AIDS ausgebrochen ist. Aus dieser Sicht ist es wichtig, sein Immunsystem immer fit zu halten. Das Abwehrsystem produziert unter anderem einen „Tumor-Nekrose Faktor", wobei *Nekrose* die Bedeutung von Schädigung hat. Dieser TNF wird unter anderem von bestimmten Zellen des Immunsystems (Fress-Zellen, Makrophagen) produziert und greift, wie der Name sagt, Tumore an, verhindert also Krebs, indem entartete Zellen so geschädigt werden (Apoptose), dass sie absterben, bevor sie eine Krebsgeschwulst bilden können.

> **Ein gesundes Immunsystem produziert den Tumor-Nekrose-Faktor, der in der Lage ist, viele Arten von Krebszellen zu zerstören.**

Bei Keimen, die uns schädigen wollen, war bislang immer nur die Rede von Bakterien und Viren, dabei ist aber die Welt der Lebewesen, die den menschlichen Körper als Gourmet-Restaurant betrachten, viel bunter. Bei dem Begriff „Pilz" denkt der Optimist an leckere Champignons und der Pessimist an Fußpilz. Während man die meisten der juckenden Pilzinfektionen auf der Haut meist rasch entdeckt und medikamentös heute gut und schnell zum Verschwinden bringen kann, ist das mit **Pilzinfektionen** (**Mykosen**) im Inneren des Körpers deutlich schwieriger.

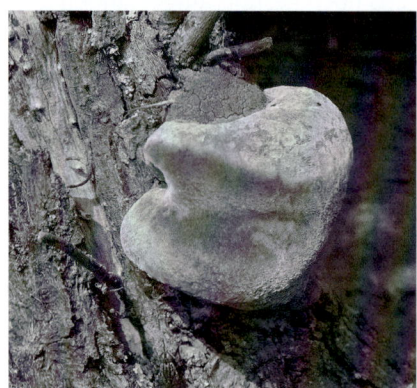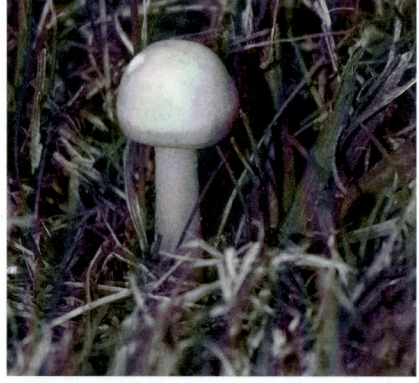

Pilze in der freien Natur können sehr unterschiedliches Aussehen haben. Nicht umsonst spricht man vom „Glückspilz", denn Pilze erfüllen in der Natur viele nützliche Aufgaben. Camembert reift nur durch Pilze und auch die Bier und Backhefe gehören mit zu den Pilzarten. Nur im menschlichen Körper sollten sie tunlichst nicht wachsen.

Die meisten Pilzarten bilden komplizierte Geflechte dort, wo sie sich angesiedelt haben. Man weiß interessanterweise bis heute nicht genau, ob sie nun Pflanzen oder Tiere sind. Es handelt sich dabei durchaus um nützliche Lebewesen, da sie z. B. Totes zersetzen, etwa umgestürzte Bäume im Wald. Außerdem können sie Bakterien bekämpfen: Penicillin, das erste Antibiotikum, wird von Pilzen hergestellt. Pilze vermehren sich über Sporen, 3–10 Mikrometer winzig kleine Teile, die fast überall sind. Man bemerkt das zu seinem Ärger, wenn das Brot mal wieder verschimmelt ist oder sich hinter dem Badezimmerschrank schwarze Flecken gebildet haben. Am liebsten breiten sie sich dort aus, wo es warm und feucht ist; den Fußpilz zwischen den Zehen holt man sich gerne in der örtlichen Schwimmhalle; mit Vaginalpilzen steckt man sich auf der Klobrille, meist aber beim Sex an, da durch das Sperma das schützende saure Milieu der Vagina verändert wird. Da die Sporen so leicht sind, dass sie ständig aufgewirbelt werden und dann in der Luft schweben, setzen sie sich auch gerne im warm-feuchten Milieu der Lunge fest. Der Mensch atmen zwischen 10.000 und 100.000 Pilzsporen täglich ein. Bei einem gesunden Immunsystem hat das Einatmen von Sporen keine gesundheitsschädigenden Wirkungen, selbst kurzfristiges Einatmen der schimmelig-abgestandenen Luft in fensterlosen Kellerräumen muss nach heutigem Wissensstand nicht sofort krank machen. Wenn man aber in stark schimmelbelasteten Wohnungen lebt, dann kommt es auf die Dauer zu asthmatischen Atembeschwerden, bis hin zu Infektionen der Atemwege, tränenden Augen, Kopfschmerzen und Schlafstörungen. Allerdings sind die Anzeichen meist diffus und nicht so schwer ausgeprägt, dass man sich richtig krank fühlt. Fast immer versteckt sich der Schimmel hinter Möbeln, so dass man erst, wenn man die Schrankwand nach vorne rückt sieht, dass dort alles schwarz ist, und dann ahnt man, woran das Unwohlsein der letzten Monate liegen könnte.

> **Achtung: Antibiotika töten alles ab, auch die guten Bakterien und führen dazu, dass ein Pilz, der sich im Körper angesiedelt hat, nun erst richtig gut wachsen kann.**

Dass man den Knollenblätterpilz besser nicht verzehren sollte, weiß jeder Pilzsammler. Giftpilze sind aber ein Zeichen dafür, dass diese Lebewesen durchaus in der Lage sind, hochgradig toxische Substanzen herzustellen. Gefährlicher als das Einatmen von Pilzsporen sind daher die sogenannten Mykotoxine, das sind Giftstoffe, die sich vor allem in verschimmelter Nahrung bilden, wenn man sie dann (oft versehentlich) doch isst. Mykotoxine können, wenn man sie in größeren Mengen oder sehr häufig zu sich nimmt, chronische Vergiftungen hervorrufen, Leber und Niere angreifen und sogar Krebs fördern. Aflatoxine, die in

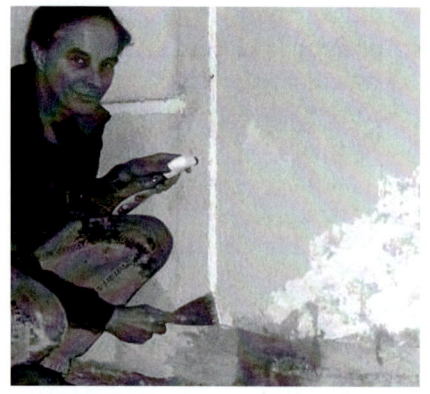

Böse Entdeckung: Schimmel existiert sogar hinter Tapeten und frisst dort den Tapetenkleister. Wie die Pilzsporen dann den Weg in den freien Raum finden und in welchem Ausmaß das schädigend für die Gesundheit ist, darüber streitet sich die Fachwelt.

angeschimmelten Nüssen, Getreide und Gewürzen vorkommen, Ochratoxine in Kaffee, Getreide, Bier, Trockenobst und Gemüse sowie Patulin in vergammeltem Obst und Fruchtsaft gehören zu den Pilzgiften, die man strikt meiden sollte.

Was die Entwicklung von Krankheitssymptomen angeht, sind Viren meist am schnellsten. Die meisten Bakterien funktionieren langsamer. Sie siedeln sich irgendwo im Körper an und fressen dort, was sie bekommen können. Während Viren ungeahnt winzig sind, handelt es sich bei Bakterien ja schon um deutlich größere, richtige Zellen, die es allerdings im Lauf der Evolution nicht einmal zu einem anständigen Zellkern gebracht haben. Sie fressen und teilen sich, die beiden neuen Bakterien fressen genüsslich weiter und teilen sich dann wieder und so fort. Aus einem Bakterium werden dann zwei, aus zwei vier, aus den vier acht etc. Dass das auch relativ rasch gehen kann, merkt man abends an dem Belag auf den Zähnen, der zum großen Teil aus Bakterien besteht (überwiegend aber von der gutartigen Sorte, die zur natürlichen Mundflora gehören). Pilzinfektionen dagegen haben die Ruhe weg, in der Regel breiten sie sich sehr langsam aus, und es dauert Wochen bis überhaupt Symptome auftreten. Wie bei anderen Erkrankungen sind es auch Menschen mit Immunschwäche, die dann leichter Opfer von Pilzerkrankungen werden, die sich im Inneren des Kör-

| Opportunistische Pilzinfektionen | Primäre Pilzinfektionen |
| --- | --- |
| Aspergillose | Blastomykose |
| Candidiasis | Histoplasmose |
| Mukormykose | Kokzidiomomykose |
| | Parakokzidiomomykose |

pers ausbreiten. Man trennt hier jedoch (a) die opportunistischen Pilzinfektionen, die nur bei immungeschwächten Personen auftreten, von (b) den primären Pilzinfektionen, die jeden treffen können.

Einer meiner Patienten, ein 42-jähriger Handwerker, war kürzlich ziemlich fertig mit den Nerven. Seiner Mutter ging es seit Wochen miserabel und schließlich entschloss man sich, den Notarzt zu holen, der die Frau per Krankenwagen schleunigst ins Krankenhaus bringen ließ. Auf der Intensivstation tippte man angesichts der Symptome auf eine bakterielle Infektion und ließ Antibiotika per Infusion in den Körper der älteren Frau pumpen. Trotzdem verschlechterte der Gesundheitszustand sich von Stunde zu Stunde. Zwei Tage später war sie leider verstorben, und man stellte fest, dass sie nicht an einer bakteriellen Infektion, sondern an einer Pilzerkrankung gelitten hatte.

Bestimmte Pilze leben in friedlicher Eintracht auf dem menschlichen Körper, ohne dort Schaden anzurichten. So sind Candida-Pilze auf der Haut, im Darm oder in der Vagina vorhanden, aber da wir auf der Haut auch eine Fülle von „guten" Bakterien haben, die uns schützen, begrenzen diese das Wachstum der Pilze. So ist z. B. der Darm voller Escherichia-coli-Bakterien, die uns bei der Verdauung helfen. Insbesondere durch Antibiotika kann diese natürliche Flora auf der Haut und im Darm aber erheblich geschwächt werden. Die Antibiose greift nicht nur die bösen, sondern unter Umständen auch die guten Bakterien an. Da die Pilze auf Antibiotika leider völlig gelassen reagieren, nutzen sie den gerade freigewordenen Raum, um sich auszubreiten. Das Abtöten hilfreicher Bakterien erlaubt es also den Pilzen, sich unkontrolliert zu vermehren. Da bakterielle Infektionen viel häufiger auftreten als Pilzerkrankungen, tippen Ärzte manchmal falsch, wenn ein Schwerkranker in die Klinik eingeliefert wird und verordnen eine Antibiose. Genau die macht dann aber oft auch die guten Bakterien kaputt, die bislang dem Pilz die Stirn geboten haben, was unter Umständen zum Tod des Patienten führen kann, wenn der Pilz innere Organe befällt. Man spricht hier von einer invasiven oder **systemischen Mykose**.

**Candida**, eine Pilzart, die auch im Darm vorkommt, richtet dort normalerweise keinen Schaden an. Erst bei Immunschwächen oder schweren Darmerkrankungen kann es dem Pilz gelingen, in das Körperinnere zu gelangen. Candida heißt so, weil er Süßes liebt, je weniger Zucker man aufnimmt, umso geringer ist die Gefahr einer Candidose. Beginnt Candida im Verdauungssystem übermäßig zu wuchern, kommt es im Mund oft zu einem Belag, dem Soor, Bauchkrämpfen und starken Blähungen, im Genitalbereich zu Juckreiz und weißlichem Ausfluss und im Darm zu Verstopfung, Durchfall (oder beides im Wechsel). Wie fast alle Krankheiten macht auch ein Candida-Befall müde und träge. Einmal in das Körperinnere vorgedrungen, überwindet Candida dann sogar die Blut-

Hirnschranke. Neuere Forschungen lassen vermuten, dass sogar die Entstehung einer Demenz mit Pilzinfektionen in Verbindung stehen könnte.

Zur Diagnose wird dort, wo man die Pilzinfektion vermutet, eine Probe entnommen und dann im Labor eine Kultur herangezüchtet, die unter einem Mikroskop untersucht werden kann. Bei Verdacht auf Pilzinfektionen in der Lunge wird ein Bronchoskop eingeführt. Sollten innere Organe befallen sein, muss im Rahmen einer kleinen Biopsie eine Gewebeentnahme vorgenommen werden. Außerdem kann man im Blut nach speziellen Antikörpern fahnden, die gegen Pilze gerichtet sind.

Pilzerkrankungen haben nach Ansicht vieler Ärzte in den letzten Jahrzehnten ein unbeachtetes Schattendasein gefristet, das Zentrum der Forschung lag mehr auf der Entwicklung von Medikamenten gegen Viren und Bakterien. Dadurch gibt es vergleichsweise wenige Antimykotika, d. h. Medikamente, die in den Körper eingedrungene Pilze vernichten. Überdies entwickeln sich – wie bei Bakterien – Resistenzen, d. h. die Pilze lassen sich von älteren, bewährten Medikamenten inzwischen gar nicht mehr beunruhigen. Zudem gibt es Pilzarten, die bislang nur in weit entfernten Ländern, z. B. Südamerika, heimisch waren. Durch Reisen und weltweiten Handel werden sie inzwischen auch nach Deutschland importiert, nur leider ist unser Immunsystem darauf gar nicht eingestellt.

Konkrete Symptome einer systemischen Mykose lassen sich nicht wirklich nennen, sie hängen davon ab, welche Organe befallen sind. Hauptgesichtspunkt ist ein zunächst sehr langsam-schleichender Verlauf mit stetiger Verschlechterung, da Mykosen – wie gesagt – meist nur langsam wachsen. Wenn die Erstin-

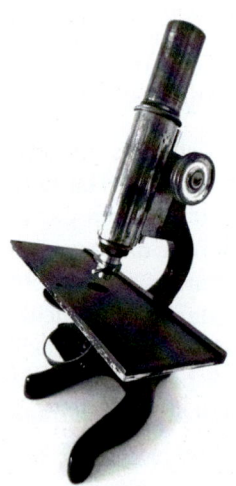

Ein antikes Trichinen-Mikroskop, mit dem man vor hundert Jahren Schweinefleisch auf das Vorkommen von Würmern untersuchen lassen musste, bevor es vom Veterinär zur Verwertung freigegeben werden durfte.

fektion über die Lunge geht, sind es häufig Atemschwierigkeiten, bei Infektion über den Darm beginnt die Infektion mit stetig wiederkehrenden Verdauungsbeschwerden und bei Infektionen über die Vagina finden sich häufige urogenitale Erkrankungen. Dringt der Pilz weiter ein, werden die angegriffenen Organe, z. B. Leber, Nieren, Herz oder Gehirn, zunehmend mehr in ihrer Funktion gestört. Die Symptome sind aber oft unklar und unspezifisch, so dass eine Untersuchung auf Mykose oft viel zu spät stattfindet. Im schlimmsten Fall kommt es zur Sepsis, der „Blutvergiftung", die zum Tod führen kann.

Eine weitere Gattung von Lebewesen, die den menschlichen Körper als Restaurant mit Viergänge-Menü betrachten, sind **Parasiten**. Hierzu gehören Läuse, Flöhe, Zecken und Würmer. Man unterscheidet die Ekto-Parasiten, die außen auf dem Körper leben (z. B. Milben, Zecken, Läuse, Flöhe, Wanzen, Mücken und Blutegel) und die Endoparasiten; sie leben im Inneren des Körpers (insbesondere Würmer wie z. B. der Bandwurm), z. T. im Darm, zum Teil aber auch in Muskeln oder in der Leber, im Gehirn oder sogar im menschlichen Auge. Beide Gruppen von Parasiten können sowohl Erkrankungen verursachen als auch Infektionen übertragen. Im Gegensatz zu Viren, Bakterien und Pilzen legen Parasiten Eier, um sich zu vermehren.

**Bandwürmer** kann man durch den Verzehr von rohem Fleisch bekommen. Man unterscheidet den Rinder-, Schweine- und Fischbandwurm. Die Würmer leben im Darm und können dort bis zu 15 Meter lang werden. Sie verursachen Verdauungsprobleme und Übelkeit. Selten wandern sie weiter ins Körperinnere und zerfressen dort innere Organe; angeblich soll es einen Fall gegeben haben, bei dem ein Bandwurm sich bis ins Gehirn durchgefressen hatte.

**Flöhe** sind zwischen 1 und 4 mm groß, können aber bis zu 1 m weit springen. Sie haben einen extrem harten Chitinpanzer, der es schwer macht, sie einfach zu zerquetschen, wenn man einen erwischt hat. Die Einstichstellen zum Blutsaugen jucken meist stark und können sich entzünden, wenn durch Aufkratzen dort Bakterien eindringen. Typisch sind mehrere Stiche in einer Reihe, da der Floh vermutlich „Probebohrungen" vornimmt oder, wenn er gestört wird, ein Stück weiterspringt. Flöhe haben im Mittelalter die Pest übertragen und sind noch heute Überträger weiterer Erkrankungen: durch Flohbisse können Allergien ausgelöst werden und mitunter sogar Würmer auf den Menschen übertragen werden.

Den **Fuchsbandwurm** bekommt man heute fast nur noch, wenn man von Füchsen infizierte Waldbeeren isst. Der 2 – 4 mm lange Wurm lebt im Darm von Füchsen, Hunden und Katzen. Seine Eier werden mit dem Kot ausgeschieden. Beim Menschen können die Larven in Leber, Lunge oder Gehirn gelangen und eine „alveoläre Echinokokkose" auslösen, das sind Zysten, die zum Tod führen können. Allerdings vergehen tückischerweise bis zum Auftreten der ersten Symptome bis zu 15 Jahre.

**Hakenwürmer** holt sich der deutsche Tourist in der Karibik, in Afrika, Asien und Südamerika, wenn man dort barfuß am Strand geht. Der etwa 1 cm lange Parasit wird vorwiegend von Hunden und Katzen ausgeschieden. Die Larve setzt sich in der Haut fest und wandert dann mit dem Blutstrom bis in die Lunge, wo sie einige Zeit lebt. Später wandert sie weiter in den Darm, wohnt dort in den Darmzotten, saugt Blut und legt Eier ab, die ausgeschieden werden und für die weitere Verbreitung sorgen. Wenn sehr viele Hakenwürmer im Darm leben, kommt es zur Anämie, zur Blutarmut. In der Folge treten Abgespanntheit, Müdigkeit, Bewusstlosigkeit, Depression und Apathie auf. Der Parasitenbefall kann zu Herzversagen und Tod führen. Vor allem in den Tropen und Subtropen sterben jährlich ca. 60.000 Menschen daran. Unbehandelt kommt es zu blutigen Durchfällen, Ödemen und Schwellungen an den befallenen Körperstellen.

**Krätzmilben** fressen sich unter die Haut und legen dort weit verzweigte Gänge an. Die Erkrankung wurde früher mit asozialen Lebensbedingungen gleichgesetzt. Inzwischen ist die Krätzmilbe so resistent geworden, dass sie sich auch in Deutschland in allen Sozialschichten ausbreitet und immer häufiger zu finden ist.

**Läuse** sind flügellose Insekten, es gibt immer wieder Epidemien in Kindertagesstätten und ganzen Schulklassen. Bislang gibt es keine Hinweise, dass Läuse schwerwiegende Erkrankungen übertragen.

**Leberegel** nisten sich, wie die Bezeichnung es vermuten lässt, in der Leber ein. Menschen nehmen den Egel durch den Verzehr von Wasserkresse oder roher Schafs- und Ziegenleber auf. Typische Symptome sind unter anderem Bauchschmerzen, Fieber und eine vergrößerte Leber.

**Loa loa** wird auch **Augenwurm** genannt. Er kommt bislang nur in Westafrika vor und wird über Stechfliegen (Bremsen) übertragen. Die Würmchen wandern zunächst – gut sichtbar – unter der Haut und verursachen dort schmerzhafte Entzündungen. Mitunter gelangen sie dann sogar ins Auge, was zur Erblindung führen kann.

**Toxoplasmen** sind Einzeller, die z. B. über den Kontakt mit Katzenkot übertragen werden. Toxoplasmose löst beim gesunden Erwachsenen meist keine wesentlichen Beschwerden aus, bei Schwangeren kann es zu Fehlgeburten oder Missbildungen des ungeborenen Kindes kommen.

**Trichinen** kommen derzeit in Deutschland so gut wie nicht mehr vor; außer in Wildfleisch, aber selbst hier selten. Sie werden eher im Ausland über ungenügend erhitztes Fleisch aufgenommen. Die aufgenommenen Larven werden im Magen freigesetzt und wachsen im Dünndarm zu adulten Würmern heran. Die Weibchen beginnen dort mit der Ablage der Larven, dies kann zu einem akuten Durchfall führen. Die Larven fressen sich nun durch die Darmwand in die Blutbahn und wandern schließlich in die quergestreifte Muskulatur ein (z. B. Zwerchfell, Nacken-, Kaumuskulatur, Muskulatur des Schultergürtels, Oberarme). Hierbei werden Muskelfasern zerstört. In dieser Migrationsphase treten oft hohes Fieber, Schüttelfrost, und Ödeme auf. Im befallenen Muskel wird eine kapselförmige „Ammenzelle" gebildet, in der die Larven spiralförmig aufgerollt bis zu 30 Jahre überleben können. Die Symptome sind abhängig davon, wo die Trichinen sich angesiedelt haben, z. B. Blutungen, Herzmuskelschäden mit Herzrhythmusstörungen, Kreislaufversagen, Magen-Darm-Probleme, Nebennierenschwäche, Atemprobleme, Schmerzen beim Atmen, Schluckstörungen, trockener Husten und schmerzhafte Bewegungsstörungen. Wenn die Trichinen sich im Gehirn angesiedelt haben, kommt es zu Kopfschmerzen, Schlaflosigkeit, Enzephalitis, psychotischen Zuständen, epileptischen Anfällen bis hin zum Koma.

**Zecken** übertragen z. B. Borreliose (siehe unter Lyme-Borreliose) oder die Frühsommer-Meningo-Enzephalitis (FSME).

Läuse, Krätze oder Flöhe zu haben ist schon peinlich, noch problematischer ist es oft, mit einer **sexuell übertragbaren Erkrankung** zum Arzt zu gehen. Man spricht hier heute von STI-Erkrankungen (*sexual transferable infections*).

Natürlich macht der Partner, in den Sie sich total verliebt haben, einen absolut sauberen Eindruck und hat bestimmt keine Erkrankung im Genitalbereich, sonst wären Sie mit ihm oder ihr ja nicht ins Bett gestiegen. Bedenken Sie aber, dass nach aktuellen Studien jeder Mensch, mit dem Sie Geschlechtsverkehr hatten, im statistischen Mittel mit rund sechs anderen Personen auch schon im Bett war. Wenn Sie also Sex mit sechs Menschen hatten, dann sind das bereits $6 \times 6 = 36$ mögliche Infektionsquellen. Aber diese 36 Leute hatten wiederum im statistischen Mittel auch wieder sechs weitere Bettgenossen, macht dann schon 216, die wiederum mit jeweils sechs Menschen geschlafen haben, das sind dann bereits rund 1.300 Menschen, usw. Wenn auch nur einer davon HIV-positiv war, dann ist nicht auszuschließen, dass diese Kausalkette bei Ihnen endet, auch wenn der Partner, mit dem Sie eine Bettgeschichte hatten, alles andere als infektiös wirkte.

Wenn es Ihnen unangenehm ist zu Ihrem normalen Hausarzt, zum Urologen oder Gynäkologen zu gehen, besteht die Möglichkeit sich – auch anonym! – bei einem Direktlabor auf das Vorhandensein einer STI untersuchen zu lassen, allerdings zahlt das dann Ihre Krankenversicherung nicht und man muss mit

Untersuchung auf HIV und sexuell-übertragbare Erkrankungen. Das „nicht-reaktiv" bedeutet hier, dass der Test keinen HIV-Erreger gefunden hat und die Untersuchung der Urin-Kultur auf eine Vielzahl von Erregern zeigt hier einen „negativen" Befund, d. h. es konnte nichts gefunden werden (Quelle: Mein Direktlabor, Medizin. Labor Hamburg, Stephansplatz).

einem Betrag von rund 100,- bis 200,- Euro rechnen. Letztlich wollen Sie aber bestimmt auch sicher sein und nicht noch weitere Menschen anstecken! Besonders hoch ist das Ansteckungsrisiko naturgemäß bei Kontakt mit Prostituierten, beim Geschlechtsverkehr auf internationalen Reisen und insbesondere bei fehlender Kondombenutzung. Rund 50 % der STI treten bei jungen Menschen im Alter von unter 30 Jahren auf.

**HIV-Infektionen** gehören zu den Erkrankungen, die zunächst unentdeckt verlaufen können und erst später zu einer ausgeprägten Krankheitssymptomatik führen. Nachdem die Krankheit jahrelang durch die Medien ging, in den 1980er Jahren als „Schwulenpest" bezeichnet wurde und in Afrika große Teile der Bevölkerung damit infiziert sind (z. B. in Südafrika waren 2014 knapp 20 % der Bevölkerung HIV-positiv), ist es sonderbarerweise in den letzten Jahren wieder leiser um diese Erkrankung geworden. Das Kürzel HIV steht für „Humanes Immundefizienz-Virus" und führt zu AIDS, der erworbenen Immunschwäche (acquired immune deficiency syndrome). Das Virus zerstört geschickterweise einen Teil des körpereigenen Immunsystems, das ja diese Viren eigentlich gerade bekämpfen sollte. Hierdurch kann der Erreger sich im Körper halten, ohne angegriffen zu werden, gleichzeitig verliert die infizierte Person aber den Schutz gegen jegliche andere Erkrankung. Nach der Infektion treten zunächst unspezifische Symptome auf. Etwa eine bis vier Woche(n) nach der Ansteckung kommt es zu einer grippe-ähnlichen Phase mit Krankheitsgefühlen, Halsschmerzen, Fieber, Müdigkeit und z. T. auch zu Hautveränderungen. Diese Symptome verschwinden relativ rasch und werden meist nicht wirklich ernstgenommen, denn es kommt nun zunächst zu einer stillen Phase, die Jahre bis Jahrzehnte andauern kann. Die Patienten leiden hier bereits oft unter zunächst leichten Symptomen mit Anfälligkeit gegen Infektionserkrankungen, darunter Mykosen (Pilze) und häufigen Herpes-Ausbrüchen, Durchfall, ständiger Müdigkeit und gelegentlichen Fieberschüben. Es kommt dann irgendwann zum Ausbruch von AIDS mit einem zunehmenden Zusammenbruch des Immunsystems. Die Betroffenen sind nun höchst anfällig für alle Infektionen und auch für Krebserkrankungen. Das Virus schädigt darüber hinaus Organe auch direkt (z. B. Herz, Gehirn, Nieren). Auch wenn es inzwischen Medikamente gibt, die in der Lage sind, die Vermehrung des Virus im Körper zu stoppen, stellt HIV weiterhin ein erhebliches Risiko dar.

**Syphilis** galt in Deutschland lange Zeit als weitgehend ausgerottet. Seit 2010 wachsen die Zahlen aber stetig an, 2017 wurden in der BRD 7.500 Neu-Infektionen gemeldet. Etwa 3 bis 4 Wochen nach dem Geschlechtsverkehr (manchmal auch später) entwickelt sich eine Primärläsion (harter Schanker), ein Geschwür, das ein klares Sekret bildet, in dem unzählige Spirochäten enthalten sind, die dann weitere Personen infizieren können. Meist sind umliegende Lymphknoten verdickt. Syphilis kann auch durch Analverkehr und sogar durch Küssen übertragen werden (das Primärgeschwür sitzt dann im Anal- bzw. Mundbereich). Dieses Geschwür ist meist schmerzlos, es fällt rund 50 % der Betroffenen daher kaum auf und heilt nach einigen Wochen wieder ab, die Infizierten fühlen sich wieder gesund, aber die Spirochäten breiten sich über die Blutbahn im Körper aus. Nach rund zwei bis drei Monaten kommt es zu unspezifischen Symptomen, wie z. B. Fieber, Appetitlosigkeit, Übelkeit, Müdigkeit, Kopfschmerzen (wenn das Gehirn infiziert ist), Hörverlust (wenn das Gehör infiziert ist), Schwindel (wenn das Gleichgewichtsorgan infiziert ist), Sehstörungen (wenn die Augen infiziert sind) und Knochenschmerzen (wenn das Skelett infiziert ist). Über 80 % leiden dann unter Schleimhautdefekten, außerdem entstehen oft schuppige Läsionen der Haut, die aber in der Regel weder jucken noch schmerzen. Meist bilden sich flache, matte, rosa oder graue Papeln an den Haut-Schleimhaut-Übergängen und in feuchten Hautarealen, die extrem infektiös sind.

In der darauffolgenden Latenzphase fehlen dann über Jahre hinweg Symptome. Zum Teil besiegt das körpereigene Immunsystem die Bakterien, zum Teil leiden Betroffene in diesen Jahren unter einer anderen Krankheit und eingenommene Antibiotika vernichten – mit etwas Glück – auch die Spirochäten. Bei rund einem Drittel der Infizierten kommt es nach Jahren bis Jahrzehnten aber zum Tertiärstadium. Hier bilden sich „Gummata" weiche, entzündliche Formationen, die ein Organ angreifen, dann zwar wieder abheilen, aber Narben hinterlassen. Hier können, neben dem Skelett praktisch alle Organe, auch die Haut, das Herz oder das Gehirn angegriffen werden. Je nach Körperorgan sind die Symptome unspezifisch und umfassen zum Beispiel Atemschwierigkeiten und Husten, bohrende Schmerzen, Schwäche der Arm- und Beinmuskulatur, plötzliche Lähmungen, Kopfschmerzen, Nackensteifigkeit, Verhaltensauffälligkeiten, Konzentrationsdefizite, Vergesslichkeit, Mattigkeit, Seh- und Schlafstörungen, Inkontinenz. Im Endstadium kommt es bei Befall des Gehirns zu

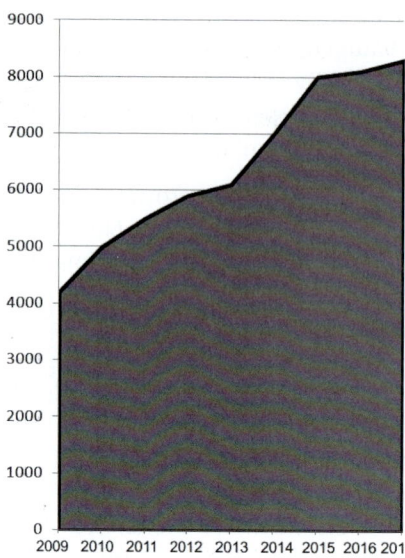

9000
8000
7000
6000
5000
4000
3000
2000
1000
0

2009 2010 2011 2012 2013 2014 2015 2016 2017

Zunahme der Erstinfektionen mit Syphilis in den Jahren 2009 bis 2017.

Störungen des Urteilsvermögens, Kopfschmerzen, Schlaflosigkeit, Lethargie, epileptischen Anfällen, Wortfindungsstörungen. Viele Patienten werden emotional instabil oder depressiv, die Hygiene und Körperpflege verschlechtern sich. Bei Befall der Nervenwurzeln im Rückenmark leiden die Patienten unter erheblichen Bewegungsstörungen (z. B. Gangataxie) und blitzartigen Schmerzen in Rücken oder Beinen, in der Endphase kommt es zur Inkontinenz. Weiterhin treten Schmerzattacken in den befallenen Organen auf, z. B. mit Erbrechen, wenn der Magen befallen ist. Außerdem lassen sich Knochenschwellungen mit eingeschränktem Bewegungsumfang finden.

Im Gegensatz zu HIV- und Syphilis-Infektionen, die oft unentdeckt verlaufen, zeigt sich bei den meisten anderen Geschlechtskrankheiten eine auffälligere Symptomatik. **Chlamydien-Infektionen, Gonorrhoe (Tripper), Granuloma Inguinale, Herpes genitalis, Lymphogranuloma Venereum** und **Ulcus Molle** („weicher Schanker") verursachen Tage bis Wochen nach der Ansteckung Juckreiz und Schmerzen im Bereich der Infektionsstelle. Typisch ist oft ein eitriger Ausfluss und meist eine Schwellung der Lymphknoten, z. T. eiternde und faulig riechende Läsionen, die sich dann auch auf andere Hautareale ausbreiten können. In der Regel erfolgt die Infektion über Penis oder Vagina, bei Oral- oder Analverkehr auch über Mund bzw. Rektum. Die Schmerzen können sich bei Männern auch bis in die Hoden erstrecken, bei Frauen in den ganzen Unterbauch. Bei unbehandelter Ausbreitung entstehen zum Teil Fieber, Hautläsionen, Schwellung der Gelenke und Sehnen. Auch **Genitalwarzen** sind meist offenkundig, allerdings können sie beim Mann auch versteckt unter der Vorhaut und bei der Frau in der Vagina sitzen. Sie werden durch das humane Papillomavirus hervorgerufen. Die Warzen können flach sein, aber auch hoch und gestielt, sie treten oft in Form von Kolonien auf und breiten sich dann immer weiter aus.

## 2.6    Nervenkitzel: Neurologie

Von seinem Gewicht her, macht das Gehirn gerade mal etwa ein Fünfzigstel des Körpergewichts aus. Gleichzeitig verbraucht es rund 20 % des Energieumsatzes und das rund um die Uhr. Selbst wenn wir glauben, dass wir uns ausruhen, arbeitet das ZNS auf einem hohen Niveau weiter. Forscher gehen davon aus, dass nur etwa 5 – 10 Prozent der Leistungen unseres Denkapparates bewusst ablaufen, der Rest ist unbewusst. Das gilt alleine schon für die Steuerung von Herzschlag, Atmung, Verdauung und Körpertemperatur, die unser Gehirn quasi nebenbei erledigt, ohne dass wir uns darauf konzentrieren müssen. Auch viele andere Tätigkeiten, etwa Gehen oder sogar Fahrradfahren, kann das ZNS, wenn es sie einmal gelernt hat, ohne bewusste Kontrolle durchführen. Das Gehirn löst sogar erstaunlich komplexe Probleme im Unbewussten. Vielleicht kennen Sie das Phänomen, dass Ihnen die Lösung für eine Aufgabe, über die Sie den ganzen Tag erfolglos nachgedacht haben, geradezu im Schlaf einfällt. Oder Sie treffen einen Bekannten, den Sie lange nicht gesehen haben, Sie erkennen ihn wieder, aber sein Name fällt Ihnen partout nicht ein? Dann, Sie liegen wohlig entspannt in der Badewanne, ohne an etwas Bestimmtes zu denken, macht

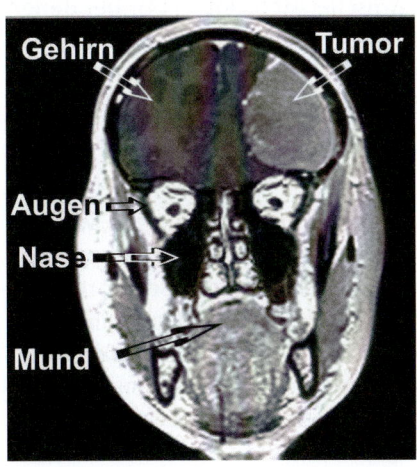

Dieser Patient hatte einen rund 6 cm großen Hirntumor, von dem er jahrelang nichts bemerkt hat, denn das Gehirn ist so plastisch, dass es die hierdurch auftretenden Defizite lange Zeit kompensieren kann.

es „*plopp!*" im Gehirn und der richtige Name des Bekannten springt Ihnen ins Bewusstsein – ohne dass Sie gerade überlegt haben. Diese unbewussten Teile des Gehirns fällen sogar eine Fülle von Entscheidungen, etwa beim Einkaufen suggerieren sie, was man kaufen wird und was nicht. Noch schlimmer ist es in der Liebe: Können Sie einen logischen, rationalen Grund nennen, warum Sie gerade mit dem Partner zusammengekommen sind, den Sie jetzt haben? Diese Entscheidung hat Ihr Unbewusstes Ihnen abgenommen.

Das menschliche Gehirn ist eine Hochleistungsmaschine, aber gerade dadurch verletzlich. Es gibt eine Fülle von Erkrankungen, die dazu führen können (nicht müssen!), dass Denken plötzlich zu einem akrobatischen Akt wird:

- Angeborene, genetisch bedingte Ursachen für geistige Retardierung (z. B. Down-Syndrom, Klinefelter-Syndrom, Phenylketonurie, Tay-Sachs-Krankheit)
- Traumatische Ursachen (Unfälle mit Schädel-Hirn-Verletzungen, Hirnoperationen)
- Durchblutungsbedingte Schäden des Gehirns (z. B. Schlaganfall, Hirnblutung).
- Infektiöse Ursachen (z. B. Meningitis, Enzephalitis, Röteln, Syphilis)
- Vergiftungen (z. B. durch Blei, Lösungsmittel, Pflanzenschutzmittel)
- Unterernährung (besonders während der Schwangerschaft der Mutter und in der frühen Kindheit)
- Sauerstoffmangel (Anoxie, z. B. während der Geburt oder bei Tauchunfällen).
- Degenerative Hirnerkrankungen (z. B. Multiple Sklerose, Alzheimer Demenz, Creutzfeld-Jakob, Picksche Atrophie)

Es gibt sogenannte „Transitorische ischämische Attacken" (TIA), bei denen diese Ausfälle (z. B. plötzliche Wortfindungsstörungen, Sehstörungen, Bewegungsstörungen) nur in kurzen Phasen vorhanden sind und dann wieder eine Erholung stattfindet. TIAs beruhen auf Durchblutungsstörungen und sollten immer ein Warnzeichen sein und zum Aufsuchen eines Facharztes für Neurologie führen.

Der Verdacht auf eine Hirnschädigung wird durch typische Ausfälle, wie z. B. ständige Kopfschmerzen, epileptische Anfälle, Bewegungsstörungen, Wortfindungsprobleme, mangelhafte Konzentrationsfähigkeit, Sehstörungen, Schwierigkeiten in der Verarbeitung der Wahrnehmung und allgemeine Probleme beim Denken erhärtet. Bildgebende Verfahren, wie die Computer-Tomographie oder die genauere Magnet-Resonanztomographie, können dann das Gehirn darstellen, und man hat Klarheit, ob da etwas nicht stimmt.

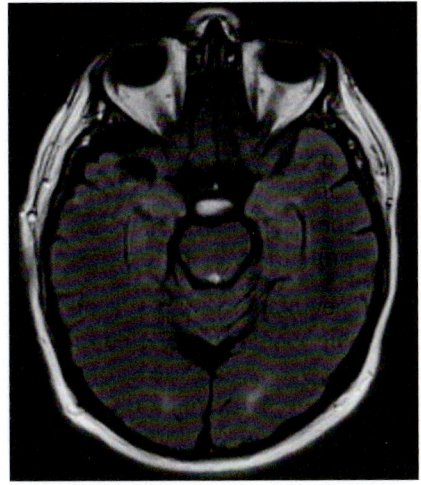
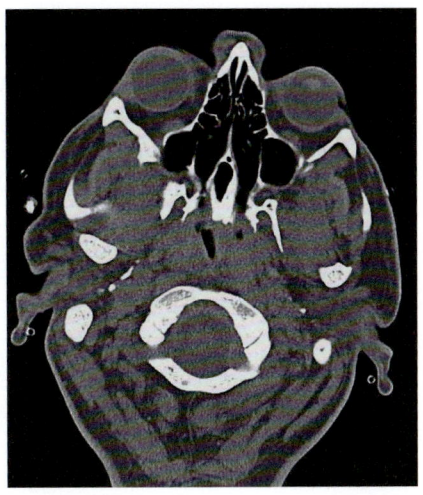

MRT-Aufnahme des Gehirns          CT-Aufnahme des Gehirns

Hatten Sie schon mehrfach eine Gehirnerschütterung? Oder treiben Sie eine Sportart, in der es recht brutal zugeht? Der Film „Concussion" mit Will Smith in der Hauptrolle beruht auf wahren Begebenheiten. Er erzählt, wie eine ganze Reihe von amerikanischen Football-Playern in relativ jungem Alter Symptome einer Demenz entwickeln, weil die Spieler immer wieder mit den Köpfen gegeneinander knallen. Ähnliche Folgen sind bei Boxern bekannt. Auch nach Stürzen mit Gehirnerschütterung sind mitunter unzählige kleine Hirnverletzungen vorhanden (multiple axonale Abrisse), die sich aber weder in CT- noch in MRT-Aufnahmen wirklich nachweisen lassen; das Gehirn sieht normal aus, die Schäden sind zu winzig, um sie zu sehen, aber die riesige Menge führt dann dazu, dass zunehmend mehr spürbare Defizite im Denken auftauchen.

> **Viele kleine Hirnverletzungen sind im CT oder MRT nicht nachweisbar, führen aber zu winzigen axonalen Abrissen und zunehmenden Konzentrations-, Gedächtnis- und Denkstörungen.**

Oft hilft hier eine neuropsychologische Untersuchung. Neuropsychologen können mit standardisierten Untersuchungsverfahren testen, ob kognitive Funktionen, wie Konzentrationsfähigkeit, Wahrnehmung, Gedächtnis und Problemlösung im normalen Bereich liegen oder ob Defizite vorhanden sind.

Lassen Sie sich einmal von jemandem die folgende Liste von 12 Wörtern insgesamt fünfmal vorlesen und sagen Sie in jeder Runde alle Wörter, die Sie noch erinnern (Sie müssen jedes Mal **alle** Wörter wiederholen). In der ersten Runde sollten Sie sich mindestens 5 Wörter gemerkt haben, durchschnittlich sind 7 Wörter. In der letzten Runde sollten Sie mindestens 10, möglichst aber alle 12 Wörter wissen, wenn Ihr Gedächtnis O. K. ist.

| | 1. Runde | 2. Runde | 3. Runde | 4. Runde | 5. Runde |
|---|---|---|---|---|---|
| **Jahr** | | | | | |
| **Kind** | | | | | |
| **Land** | | | | | |
| **Eis** | | | | | |
| **Uhr** | | | | | |
| **Huhn** | | | | | |
| **Tag** | | | | | |
| **Zahn** | | | | | |
| **Mond** | | | | | |
| **Bär** | | | | | |
| **Stadt** | | | | | |
| **Mann** | | | | | |
| **Richtig:** | | | | | |

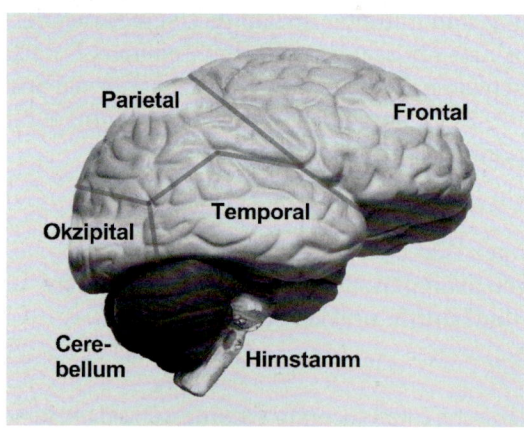

Das menschliche Gehirn teilt sich in fünf Hirnlappen auf, die unterschiedliche Funktionen haben: Frontallappen, Parietallappen, Temporallappen, Okzipitallappen und die (hier nicht sichtbare) Insula. Der Hirnstamm verbindet das Gehirn mit dem Rückenmark. Das Kleinhirn (Cerebellum) koordiniert Bewegungen.

Anatomisch lässt sich das Gehirn in zwei walnussförmige Hemisphären (Hirnhälften) einteilen, jede lässt sich in die oberen (kortikalen) und unteren (subkortikalen) Bereiche trennen. Im obersten Teil, dem „Telencephalon", der für bewusstes Denken zuständig ist, trennt man fünf große Hirnlappen: Frontallappen, Temporallappen, Parietallappen, Okzipitallappen und die eher im Inneren des Gehirns verborgene Insula. Die meisten komplexen Denkfunktionen verlangen die Zusammenarbeit des gesamten Gehirns, dennoch lassen sich aufgabenspezifische Teile unterscheiden. Die wichtigsten neuropsychologischen Funktionen der einzelnen Hirnteile sind nachfolgend aufgelistet. Abhängig davon, welche Symptome auftreten, lässt sich dann erahnen, wo der „Fehler im Gehirn" sitzt.

**Frontallappen:** Motorische Areale dienen der direkten Steuerung bewusster Bewegungen. Infolge einer Schädigung kommt es z. B. zur Halbseitenlähmung. Prämotorische Areale nützen der Bewegungskombination, bei einem Schaden gelingen Schwimmen, Fahrradfahren, Klavierspielen usw. nicht mehr. Präfrontale Areale dienen der flexiblen Anpassung an die Umwelt. Bei Schädigung kommt es zu verminderten Spontanbewegungen, geringer Mimik, stereotypem Bewegungsverhalten und geringem Anpassungsvermögen an veränderte Handlungsabläufe. Das frontale Sehfeld dient der Koordination zwischen Sehen und Bewegen. Im orbitalen Cortex über den Augen liegen Persönlichkeit und Sozialverhalten. Bei Läsionen kommt es zu Persönlichkeitsveränderungen (z. B. Witzelsucht, Albernheit, Euphorie, verminderte Ängstlichkeit, Fehlen von sozialem Anstand, Gleichgültigkeit, Antriebsverlust). Im Frontallappen liegt auch das Broca-Sprachzentrum; bei einem Defekt kommt es zu gravierenden Wortfindungsstörungen (*„Broca-Aphasie"*) mit mühsamer Suche nach Wörtern, verlangsamter Sprechflüssigkeit, großer Sprachanstrengung, ungrammatischen Satzstrukturen, stark eingeschränktem Wortschatz, und komplexe grammatikalische Formen werden durch einfachen Satzbau ersetzt. Schreiben und Denken sind ebenso geschädigt. Assoziationsfelder des Lobus frontalis umfassen wichtige Funktionen für das logische Denken. Störungen führen zu inkompletten Handlungsabläufen; es entsteht der Eindruck sturer Persönlichkeiten, die stundenlang über einem Problem brüten, aber die Lösung nicht finden, da sie unfähig sind, die einmal eingeschlagene Denkbahn wieder zu verlassen. Das Vorausplanen einer Handlung gelingt nicht mehr angemessen.

**Temporallappen** (Schläfenlappen): Im Temporallappen werden u. a. akustische Informationen verarbeitet (Geräusche, Sprache, Musik). Nicht-Musiker verarbeiten musikalische Reize vorwiegend in der rechten Hemisphäre, Profi-Musiker dagegen benutzen auch die linke, analytisch-denkende. Strukturen wie Amygdala und Hippocampus im Schläfenlappen sind für die Gedächtnisbildung verantwortlich. Bei einem Defekt können die Patienten nichts Neues mehr lernen. Die Merkspanne (kurzfristiges Behalten), aber auch das Altgedächtnis (Lebenslauf, Schul- und Berufswissen) bleiben meist unbeeinträchtigt, das Arbeitsgedächtnis dagegen ist hoch defizitär: Prüfen Sie mal Ihr Arbeitsgedächtnis: *Was haben Sie gestern zu Mittag gegessen? Und was vorgestern?* Im Temporallappen liegt außerdem ein „Gottesmodul", in dem der Hang zur Spiritualität entsteht.

**Parietallappen** (Scheitellappen): In den somatosensorischen Arealen fühlen wir unseren Körper. Schäden führen zu Anästhesien, verringerter Berührungs- und Schmerzempfindlichkeit. Das Wernicke Sprachzentrum liegt im Übergang

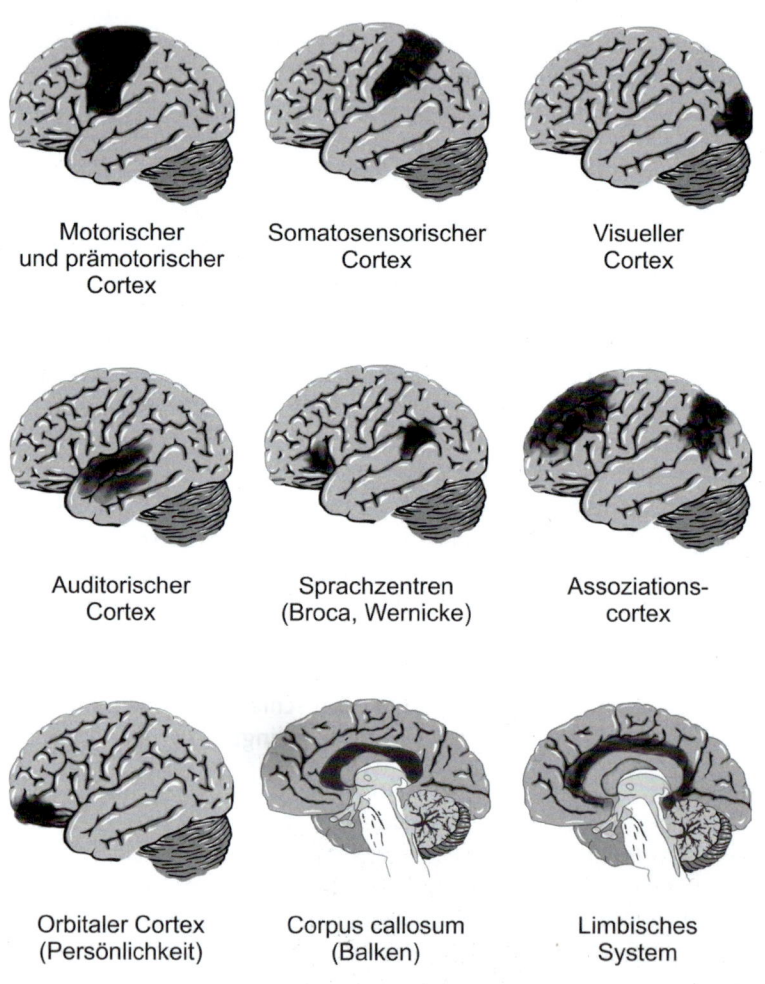

|  |  |  |
|---|---|---|
| Motorischer und prämotorischer Cortex | Somatosensorischer Cortex | Visueller Cortex |
| Auditorischer Cortex | Sprachzentren (Broca, Wernicke) | Assoziations- cortex |
| Orbitaler Cortex (Persönlichkeit) | Corpus callosum (Balken) | Limbisches System |

Nach: E. Kasten: Einführung Neuropsychologie (E. Reinhardt-Verlag)

vom Temporal- zum Parietallappen. Bei einer Läsion kommt es zur Wernicke-Aphasie mit Schwierigkeiten, sinnvolle Sätze zu bilden. Der Sprachinhalt ist defekt, nicht aber die Sprachproduktion. Die Patienten sind sich oft nicht bewusst, dass ihre Sprache fehlerhaft ist; viele sind in ihrem Redefluss kaum zu stoppen und sind beleidigt, wenn man es doch tut. Ist der Scheitellappen verletzt, kann es auch zu vielen anderen Funktionseinschränkungen kommen, z. B.: Orientierungsstörungen, räumliche Agnosien (nicht mehr erkennen, was man sieht), Neglect (halbseitige Vernachlässigung), rechts-links-Verwechslung. Alexie: Es werden keine Buchstaben mehr erkannt. Dyslexie: Patient kann nicht mehr lesen. Agraphie: Unfähigkeit zu schreiben. Akalkulie: Patient kann nicht mehr rechnen. Apraxie: Unfähigkeit, Handlungsabläufe richtig durchzuführen (z. B. Zähneputzen, Butterbrot schmieren, Zigarette anzünden). Astereognosie: Objekte können durch Tasten nicht mehr erkannt werden. Asomatognosie: Benennung der eigenen Körperteile gelingt nicht mehr; Gliedmaßen werden als fremd empfunden.

**Okzipitallappen** (Hinterhauptlappen): Im Okzipitallappen werden visuelle Eindrücke verarbeitet. Dieser Gehirnteil dient ausschließlich dem Sehen. Im Gehirn nimmt die Fovea (Ort des schärfsten Sehens, innere 2°) anatomisch den größten Raum ein, das periphere Gesichtsfeld dagegen nur einen kleinen Raum (kortikaler Magnifizierungsfaktor). Das visuelle System verzweigt sich weiter zu den sogenannten extrastriären Anteilen (visuelle Areale V3, V4, V5 etc.), in denen Farbe, Form und Bewegung verarbeitet werden und die in anderen Gehirnlappen liegen.

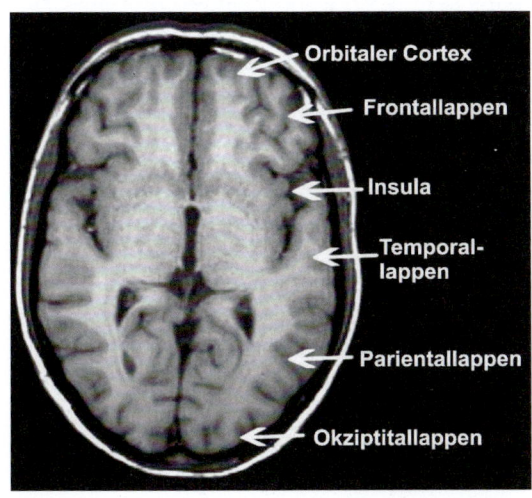

Die Insula ist ein Hirnteil, den die Forschung lange vernachlässigt hat, der aber wichtige Aufgaben in der Emotionssteuerung hat (MRT-Aufnahme).

Die hinter dem Temporallappen tief im Inneren des Gehirns verborgene **Insula** ist die Quelle sozialer Emotionen, sie hat Einfluss auf Gefühle wie Lust und Ekel, Stolz und Demütigung, Schuld und Sühne. Sie hilft, moralische Intuition, Empathie und die Fähigkeit zu entwickeln, emotional auf Musik zu reagieren. Die Insula verarbeitet auch Körperzustände, wie Hunger und Verlangen und bietet neue Denkansätze zur Behandlung von Drogenabhängigkeit, Alkoholismus, Angstzuständen und Essstörungen. Die Insula wird auch aktiv, wenn Menschen Schmerzen spüren, Witze hören, Ekel im Gesicht von jemandem sehen, von anderen gemieden werden, sich dagegen entscheiden, einen Gegenstand zu kaufen oder jemanden zu betrügen. Schäden an der Insula können zu Apathie, Verlust der Libido (Liebesfähigkeit) und der Unfähigkeit führen, frische Lebensmittel von faulen zu unterscheiden.

Das **Corpus callosum**, der sog. Balken, ist eine mächtige Struktur im Gehirn, die die rechte und linke Hemisphäre miteinander verbindet. Die Aufgaben des Corpus callosum wurden experimentell an Split-Brain-Patienten untersucht, bei denen dieser Hirnteil unterbrochen ist. Wenn man dem Split-Brain-Patienten in der rechten Gesichtsfeldhälfte eine andere Information darbietet als in der linken (z. B. rechts ein halbes altes Männer- und links ein halbes attraktives Frauengesicht), dann wird der Patient es als Mann bezeichnen, aber auf die Frage, ob er die abgebildete Person gerne küssen würde, in Zweifel kommen, da die rechte Hirnhälfte erotisches Interesse empfindet. Beim Alien-Hand-Syndrom führt die Hand Bewegungen aus, die von der anderen Hirnhälfte gar nicht initiiert wurden.

Das **Limbische System** gilt als der Sitz der Instinkte und Gefühle und trägt deshalb die Schuld daran, wenn Sie gerade wieder einmal (un-)glücklich verliebt sind. Es hat darüber hinaus wesentliche Funktionen für das Gedächtnis; deshalb merkt man sich emotional aufregende Dinge, wie z. B. den letzten Kinofilm, viel besser als den Inhalt eines Lehrbuches. Da das Limbische System entwicklungsgeschichtlich älter als die Großhirnrinde ist, müssen alle Informationen erst einmal dieses „emotionale Bewertungszentrum" passieren. Die Amygdala gehört mit zum Limbischen System und ist der wesentliche Ort im Gehirn, der etwas mit der Entstehung von Angst zu tun hat.

Der **Thalamus** besteht aus etlichen Kerngebieten, die alle mit dem Großhirnkortex verschaltet sind. Fast alle auf- und absteigenden Bahnen durchlaufen hierbei den Thalamus und können von ihm beeinflusst werden. Dieser Hirnteil wird daher oft als „Tor zum Bewusstsein" bezeichnet. Unter dem Thalamus liegen **Hypothalamus** und **Hypophyse**, die wichtigsten Steuerzentralen des autonomen Nervensystems und der Hormone. Schäden im Thalamus und in den darunter liegenden Teilen (z. B. Pons und Medulla oblongata) enden meist tödlich, da dort die Zentren liegen, die Atmung, Herzschlag, Blutdruck, Verdauung und Körpertemperatur regulieren.

Unterhalb des Großhirns liegt außerdem noch das Kleinhirn (Cerebellum). Es hat vorrangig Aufgaben der Bewegungs-Koordination und ist für das Gleichgewicht zuständig. Schwindel, häufiges Stürzen, überschießende Bewegungen, Zittern, breitbeinig-schwankender Gang sind durch eine Schädigung des Kleinhirns bedingt.

---

**Hirnschäden können eine Vielzahl unterschiedlichster Symptome zur Folge haben. Die meisten Betroffenen leiden aber unter Konzentrations- und Gedächtnisstörungen, sowie darunter, komplexe Probleme nicht lösen zu können. Eine neuropsychologische Untersuchung kann Aufschluss geben, ob hier wirklich Defizite vorliegen.**

---

Beispielhaft sollen im Folgenden wieder einige typische Erkrankungen des Gehirns herausgegriffen werden.

Nicht selten werden Tumore im Frontallappen auffällig, weil ein Mensch sich zunehmend persönlichkeitsfremd verhält. Abhängig von Art und Lage einer Hirnschädigung reicht das Spektrum von grundloser Euphorie über Wutausbrüche ohne Anlass, bis zu Depressivität und Apathie. Von mir und meinen Kollegen wurde 2003 ein hirngeschädigter Patient beschrieben, der einen nicht enden-wollenden Lachanfall bekam, nur weil er feststellte, dass er seine Brille vergessen hatte. Manche Betroffene neigen durch den Hirnschaden zur exzessiven Bedürfnisbefriedigung; sie essen und trinken ohne Rand und Band oder geben ihr Geld für sinnlose Käufe aus. Manche sind in ihrer Sexualität völlig ungehemmt und bieten jedem den Geschlechtsverkehr an.

Das Gehirn schwimmt in Liquor cerebrospinalis, das fortlaufend gebildet wird und auch wieder abgebaut werden muss. Bei älteren Menschen kann es durch Liquorstau zu einem Überdruck kommen, der manchmal nur nachts bemerkbar, tagsüber aber völlig normal ist. Die von diesem **Normdruck-Hydrocephalus** Betroffenen leiden unter nächtlichen Kopfschmerzen, Startschwierigkeiten am frühen Morgen, erhöhter Reizbarkeit und zunehmenden Wesensveränderungen.

Die Neurologie ist reich an Beschreibungen von Hirnstörungen, die Persönlichkeitsveränderungen verursachen. Bekannt ist z. B. das **Tourette-Syndrom**, bei dem die Betroffenen anfallsweise nicht-unterdrückbare Tics zeigen, Schimpfworte aussprechen und obszöne Gesten machen. Beim **Urbach-Wiethe-Syndrom** können die Betroffenen der Emotion Angst keine Bedeutung mehr zuordnen, da ihre Amygdala (das Angstzentrum im Gehirn) verkalkt. Patienten, die in stark emotional getönten Situationen (z. B. Lachen, Weinen, Überraschung) plötzlich wie gelähmt dasitzen, leiden evtl. unter **Kataplexie**, einer Störung, die oft in Verbindung mit Narkolepsie auftritt. Infolge einer Hirnschädigung sind die von einem **Cotard-Syndrom** Betroffenen davon überzeugt, tot zu sein und innerlich bereits zu verwesen. Beim **Alien-Hand-Syndrom** führt die Hand Bewegungen aus, die gar nicht geplant sind. Beim **Capgras-Syndrom** hält der Betroffene nahestehende Personen nicht mehr für echt, sondern z. B. für Doppelgänger. Ursache ist meist ein Schaden in demjenigen Hirnareal, das für das Gefühl der Vertrautheit verantwortlich ist. Allerdings kommt das Syndrom ebenso bei psychiatrischen Erkrankungen, wie z. B. der Schizophrenie vor.

Auch für eigentlich psychotische Erkrankungen, wie die Schizophrenie, fand man diffizile Veränderungen der Gehirnstrukturen. Oft sind die Ventrikel (Hohlräume) im Gehirn leicht vergrößert, bestimmte Zellschichten fallen zu dünn aus, und es finden sich minimale Schädigungen im Frontalhirn und Schläfenlappen. Man vermutet daher, dass auch ein Hirnschaden mit zur Entstehung beitragen könnte, der z. B. durch Infektionen der Mutter während der Schwangerschaft entstanden sein könnte. Sogar an Magersüchtigen wurde eine neurologische Ursache festgestellt, man fand eine reduzierte Dichte grauer Nervenzellen in Bereichen des Gehirns, die mit dem Körperbild zu tun haben. Bei Borderline-Patienten wurde ein Zusammenhang zwischen Serotoninstoffwechsel und impulsivem Verhalten im Gehirn gefunden. Auch von Depressionen weiß man, dass eine Unterfunktion des Serotoninsystems mit dem Ausmaß der Symptomatik zusammenhängt. Angsterkrankungen korrelieren nach aktuellen Theorien damit, dass das Noradrenalin-System eine übermäßige Aktivität zeigt. Angstlösende Effekte von Beruhigungsmitteln (wie z. B. Benzodiazepine) lassen außerdem vermuten, dass GABA, das wesentlichste hemmende System, eine Unterfunktion zeigen könnte.

„**Pandas**" hört sich nett nach den etwas tollpatschig wirkenden chinesischen Bären an, dahinter verbirgt sich aber eine geradezu gruselige neuropsychiatrische Erkrankung. „Gruselig" deshalb, da sie vorwiegend Kinder betrifft und weil sie urplötzlich mit massiver psychischer Symptomatik ausbricht. Diese Erkrankung soll hier exemplarisch etwas ausführlicher behandelt werden, weil sie die Komplexität der Interaktionen unterschiedlicher biologischer Systeme aufzeigt – und warum es oft so schwierig ist, die richtige Lösung zu finden.

Eine typische Krankheitsgeschichte ist die Folgende: Ein bis dahin unauffälliger 10-jähriger Junge zeigte bereits seit über vier Wochen Verhaltensauffälligkeiten. Er war reizbar, unruhig und litt unter erhöhter Trennungsangst. Diese Symptome waren plötzlich aufgetreten, und das Kind weigerte sich mit seiner Schwester und anderen Kindern zu spielen. Er weinte, wenn man ihm nicht zuhörte und bestand darauf, dass seine Eltern und Geschwister sich nicht eine einzige Minute von ihm wegbewegten, er ließ sie nicht einmal in ein anderes Zimmer gehen. Innerhalb von zwei Tagen verstärkte sich dieses Verhalten, so dass er bereits bei dem Gedanken an eine Trennung heulte. Einmal, als die Eltern seinem Verhalten widersprachen, wurde er sehr wütend und kratzte sich sein Gesicht blutig. Seine Eltern bemerkten außerdem, dass das Kind Schwierigkeiten hatte, zu Hause Arbeiten zu erledigen, was er sonst zuverlässig getan hatte. Seine Handschrift verschlechterte sich, und er konnte seine Hausaufgaben seit einem Monat nicht mehr machen. Er wurde zu einem Psychiater gebracht, wo ein Antidepressivum und ein Tranquilizer verschrieben wurden. Trotz der Medikation folgten gar keine Verbesserungen der Symptomatik. In einer sehr detaillierten Anamnese gab es keinerlei Hinweise auf Konflikte, Stress oder Belastungen, weder zu Hause noch in der Schule. Die Eltern berichteten lediglich, dass ihr Kind fünf Tage vor dem Beginn dieser Symptome mildes Fieber hatte, was aber ohne Medikamente zurückgegangen war.

> **PANDAS: Vorsicht, wenn bei Kindern nach einer banalen Erkältung schwere Verhaltensauffälligkeiten auftreten!**

Das Kind litt unter einem PANDA-SYNDROM, diese Abkürzung steht für „*Pediatric Autoimmune Neuropsychiatric Disorders Associated with Streptococcal Infections*" und fällt unter den Oberbegriff der „PANS" („*Pediatric Acute-onset Neuropsychiatric Syndrome*"). Während PANS durch unterschiedliche Keime, Stoffwechselstörungen oder Umgebungsfaktoren verursacht wird, bezieht sich PANDAS auf die Infektion mit einer bestimmten Bakterienart (Streptococcus pyogenes). Infolge der Infektion setzen schlagartig Symptome ein, die ohne Behandlung einen chronischen Verlauf nehmen können.

Folgende Symptome sind typisch: Abrupter Beginn mit Denk- und Verhaltensstörungen, wie z. B. Tics, Zwanghaftigkeit, Ängstlichkeit, emotionale Labilität mit Depressionen, Aggressionen oder unangemessenen Verhaltensweisen. Mitunter kommt es zur Verweigerung der Nahrungsaufnahme, häufiger zur Rückentwicklung mit sensorischen und motorischen Auffälligkeiten; hierbei treten typischerweise schlecht zu unterdrückende choreatiforme Klavierspiel-Bewegung der Finger und Füße auf und eine Vergröberung der Handschrift. Außerdem beobachtet man häufig Hyperaktivität, eine Verschlechterung der

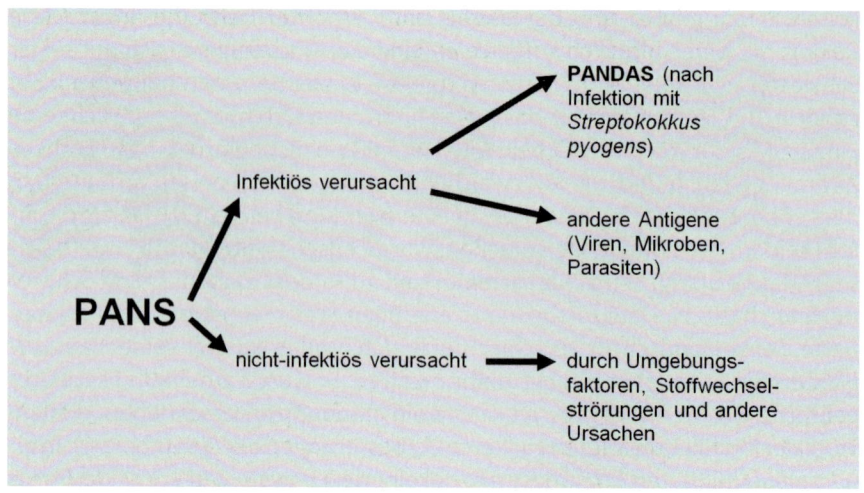

Unterteilung des pädiatrischen neuropsychiatrischen Syndroms mit akutem Beginn.

Schulleistungen, Schlafstörungen, Harndrang mit Einnässen und teilweise auch Gedächtnisprobleme und andere neuropsychologische Einschränkungen. Die Symptomatik ähnelt nicht selten einem Tourette-Syndrom oder der Chorea Sydenham (Chorea minor), einer neurologischen Erkrankung mit unkontrollierten Bewegungen.

Streptokokken, die PANDAS auslösen, können eine gefährliche Art von Bakterien sein, da sie sich phasenweise in Wirtszellen verstecken und damit einer antibiotischen Therapie entgehen. Der Nachweis ist kompliziert, da Streptokokken auch zur natürlichen Flora des menschlichen Körpers gehören, sie leben dort, ohne Schaden anzurichten in Mund, Rachen, Darm und Vagina; die bösen Arten dieses Bakteriums verursachen Infektionen wie eitrige Mandel-, Lungen- und Blasenentzündung oder sogar Meningitis bis hin zur oft tödlich verlaufenden Sepsis. Noch schwieriger ist die korrekte Diagnose, da es zum Einsetzen der psychischen PANDAS-Symptome erst nach einem Zeitraum zwischen wenigen Tagen bis hin zu anderthalb Monaten ab Beginn der Infektion kommt – teilweise ein viel zu langer Zeitraum, denn welcher Elternteil denkt da noch daran, dass sein Kind vor Wochen eine Infektion hatte.

Lange suchte man nach den Ursachen dieser unheimlichen Erkrankung: Wie können banale Halsschmerzen zu einer psychischen Erkrankung führen, die dem Tourette-Syndrom ähnelt? In den letzten zwei Jahrzehnten konnte dieses Rätsel weitgehend gelöst werden. Das Immunsystem bildet natürlicherweise Antikörper gegen Streptokokken, um das eingedrungene Antigen zu bekämp-

fen. Offenbar gibt es aber Gewebearten im eigenen Körper, die den Streptokokken ähneln. Hierdurch greift das menschliche Abwehrsystem, meist erst
wenn die ursprüngliche Infektion bereits am Abheilen ist, diese körpereigenen
Zellen an. Folge ist eine Autoimmunerkrankung. Eine Therapie mit Antibiotika
kann die körpereigene Abwehr im Prinzip nur unterstützen, solange die Strep-
tokokken im Körper sind; gegen das übermäßig aggressiv gewordene eigene
Immunsystem nützen sie nichts. Hier müssen dann Medikamente wie z. B.
Cortisol gegeben werden, die das Immunsystem herunterfahren. Die derzeit
vermutete Ursache für PANDAS liegt darin, dass diese Antikörper des eigenen
Immunsystems, die eigentlich gegen die Streptokokken gerichtet sind, auch
Strukturen des Gehirns angreifen. Durch Läsionen dieser Bereiche kommt es zu
Bewegungsstörungen und Verhaltensveränderungen. Zum PANDAS scheint
es nicht sofort zu kommen; die Literatur berichtet von einem oft sägeblatt-
förmigen Krankheitsverlauf. Für viele Patienten mit PANDAS treten die typischen Symptome offenbar erst nach wiederholten Streptokokkus-pyogenes-
Infektionen auf. Keinesfalls bekommt jedes Kind, das eine solche Erkrankung
durchmacht, gleich PANDAS. Vermutlich zeigen die Betroffenen eine genetisch
bedingte übermäßig starke Immunantwort gegen Streptokokken als Folge einer Immun-Dysregulation.

## 2.7    Herzschmerz und Kreislauf-Erkrankungen

Haben Sie, auf der Suche nach den Auslösern Ihrer Erkrankung, auch Ihren
Blutdruck im Blick? Verhältnismäßig kostengünstige Geräte lassen sich heute
ja schon im Drogerie-Markt erwerben. Zu hohen und zu niedrigen Blutdruck
bemerkt man nur an Sekundärsymptomen, daher kann die regelmäßige Messung durchaus ausschlaggebend sein.

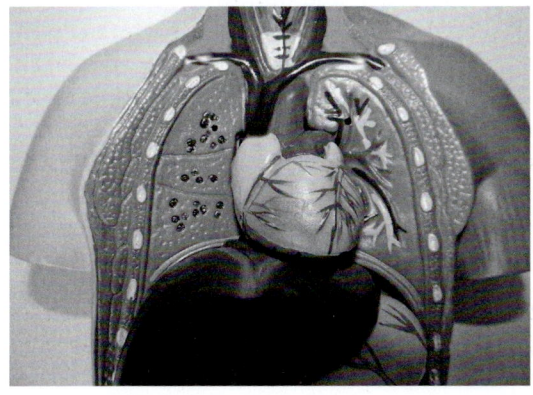

Niedriger Blutdruck und
Blutarmut führen immer zu
mangelnder Belastbarkeit und
Konzentrationsdefiziten. Hoher
Blutdruck stellt insbesondere für
Schlaganfälle einen Risikofaktor
dar. Mit den heute verhältnismä-
ßig günstigen Blutdruck-Messge-
räten kann man beide Seiten im
Auge behalten.

Das Gehirn verbraucht rund 20 % des Sauerstoffs und etwa 25 % der Glukose aus dem Blut. Daher ist verständlich, dass Herz-Kreislauf-Erkrankungen Auswirkungen auf die Psyche haben. Abfallender **Blutdruck** löst Schwindel aus und führt kompensatorisch zur Erhöhung der Herzfrequenz. Nicht selten wird dieses Zusammenspiel von Schwindel und nachfolgendem Herzrasen als Panikanfall interpretiert. Darüber hinaus führt zu niedriger Blutdruck zu Konzentrationsmängeln und steht langfristig auch im Verdacht, an der Entstehung von Demenz beteiligt zu sein (orthostatische Hypotonie).

Die Folgen einer **Blutarmut** (**Anämie**), z. B. infolge von starker Menstruation, Eisenmangel, Leukämie oder Stoffwechselstörungen, machen sich zunächst nur bei Anstrengung bemerkbar, können aber schlimmer werden. Körperlich kommt es zum Leistungsabfall mit schneller Ermüdbarkeit. Auffällig sind die blasse, trockene Haut, Neigung zu Kopfschmerzen, Ohrgeräusche (Tinnitus), Übelkeit und häufiger Schwindel. Psychisch werden Konzentrationsstörungen berichtet.

Eine Sonderform ist die *„Megaloblastic Madness"*. Megaloblasten sind übergroße kernhaltige Vorstufen von roten Blutkörperchen, sie entstehen z. B. durch Vitamin-B12-Mangel und führen z. T. zu schwerer psychiatrischer Symptomatik:

Eine 34-jährige Frau musste mit den Symptomen einer schweren psychischen Störung in das Middlesex-Hospital in London eingeliefert werden. Dr. A. D. Smith, der ihren Fall später unter dem Pseudonym *Case-3* publizierte, berichtete, dass die Frau sich über ein Gefühl von *„Strom in ihren Gliedmaßen"* und einer brennenden Zunge beklagte. Am Abend vorher hatte sie einen Selbstmordversuch unternommen, indem sie versuchte sich selbst zu ertränken. Nach der Aufnahme stellte sich heraus, dass *Case-3* sich schon seit mehreren Monaten sonderbar benommen und geweigert hatte, das Haus zu verlassen. Die Patientin war überzeugt, dass sie übermäßig roch und warnte ihre Kinder konsequent davor Mahlzeiten (sogar solche, die sie selbst zubereitet hatte) zu essen. Sie bezog zufällige Ereignisse auf sich und gab akustische Halluzinationen zu, war jedoch nicht in der Lage, eine kohärente Darstellung dieser Stimmen zu geben. Bei der Untersuchung war sie aufgeregt, weinerlich und zeigte so starke psychische Störungen, dass sie in eine geschlossene psychiatrische Anstalt verlegt werden musste. Ihre Stieftochter berichtete, dass die Patientin in den letzten Wochen mehrmals in Ohnmacht gefallen und schon im Alter von 22 Jahren ergraut sei.

Letztlich wurde in der Klinik eine Depression mit psychotischen Anteilen diagnostiziert, was besser klingt als die paranoide Schizophrenie, an die man vielleicht angesichts der Symptomatik spontan hätte denken können. Unter anderem führte man eine Heilkrampftherapie durch; infolge der Behandlungen schien es ihr zunächst wieder etwas besser zu gehen, aber einen Monat später klagte sie erneut über Schwindel, Kopfschmerzen und allgemeines Unwohlsein.

Leitsymptom waren hier nicht zwangsläufig die psychotisch anmutenden Störungen, sondern eher die häufigen Ohnmachten, der Schwindel und das Brennen auf der Zunge. In weiteren Untersuchungen stellten die Ärzte nun fest, dass die Patientin hochgradig anämisch war und im Blut nur noch einen Hämoglobinwert von knapp 28 % hatte. Es wurde Vitamin B12 intramuskulär gespritzt, hierdurch verbesserte der Geisteszustand der Patientin sich rasch, und, abgesehen von einigen hypochondrischen Angstzuständen, war sie laut Bericht von Dr. Smith bei Nachuntersuchungen auch fünf Jahre später noch vollständig gesund.

Der hier beschriebene Zustand wird als **Morbus Biermer,** Addinson Anämie oder perniziöse Anämie bezeichnet. Bei schwerer Ausprägung der psychiatrischen Symptome spricht man von *„megaloblastic madness".*

Aus den blutbildenden Stammzellen im Knochenmark bilden sich Vorstufen unserer roten Blutkörperchen, sie nennen sich Erythroblasten. Im Normalfall entwickeln sich daraus Erythrozyten, die Hämoglobin beinhalten, das in der Lage ist, Sauerstoff zu binden und zu den Zellen im Körper zu befördern. Übergroße Erythroblasten, die man als Megaloblasten bezeichnet, entstehen insbesondere durch Folsäure- oder Vitamin-B12-Mangel und führen zu solch schwer auszusprechenden Krankheiten wie *„**perniziöse Anämie**"* und *„funikuläre Myelose".* Was ist das? Perniziös ist medizinisch für „bösartig/schlimm/verderblich" und Anämie ist bekanntlich eine „Blutarmut", d. h. die Verminderung der Anzahl der roten Blutkörperchen (Erythrozyten) oder der Sauerstoff-Transportkapazität des Blutes (Hämoglobin-Mangel). Folge ist die Minderversorgung des Körpers mit Sauerstoff, die sich in leichten Fällen oft nur bei körperlicher oder geistiger Anstrengung bemerkbar macht. Typische klinische Symptome von megaloblastären Anämien sind unter anderem:

- Blässe der Haut und Schleimhäute (z. T. trockene Haut mit Brüchigkeit der Nägel, Juckreiz, Haarausfall oder vorzeitiges Ergrauen, Einreißen der Mundwinkel)
- Anfälle von Herzrasen (Tachykardie)
- Kurzatmigkeit bei Anstrengung (Belastungsdyspnoe)
- körperlicher und geistiger Leistungsabfall
- Neigung zu Ohnmachten
- Verdauungsbeschwerden (z. T. mit Übelkeit)
- Zungenbrennen

- neurologische Störungen (z. B. Anfälle von Schwindel, häufige Kopfschmerzen, Störungen der Bewegungskoordination, unangenehme Körperempfindungen, z. B. mit Kribbeln oder Taubheit, verminderte Tiefensensibilität, abgeschwächte Reflexe, Tinnitus)
- psychiatrische Symptome (überwiegend Depressionen, Ängste, in schweren Fällen dann auch psychotische Auffälligkeiten mit Wahn, Halluzinationen, Verwirrtheit)
- neuropsychologische Defizite (vorrangig Konzentrations- und Gedächtnisschwierigkeiten, später auch Desorientierung)

Das Krankheitsbild der perniziösen Anämie tritt oft gepaart mit einer **„funikulären Myelose"** auf. Funikulär stammt von dem lateinischen Wort *„funiculus"* = dünnes Seil. Die funikuläre Myelose gehört (wie die Multiple Sklerose) zu den Entmarkungskrankheiten, d. h. es kommt zum Zerfall der isolierenden Markscheiden (Myelin) um die Nervenzellfortsätze des ZNS herum. Typische Symptome sind neurologische Ausfälle, wie sie bereits oben beschrieben wurden.

Die psychische Seite der Symptomatik wird gerne als Depression fehlgedeutet, durch die Anfälle von Herzrasen, aber auch als Angsterkrankung. Eine völlig fehlende Zufuhr von Glukose und Sauerstoff zum Gehirn führt bekanntermaßen innerhalb kürzester Zeit zur Bewusstlosigkeit. Aber auch schon leichte Mängel der Befriedigung dieses Grundbedarfs machen sich sofort in Fehlfunktionen bemerkbar, die zeigen wie abhängig unser Bewusstsein von einem hundertprozentig funktionierenden ZNS ist.

Die häufigsten Ursachen einer **Anämie** sind z. B. Stoffwechselstörungen, insbesondere Defekte der Blutbildung im Knochenmark oder vermehrter Abbau von Blutzellen, aber auch Blutverluste durch Unfälle, Operationen, starke Menstruation, versteckte innere Blutungen und Blutverteilungsstörungen. Insbesondere Krebs-Medikamente (Zytostatika) hemmen die Teilung von Zellen mit schnellem Zyklus, was logischerweise negative Auswirkungen gerade auf die Entstehung von Blutzellen hat, da ein Erythrozyt nur ca. 120 Tage lebt. Ebenso führen Vitamin-B-Defizite (Thiamin, Riboflavin, Pyridoxal, Cobalamin, Folsäure u. a.) zur Blutarmut. Ursachen sind zu geringe Vitamin-Anteile in der Nahrung, mangelhafte Aufnahme im Darm oder Stoffwechselstörungen mit gestörter Weiterverarbeitung. Vorrangig findet man als Ursache auch Alkoholismus, da alkoholische Getränke die Absorption von Vitamin-B12 empfindlich stören.

Sind Sie ein Ironman? Bei Anämien spielt oft **Eisenmangel** eine Rolle. Wesentlicher Träger von Sauerstoff in den roten Blutkörperchen ist Eisen, es muss stetig mit der Nahrung aufgenommen werden, was bei Menschen, die sich vegetarisch, vegan oder makrobiotisch ernähren nicht immer ausreichend der Fall ist. Allerdings ist es ein Irrtum, wenn man glaubt, dass nur Fleisch genug Eisen enthält. So hat Blutwurst zwar 20 mg Eisen pro 100 g, aber mageres Rindfleisch kommt unter Umständen nur auf 2,5 mg/100 g; Weizen, Soja und Sesam beinhalten immerhin 8–10 mg pro 100 g.

> **Wenn eine Eisen-Resorptionsschwäche vorliegt, kann das mit der Nahrung aufgenommene Eisen vom Körper nicht verwertet werden.**

Ferritin ist ein großes Molekül, das im Körper Eisen speichern kann. Auch wenn gerade eben noch genug Hämoglobin in den Blutzellen ist, können diese Eisenspeicher unter Umständen leer sein, was sich dann aber erst bei Belastungen auswirkt und erklärt, warum der Patient in Ruhephasen „normal" erscheint, unter Stress aber Leistungsdefizite zeigt. Neben dem Hämoglobin sollte man daher besser auch das Serum-Ferritin bestimmen, das etwas über das im Körper gespeicherte Eisen aussagt. Im Verlauf von Entzündungen im Körper, wie auch bei chronischen Herz- oder Nierenerkrankungen stimmt aber leider auch dieser Wert nicht immer. Selbst bei ausreichender Aufnahme von Eisen mit der Nahrung gibt es zudem Stoffwechsel-Erkrankungen, die zu einer Resorptionsschwäche führen.

Die Sauerstofftransportkapazität des Blutes wird bei Eisenmangel geringer, was dazu führt, dass das Herz dieses Defizit durch schnelleres Schlagen auszugleichen versucht. Subjektiv empfinden die Patienten dies als Unruhezustände oder interpretieren es sogar als Angst. Eisen ist übrigens bei weitem nicht der einzige Stoff, den wir hier benötigen. Der Körper braucht z. B. auch Kupfer in winzigen Mengen, und auch durch Mangel an diesem Metall wird die Bildung neuer roter Blutkörperchen gestört.

Für die megaloblastische Untergruppe der Anämie gilt das Fehlen von **Vitamin B12** (Cobalamin) als ausschlaggebend; es findet sich vorrangig in tierischen Lebensmitteln (Fleisch, Fisch, Eier, Milch); auch in einigen pflanzlichen Produkten ist es enthalten, aber nur in geringen Mengen. Gemüse, Weizen oder Reis enthalten praktisch kein Vitamin B12, Milch und Käse 0,5 bis 0,7 Mikrogramm pro 100 g; mageres Rindfleisch 5 Mikrogramm und Rinderleber sogar 65 Mikrogramm pro 100 g.

Auch wenn im Blutbild der Level von Vitamin B12 innerhalb der Norm liegt, kann der Anteil des zellulär aktiven Anteils zu niedrig sein. Bei Verdacht sollte der Arzt den Spiegel des sogenannten „Holo-Transcobalamins" (Holo-TC) bestimmen, letztlich sagt nur dieser Wert etwas darüber aus, wie viel bioverfügbares B12 wirklich vorhanden ist. Noch genauer wird das Ergebnis, wenn zusätzlich der MMA-Wert bestimmt wird.

Die Wichtigkeit einer gesunden Ernährung auf die Psyche zeigt das folgende Beispiel: Aus einem Hospital in Liverpool berichtete der Arzt von einer 74-jährigen Frau, die unter Depressivität, Abgeschlagenheit und Atemschwierigkeiten litt. Im Gegensatz zu der weiter oben beschrieben Patientin wurde hier rasch eine perniziöse Anämie diagnostiziert, die durch Blutuntersuchung bestätigt werden konnte. Sie bekam Folsäure (Vitamin-B9/B11) und konnte mit einem Hämoglobinspiegel von 99 % das Krankenhaus verlassen. Etwas mehr als ein halbes Jahr später wurde sie erneut ins Hospital eingeliefert. Bei der Aufnahme wurde sie als *„geistesgestört, bettlägerig und inkontinent"* beschrieben und konnte keine einfachen Geschichten mehr nacherzählen. Sie lag in einer zusammengerollten Position, war desorientiert, extrem unruhig, wahnhaft und vernachlässigte jede Hygiene. In einer Untersuchung der Extremitäten fanden sich verminderte Muskelkraft, grobe Ataxie und verlorenes Vibrationsempfinden. Vermutlich aufgrund ihres Übergewichts hatte sie sich mit einer Diät ernährt und monatelang praktisch kein Fleisch, keinen Fisch und nur selten ein Ei zu sich genommen. Die Blutuntersuchung zeigte, trotz der fortlaufenden niedrig dosierten Folsäuregabe, eine erneute perniziöse Anämie durch die Mangelernährung. Erst infolge von Vitamin-B12-Injektionen erholte sie sich innerhalb von drei Monaten langsam wieder.

Verantwortlich für den **Vitamin-B-Mangel** können auch Magen-Darm-Erkrankungen sein (z. B. Magen- oder Zwölffingerdarmgeschwür, Morbus Crohn, Colitis ulcerosa, Magenkrebs, Darmkrebs, usw.). Durch Veränderungen der Darmzotten bei entzündlichen Darmerkrankungen kann Nahrung den Darm durchwandern, ohne in den Körper aufgenommen zu werden. Vitamin-B12 muss vor aggressiven Enzymen im Zwölffingerdarm geschützt werden; dies geschieht durch Bindung an einen *„intrinsic factor"*, der das sensible Vitamin schützt. Dieses protektive Eiweißmolekül wird in der Magenschleimhaut gebildet. Die heute modern gewordene Magenverkleinerung bei massivem Übergewicht („Adipositas-Chirurgie", „Magen-Bypass") führt dazu, dass die Vitamine schutzlos sind, zerstört werden und demzufolge ein Mangel an B12 vorliegen kann, der medizinisch ausgeglichen werden muss.

Ein weiteres Problem ist, dass Patienten mit häufigen Magenerkrankungen, etwa chronischer Gastritis, oft **Magenschutz-Medikamente** einnehmen (z. B. Omeprazol, Pantoprazol). Eine Studie mit den Daten von 73.000 Patienten wies nach, dass die Gruppe, die jahrelang solche „Protonenpumpenhemmer" eingenommen hatte, deutlich häufiger an **Demenz** erkrankt waren. Magensäure setzt das Vitamin B12 im Darm frei und der für den Schutz benötigte Intrinsic-Faktor wird von den gleichen Zellen der Magenschleimhaut gebildet wie die Magensäure. Die Forscher vermuten auch hier, dass ein B12-Mangel Ursache für das erhöhte Demenzrisiko gewesen sein dürfte.

## 2.8 Physikalische Einflüsse

Der menschliche Körper ist einer Vielzahl von Einflüssen der Umwelt ausgeliefert, die nicht unbedingt gesund sein müssen. Alleine die Sonnenstrahlung, der wir seit Entstehung des Lebens auf diesem Planeten ausgesetzt sind, gilt heute als gefährlich und kann Hautkrebs verursachen. Die Deutschen schaffen ihre Kernkraftwerke ab, letztlich zischt aber jede Sekunde **Strahlung** aus dem Weltraum, wie auch aus dem Erdinneren durch uns hindurch. Alleine die Erdstrahlung entspricht nach Hochrechnung einiger Forscher dem, was rund 25.000 Kernkraftwerke leisten können. Diese Strahlung kann die Atome und Moleküle in unseren Körpern ionisieren, was wiederum biochemische Reaktionen in den betroffenen Zellen auslösen und das Erbgut schädigen kann. Der Weltraumstrahlung wie auch der Erdstrahlung können wir uns dummerweise eher schlecht entziehen.

Ein weiterer Einfluss, der vermehrt diskutiert wird, ist der **Infraschall**, den zum Beispiel starker Seegang, Wind (Föhn in den Alpen) oder Donner verursachen. Die Quellen eines von Menschen gemachten Infraschalls sind unzählbar, hierzu gehören nicht nur die Windkraftwerke, auch Motoren in Fabriken, Überschallknall von Flugzeugen, Rüttelmaschinen, Schiffsmotoren und auch im Innenraum von PKWs entstehen diese Wellen. Dieser Schall ist unterhalb der Hörgrenze des Menschen (manche Tiere hören Infraschall durchaus und ergreifen dann die Flucht). Aber obwohl bewusst nicht hörbar, verursacht Infraschall offenbar durchaus gesundheitliche Störungen. In einem Experiment wurden in einem Konzert zwei Musikstücke mit Infraschall unterlegt, zwei andere nicht. Die Zuhörer wussten nicht, welche Musik den Infraschall enthielt; dennoch berichtete eine signifikante Anzahl der Konzertbesucher während der Infraschall-Stücke von Gefühlen einer Beklemmung, von Unbehagen, unerklärlicher Traurigkeit, Reizbarkeit verbunden mit Übelkeit oder Furcht oder Druck auf der Brust.

> **Sollten Sie im Bereich einer Infraschallquelle leben, die zumindest mitbeteiligt an Ihrer Krankheit sein könnte: Geht es Ihnen deutlich besser, wenn Sie verreist sind?**

**Wetterfühligkeit** (*„atmosphere-related syndrome"*) ist ein weiteres Schlagwort für Einflüsse, denen wir uns leider nicht wirklich entziehen können. Das Wetter hat schon immer Auswirkungen auf das Leben gehabt. Schlechtes Wetter führte schon in der Steinzeit durch eingeschränkte Möglichkeiten zu jagen

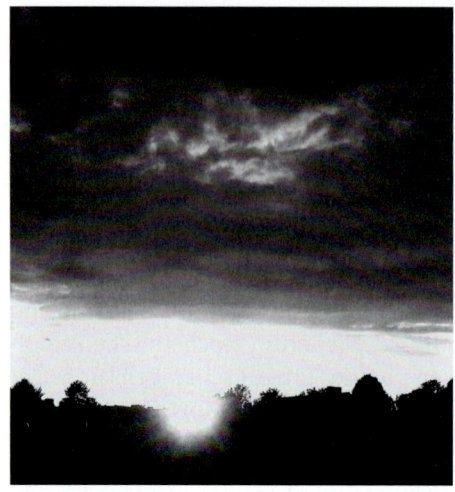

Unter dem Begriff „Wetterfühligkeit" verbirgt sich oft, dass Menschen, die ohnehin angeschlagen sind, unter Wetterveränderungen mehr leiden als der Gesunde.

oder zu ernten zu Hungerperioden, gutes Wetter verstärkt durch mehr entblößte Haut die Paarungsbereitschaft. Pflanzen erkennen an der jeweiligen Wetterlage, wann sie ausschlagen und wann sie ihre Blätter verlieren müssen, und oft wittern Tiere herannahende Unwetter lange bevor der Himmel sich verdunkelt, werden unruhig und versuchen Schutz zu finden. Obwohl nahezu jedem Menschen die Verbindung zwischen körperlichem Unwohlsein bei Hitze, Depressionen bei trübem Wetter oder Konzentrationsstörungen bei Wetterumschwüngen gut bekannt sind, zeigt die Forschung allerdings durchaus widersprüchliche Ergebnisse. Dies dürfte daran liegen, dass „Wetter" ein unscharf definierter Begriff ist, der gleichzeitig durch eine Fülle unterschiedlicher Parameter und seinen Wechselwirkungen bedingt ist. Nach heutiger Kenntnis sind es am ehesten Wetterumschwünge, unter denen wir leiden. Bleibt das Wetter dann stabil, egal ob heiß oder kalt, gewöhnen wir uns daran. Allerdings macht heißes, vor allem auch schwül-warmes Wetter die Menschen aggressiv. Arbeitspsychologische Studien haben gezeigt, dass die Konzentrationsfähigkeit ab einer Raumtemperatur oberhalb von 27° C beginnt immer weiter abzunehmen. Darüber hinaus schläft man bei großer Hitze in unklimatisierten Räumen schlechter, was zur Müdigkeit am folgenden Tag führt.

Tatsächlich betroffen sind von der Wetterfühligkeit vorwiegend Menschen, die ohnehin eine angegriffene Gesundheit haben. Körperliche Folgen sind meist eher unspezifische Störungen des Allgemeinbefindens (z. B. Erschöpfung, Schlafstörungen) bzw. eine Verstärkung von vorhandenen Grunderkrankungen, wie z. B. Kopfschmerzen, Migräne, Herz-Kreislaufbeschwerden, Schwindel, Atembeschwerden, Asthma, Rheuma, Arthritis usw. Im psychischen Bereich findet man infolge von Wetterfühligkeit allgemeine Abgeschlagenheit, verminderte Konzentration (besonders Daueraufmerksamkeit), Lern- und Denkstörungen, Stimmungsschwankungen (Reizbarkeit, Nervosität, Depressionen), sozialen Rückzug, erhöhte Unfallgefahr. Allgemeine Symptome bei starker Hitze sind vor allem Durst, allgemeines Unwohlsein, Schwächegefühl, Schwindel, Appetitlosigkeit, Übelkeit und Kopfschmerzen. Bei Kälte und Absinken der Kerntemperatur treten rasch Hirnfunktionsstörungen auf (Benommenheit, Verwirrung), bei Unterkühlung kommt es oft sogar zu Halluzinationen.

Zählen Sie mal die Anzahl der Elektrogeräte in Ihrer Wohnung! Ein weiterer physikalischer Einfluss, zu dem es zunehmend mehr Forschung gibt, ist der **Elektrosmog**. Die Anzahl von Elektrogeräten, angefangen von der Nachttischlampe über Smartphone, Computer und Flachbild-TV bis hin zu Kühlschrank und Waschmaschine ist so groß, dass man sie selbst im eigenen Haushalt kaum noch zählen kann. Hinzu kommen hunderte an Metern Kabeln, die sich hinter den Wänden verbergen. Jeder Meter Kabel und jedes Elektrogerät bildet ein schwaches Magnetfeld, und da wir umgeben sind von Kabeln und Elektrogeräten, summiert sich da einiges auf. Grundsätzlich produziert jedes elektrische Gerät elektromagnetische Strahlung, allerdings ist die Entfernung, die diese Strahlung überbrücken kann, sehr unterschiedlich. Es wird Niederfrequenz (Strom = nur wenige Zentimeter Magnetfeld) und Hochfrequenz (Funk = bis zu etlichen hundert Kilometer Reichweite) unterschieden.

Wussten Sie, dass, wenn Sie auf dem Touch-Screen Ihres Handys herumtippen, jedes Mal ein winzig kleiner Strom durch Sie hindurchfließt? Wie gesagt: winzig-klein, aber wie oft am Tag tippen Sie auf dem Smartphone herum? Dazu muss man wissen, dass unsere Nerven ja auch elektrisch funktionieren. Bei der Weiterleitung von Signalen durch unseren Körper flitzen gleichfalls schwache Ströme die Nerven entlang. Noch kritischer wird die Angelegenheit durch drahtlose Verbindungen. Schnurlose Telefone und W-LAN finden sich derzeit in fast allen Haushalten, und selbst wenn Sie kein W-LAN besitzen, haben fast alle ihre Nachbarn eines. Notgedrungen muss die Strahlung dieser Geräte durch Wände hindurchgehen. Da kaum jemand seinen Router nachts herunterfährt und viele Leute auch ihr Smartphone nicht einmal nachts ausmachen, prasselt hier ständig elektromagnetische Strahlung auf uns ein. Und das wird durch den modernen Technisierungs-Trend immer schlimmer. Heute muss jede Waldhütte, die man im Urlaub in den einsamen Bergen mietet, einen WLAN-Anschluss haben; das erhöht die Anzahl reisefreudiger Touristen, die natürlich, kaum angekommen, der wartenden Verwandtschaft sofort die ersten Urlaubsfotos „whatsappen" will. Wie schadstofffrei waren da noch die Zeiten, als man Postkarten aus dem Urlaub versandte.

Die Strahlung, die aus Ihrem **Smartphone** herauskommt, muss oft etliche Kilometer bis zu den nächsten Sendemasten weit reichen; d. h. die Wellen, die aus diesem winzigen Gerät herauskommen, sind knallhart. Wir haben nur kein Sinnesorgan dafür, wir können diese elektromagnetischen Wellen nicht sehen, nicht fühlen, nicht riechen und nicht schmecken. Schon 2011 kam die Weltgesundheits-Organisation WHO zu dem Schluss, dass Handystrahlung *„möglicherweise krebserregend ist"*. 2017 erhielt ein Mann vor einem italienischen Gericht eine Rente zugesprochen, weil er nachweisen konnte, dass sein Hirntumor in enger Kausalität zu seinem Beruf stand, in dem er täglich mehrere Stunden mit seinem Handy telefonieren musste. Kopfhörer minimieren dieses Risiko, aber irgendwo muss man das teure Teil dann ja lassen. In der Hosentasche vielleicht? Männern wird abgeraten das Smartphone in der Hosentasche zu tragen, dies kann offenbar zu Impotenz führen und beim Aufbewahren des Handys in der Jacke, kann anscheinend das Herz davon irritiert werden, und es treten Arrhythmien auf.

**Elektrosmog** alleine macht vermutlich nicht krank, ansonsten würden wir alle uns nur noch missmutig und gebeugt durch die Gegend schleppen. Aber Elektrosmog kann ein weiteres Puzzleteil sein, wenn man durch andere Faktoren ohnehin nicht gesund ist. Die Symptome sind unspezifisch, hierzu gehören z. B.: Abgeschlagenheit, allgemeine Erschöpfungszustände, Angstzustände, Bluthochdruck, Burnout, Depressionen, Herzbeschwerden, Hyperaktivität bei Kindern, innere Unruhe, Kopfschmerzen, Kribbeln (Ameisenlaufen), Leistungsabfall, Lernschwierigkeiten, Migräne, Müdigkeit, Nervosität, Schlafstörungen, Schwindel, Streitsucht, Tinnitus (Ohrpfeifen), Unlust, Unzufriedenheit.

Moderne Stand-by-Geräte lassen sich gar nicht mehr ausschalten; sie stehen immer unter Strom. Und ihre Besitzer dann auch.

---

**Wenn Sie sensibel auf Elektrosmog reagieren, sollten Sie vordringlich in der Nacht möglichst viele Elektrogeräte ausschalten. Insbesondere im Schlafzimmer sollte die Anzahl von Stromverbrauchern auf ein absolutes Minimum gesenkt werden. Es ist sinnvoll das WLAN nachts herunterzufahren und sein Smartphone völlig auszuschalten. Funkbetriebene Uhren sind O. K., sie empfangen nur, geben aber fast keine Strahlung ab.**

## 2.9 Giftstoffe

Einer meiner Patienten hatte mehrere Jahrzehnte in einem Zementwerk gearbeitet. Er war im Jahr 2013 aufgrund einer depressiven Symptomatik zu mir geschickt worden, aber rasch wurde klar, dass er eher körperlich als psychisch krank war und unter Atemproblemen, insbesondere Magen-Darm-Unpässlichkeiten, Denkstörungen, sowie Gedächtnis- und Konzentrationsdefiziten litt. Eine moderne Zementanlage hatte ich mir mit aluminiumverkleideten Hochglanz-Rohren vorgestellt, in der die Arbeiter nur noch elektronische Steueranlagen bedienen. Das war mitnichten der Fall; die Ursache für die gesundheitlichen Einschränkungen wurde von Bericht zu Bericht des 49-jährigen Mannes über seine tägliche Arbeit immer klarer. Er fasste das folgendermaßen zusammen:

*„Im Zementwerk begann 1912 die Aufnahme der Hüttenzementproduktion, um den bei der Roheisenherstellung anfallenden Hüttensand zu verwerten. Die Zementherstellung blieb bis heute mit genau den alten Produktionswegen bestehen. Es kamen zwar Jahr für Jahr einige Erneuerungen dazu, leider wurden diese überwiegend nur auf die alten Produktionswege aufgesetzt und nicht grundlegend erneuert. Größtes Problem ist, dass die Bestandteile zum Teil auf freien, völlig offenen Förderbändern laufen. Hier rieselt immer etwas daneben. Insbesondere die Übergangsstellen müssen während des Betriebes durch tägliches Hochschaufeln freigehalten werden. Logisch ist, dass es extrem stark staubt. Die ganze Luft ist voll von Staubpartikeln, und wenn man den Zement dann hochschaufelt, staubt es noch mehr. Ebenso beim Fegen. Der Zementstaub ist ständig in der Luft. Etwa wie Dunst oder Nebel. Das Ende der Halle ist oft kaum zu erkennen, weil die Luft so voller Staub ist. Beim ständigen Hochschaufeln staubt es noch mehr. Auch beim Mischen der Bestandteile werden Säcke mit bestimmten Komponenten von einem Arbeiter in die Mischanlagen gekippt. Das staubt ebenso, und man kann dann nur versuchen, die Luft anzuhalten und dann möglichst schnell wegzukommen, bis der Staub sich einigermaßen gelegt hat. Natürlich gibt es Filteranlagen, die hier für saubere Atemluft sorgen sollen. Die Filteranlagen verstopfen aber ständig, da sie diesem massiven Ausmaß an Staub nicht gewachsen sind. Die Filter werden routinemäßig nach einem Plan gewartet, d. h. in der Regel nicht sofort, wenn sie verstopft sind und kaum noch absaugen, sondern erst, wenn sie laut Plan wieder an der Reihe sind. Die Filteranlagen werden dann durch einen Arbeiter gesäubert und die Filterschläuche werden erneuert. Diese Tätigkeit gehörte jahrzehntelang zu einer meiner Hauptaufgaben. Hierbei ist man einer enormen Staubbelastung ausgesetzt. Bei den größeren Filteranlagen muss man in den Filter hineinkriechen und ihn von innen säubern. Meist werden die kleinen Filterteile dabei ausgeklopft und gereinigt und dann wieder eingesetzt, zum Teil werden neue Filter eingesetzt. Zum Schutz der Gesundheit liegen Schutzbrillen und Mund-Nasen-Filter bereit. Die*

*Schutzbrillen beschlagen sofort von innen und setzen sich innerhalb kürzester Zeit von außen mit Staub zu, so dass man sie – von innen wie von außen – immer wieder frei-wischen muss. Schlimmer ist, dass die Mund-Nasen-Filtermasken sich insbesondere durch Schweiß und die feuchte Atemluft in Verbindung mit dem Zementstaub auch innerhalb von wenigen Minuten zusetzen und man dann keine Luft mehr bekommt. Theoretisch müsste man sich alle paar Minuten eine neue Filtermaske umbinden. Das wird aber zu teuer und hält von der eigentlichen Arbeit ab. Da es unmöglich ist, über längere Zeit damit zu arbeiten, wird die Gesichtsmaske dann schnell wieder abge-legt und ohne Brille und Maske weitergearbeitet. Dies führt natürlich zu Haut- und Augenreizungen, und der Feinstaub dringt ungehindert in die Atemwege ein. Das Austrocknen der Nasenschleimhaut wird mit Nasenspray überwunden. In der Hek-tik arbeitet man dann lieber ohne Atemschutz, als zu viel Zeit mit dem ständigen Wechseln der Gesichtsmasken zu verschwenden. Außerdem gab es Ärger mit der Ge-schäftsleitung, wenn ständig keine Gesichtsmasken mehr da waren. Ich bekam durch diese Tätigkeit Schmerzen in den Atemwegen, und ein ständiges Brennen im Hals ließ mich nur schwer sprechen. Irgendwann habe ich angefangen, Durchfälle und Magen-krämpfe zu bekommen, und mein Gesundheitszustand wurde langsam, aber stetig immer schlechter. Die Jahre vergingen, immer im gleichen Trott, immer mit denselben Problemen. Mir ging es immer schlechter."*

Arbeiter im Zementwerk sind nicht die einzige Berufsgruppe, die mit giftigen (toxischen) Substanzen in Berührung kommen. So haben Klempner und auch Dachdecker zumindest früher viel mit Blei gearbeitet, seinerzeit war ja auch das Benzin bleihaltig, so dass auch Tankwarte zu den gefährdeten Berufsgrup-pen gehörten. Da dieses Metall in den Knochen eingelagert wird, entsteht eine Langzeitwirkung.

Hinsichtlich der meisten toxischen Substanzen unterscheidet man eine akute Vergiftung, wenn in einer Ration zu viele **Giftstoffe** aufgenommen wurden, von einer Langzeitwirkung, wenn – insbesondere durch den Beruf – jahrelang geringe Mengen aufgenommen worden sind. Viele dieser Gifte können nicht ausgeschieden werden und reichern sich dann Jahr für Jahr im Körper an. Das Organ, das krampfhaft versucht, solche Gifte auszuscheiden, ist die Leber. Ge-rade sie wird dann aber durch die Toxine zerstört.

Bei einer akuten **Bleivergiftung** leidet man zum Beispiel unter: Kopfschmer-zen, Erbrechen, Krämpfen, Schwindel, Koliken, Hirndruck, Sehstörungen, Er-regung, Halluzinationen, epileptischen Anfällen, neuropsychologischen Stö-rungen, Delirium, Koma; bei hoher Dosis besteht sogar akute Lebensgefahr. Im Verlauf der chronisch-zunehmenden Vergiftung mit niedrigen Dosen kommt es zur langsamen Entwicklung neurologischer Ausfälle, zu Nierenschäden, zur Blei-Anämie mit Blei-Blässe durch Gefäßverengung, Polyneuropathie (vielfache Schädigung von Nerven im ganzen Körper) und gleichfalls schließlich zur Enzephalopathie, d. h. der allmählichen Zerstörung des Gehirns. Im psychischen Bereich findet sich eine langsame Entwicklung neuropsychologischer Defizite mit Persönlichkeitsveränderungen und zunehmendem Intelligenzabbau bis hin zur Demenz.

Bleivergiftungen sind heute zugegebenermaßen selten geworden, aber die Symptome sind bei anderen Vergiftungen durchaus ähnlich. Die Frage, die Sie sich nun stellen müssen ist, mit welchen giftigen Substanzen sind Sie in Ihrem bisherigen Leben in Berührung gekommen? Hatten Sie berufliche Tätigkeiten, in der viele giftige Substanzen in der Luft schwebten? Elektriker, die viel löten, atmen dabei auch die giftigen Dämpfe ein, die beim Löten entstehen. Landwirte, die viel mit Pestiziden zu tun haben, leben da auch nicht gerade gesund. Lackierer inhalieren beim Abschleifen alter Farbanstriche unzählige Giftstoffe, vom Einatmen aufgesprühter Farben gar nicht zu reden. Krankenschwestern und Altenpfleger kommen mit unzähligen Desinfektionsmitteln in Berührung, die unweigerlich auch eingeatmet werden, Raumpflegerinnen arbeiten mit Reinigungsmitteln, die nicht wirklich gesund sind, Friseurinnen haben oft Allergien an den Händen, weil sie Haarfärbemittel und andere Substanzen nicht vertragen. Viele Klebstoffe sind gesundheitsschädigend, und wer mit Lösungsmitteln arbeitet tut seiner Gesundheit keinen großen Gefallen.

> **Das meiste, was chemisch stinkt, ist nicht wirklich gut für die Gesundheit, aber viele Giftstoffe nimmt man gar nicht als solche wahr, weil es „normal" ist, sie zu benutzen. Beispiele sind Klebstoffe, Lösungsmittel, Nagellackentferner, Imprägniersprays, scharfe Reinigungsmittel, Farb- und Desinfektionssprays, Haarfärbemittel, Benzin.**

Mitunter sind es Kleinigkeiten, über die man sich zunächst gar keine großen Gedanken macht. Ich selbst habe im Allgemeinen eher zu niedrigen Blutdruck. Vor etwa einem Jahr war mir am Wochenanfang plötzlich „komisch", Druck im Kopf, Pulsrasen, Kopfschmerzen, Schwindel, Denkstörungen. Das war nicht gut und ich kam irgendwann auf die Idee mal den Blutdruck zu messen. Als ich die Werte las, habe ich noch dreimal nachgemessen, aber der obere Wert lag bei über 200 mm HG. (Zur Erklärung: Der obere, diastolische Wert sollte unter 140 liegen.) Über 200 mm Hg war gefährlich, und dieser Zustand dauerte fast eine ganze Woche, bis es mir allmählich wieder gut ging. Was war die Ursache? Ich musste nicht lange grübeln: Am Wochenende hatte ich eine alte Duschwanne, die schon total abgenutzt war, abgeschliffen und mit Keramikspray neu lackiert. Das Spray war unglaublich feinstäubig und die ganze Luft war wie in einem Nebel. Aller Wahrscheinlichkeit nach hatte sich soviel von der Farbe in meiner Lunge abgesetzt, dass es den Gasaustausch behinderte, und mein Kreislauf versuchte das mit höherem Blutdruck irgendwie auszugleichen. Seitdem meide ich Sprühfarben, und meinem Blutdruck geht es wieder bestens.

Mit welchen Giftstoffen hatten Sie in Ihrem Leben häufigen Kontakt?

 

 

 

 

 

Selbst wenn Sie hier nicht viel aufschreiben konnten, sind Sie noch nicht so ganz aus dem Schneider. Eine Vielzahl von **Drogen** erkennen wir heute gar nicht mehr als Droge, weil es normal ist, sie zu sich zu nehmen.

Rauchen Sie? Wenn ja, wie viel: _____

Trinken Sie Alkohol, wenn ja, wie viel: _____

Trinken Sie Kaffee, wenn ja, wie viel: _____

Nach Drogen frage ich hier jetzt besser nicht – das sollten Sie mit sich selbst ausmachen, ob Sie – wenn es Ihnen ohnehin schlechtgeht – auch noch zu Drogen greifen müssen?

Vor etlichen Jahren wurde einmal ein Mann zu mir geschickt, er war Ende 60 und litt seit einigen Monaten unter zunehmenden Konzentrationsstörungen und Vergesslichkeit. Der Patient war wenig redselig, starrte mit glasigen Augen vor sich hin und wirkte absolut nicht belastbar. Die Testergebnisse des Mannes waren grottenschlecht, so dass ich eine fortgeschrittene Demenz vermutete und einen neuen Termin für weitere Untersuchungen vereinbarte. Dieses

Treffen fand erst einige Wochen später statt, und in meine Praxis trat derselbe Mann ein, der aber ganz anders wirkte: Er war in seinem Auftreten forsch, redselig und schaffte dieses Mal Testergebnisse, die zum Teil sogar im guten Bereich lagen. *„Was ist inzwischen passiert?"*, wollte ich wissen. Die Lösung war, dass sein Hausarzt einen Blutdrucksenker verschrieben hatte, der aber viel zu hoch dosiert war, so dass sein Blutdruck phasenweise tief im Keller des Messbereichs lag. Unser Gehirn braucht aber Blut, wenn da oben nichts mehr ankommt, kann man nicht mehr denken. Er hatte dann endlich einen Termin beim Kardiologen, der angesichts der Blutdruckwerte selbst regelrecht erbleichte, das Mittel und die Dosierung sofort veränderte, und flugs war die geistige Leistungsfähigkeit des Mannes wieder da.

> **Haben Sie die Beipackzettel von häufig oder regelmäßig eingenommenen Medikamenten wirklich mal intensiv durchgelesen?**

Auch **Medikamente** können als Nebenwirkung dazu führen, dass man sich unwohl fühlt und die Leistungsbereitschaft sinkt. Lesen Sie die Beipackzettel Ihrer Medikamente überhaupt? Was steht denn da im Kleingedruckten? Oder sind Sie felsenfest davon überzeugt, dass diese unerwünschten Nebenwirkungen ausgerechnet Sie nicht treffen? Legen Sie mal eine Tabelle an wie die folgende, schreiben Sie Ihre Medikamente auf und daneben die möglichen Nebenwirkungen und unterstreichen oder markieren Sie dann alle Nebenwirkungen, die mit Ihren Krankheitssymptomen übereinstimmen, mit einem gelben Leuchtstift. Sollten sich Übereinstimmungen finden, dann lohnt sich sicherlich ein Gespräch mit dem Arzt, der Ihnen das Medikament verschrieben hat.

| Medikament ... gegen | Mögliche Nebenwirkungen |
|---|---|
| Theophyllin (gegen Asthma) | **Unruhe**, **Kopfschmerzen**, Krämpfe, beschleunigter Puls, **Übelkeit** und vermehrtes Wasserlassen |

Wenn Bakterien sich im Körper ausgebreitet haben und das eigene Immunsystem nicht damit klarkommt, geht man heute zum Arzt und lässt sich ein Antibiotikum verschreiben. So ein Antibiotikum, das wurde bereits weiter vorne in diesem Buch beschrieben, stört aber auch die guten Bakterien im Körper und erlaubt es Pilzen, sich z. B. im Darm auszubreiten. Es gibt aber noch ein ganz anderes Problem: Bakterien, die durch Antibiotika mengenweise abgetötet werden, entlassen bei ihrem frühzeitigen Tod jede Menge Giftstoffe in den Körper des Wirts. Sozusagen als Rache dafür, dass man beginnt, sie auszurotten. Man bezeichnet dies als **Jarisch-Herxheimer-Reaktion**. Durch die Giftstoffe kommt es zu Schmerzen (insbesondere Kopfschmerzen), Blutdruckanstieg, Übelkeit, Fieber und Hautausschlägen. Die Reaktion kann Stunden bis Tage andauern und belastet den – ohnehin Kranken – noch mehr.

## 2.10 Krebs

**Krebs** ist eine Erkrankung mit vielen Gesichtern; fast jedes Organ, selbst die Knochen können Krebsgeschwulste erzeugen. Krebs, das wurde bereits weiter vorne in diesem Buch kurz angesprochen, besteht aus Zellen, die – statt brav ihre Aufgabe zu erfüllen – sich nur noch vermehren, vermehren und vermehren. Da es körpereigene Zellen sind, springt unser Immunsystem oft nicht an, erkennt den Tumor nicht als schädigend, und der Krebs kann heimtückisch weiter vor sich hinwachsen. Eine Entzündung gibt es nicht, also tut auch nichts weh, man bekommt kein Fieber und merkt nichts, bis der Tumor eine solche Größe erreicht hat, dass er die Funktion des Ursprungsorgans entscheidend schädigt oder auf andere Organe drückt und deren Arbeit stört. Je nachdem, welches Organ betroffen ist und zu welcher Art der Primärtumor gehört, sind die Symptome völlig unterschiedlich, und es würde den Rahmen dieses Buches sprengen, detailliert darauf einzugehen. Man kann sich letztlich nur davor schützen, indem man alle krebserregenden Stoffe meidet und zu den Früherkennungs-Untersuchungen geht. Je eher ein Tumor erkannt und behandelt wird, umso größer ist die Chance zur Heilung.

> Die Haut gilt als „Spiegel der Seele", aber ihr Zustand spiegelt oft auch körperliche Erkrankungen wider. Wie oft kontrollieren Sie Ihre Haut? Welche Symptome lassen sich feststellen, etwa Blässe bei Blutarmut, Röte bei hohem Blutdruck, Ausschläge bei Allergien?

Anekdotisch dazu aber eine Geschichte, die auch nicht gerade erfreulich ist. Beraterisch war ich lange Jahre für die Hautklinik eines Universitätskrankenhauses tätig, und im Rahmen meiner Tätigkeit lernte ich zwei Patienten kennen, die bösartigen Hautkrebs hatten. Bei beiden, und das hat mich damals sehr entsetzt, war der Primärtumor unter den Fußsohlen! Wer kontrolliert schon seine Fußsohlen? Wir schauen uns alles Mögliche an unserem Körper an, aber kaum einmal die Unterseite der Füße. Warum gerade dort? Die Erklärung ist simpel: Wir kaufen zu viele neue Schuhe! Jedes neue Paar Schuhe hat in den ersten Wochen im Inneren ein Milieu wie eine mittelgroße Chemiefabrik. Wir vermeiden es, Autoabgase einzuatmen, sperren unsere Füße aber 16 Stunden am Tag in eine unentrinnbaren Ausdünstung von Chemikalien ein, die – besonders wenn man keine Strümpfe trägt – direkt in die Fußsohlen wandert.

## 2.11 Ernährung, die krank macht

Eigentlich sollte dies hier ja kein Buch werden nach dem Motto *„Leben Sie doch einfach gesund und alles wird wieder gut"*, aber manchmal muss man im Leben flexibel sein. Also: Mein wesentlicher Ratschlag ist: Leben Sie gesund, dann wird bestimmt alles wieder gut!

Was aber heißt *„gesund leben"*? Im Verlauf der Evolution des Homo sapiens, die inzwischen mehrere Millionen Jahre andauert, haben sich Lebewesen an die Bedingungen auf diesem Planeten angepasst. Der Körper ist angewiesen auf die Zufuhr bestimmter Nährstoffe, die auf der Erde reichlich vorkommen. Das erste Leben entstand mit hoher Sicherheit in den Weltmeeren, dort waren reichlich Flüssigkeiten und Salze vorhanden, und noch heute müssen wir täglich ausreichend viel Wasser und Elektrolyte zu uns nehmen. Pflanzen sind meist nicht wirklich gut darin wegzulaufen, daher gehören sie zu den Grundnahrungsmitteln. Selbst bei Löwen, die als Fleischfresser *par excellence* gelten, kursiert die durchaus glaubwürdige Geschichte von „Little Tyke", einem Löwenbaby, das von seiner Mutter verstoßen worden war, Fleisch verweigerte und angeblich jahrelang rein vegetarisch lebte. Die afrikanische Löwin brachte damit schließlich im ausgewachsenen Zustand immerhin 160 kg auf die Waage, sie war 3,15 m lang und konnte rund 50 km/Std. schnell laufen. Auch der Mensch deckt seit der Dämmerung der Menschheitsgeschichte den größeren Teil seines täglichen Kalorienbedarfs aus pflanzlichen Nährstoffen. Die meisten Menschenaffen, unsere nächsten biologischer Verwandten, verzehren allerdings gelegentlich auch Fleisch. Schimpansen zum Beispiel essen zwar überwiegend Pflanzen, insbesondere Nüsse und Beeren, aber mitunter gehen die männlichen Schimpansen regelrecht auf die Jagd und erlegen kleinere Tiere, die sie dann zerfleischen. Fleisch ist schwerer zu bekommen als Pflanzen, da Mammut, Rentiere und Büffel in der Regel nicht wirklich damit einverstanden sind aufgefressen zu werden. Dadurch war die Aufnahme von tierischen Produkten im Verlauf der Menschheitsgeschichte deutlich niedriger als heute. Durch Massentierhaltung ist es gelungen, zumindest Menschen in den technisierten Ländern dieser Welt zu erlauben, täglich fleischhaltige Nahrungsmittel zu sich zu nehmen. Die Ernährungsgewohnheiten haben sich dadurch massiv verändert, nicht aber das Erbe unseres Verdauungssystems. Letztlich nimmt man beim Verzehr von Fleisch immer körperfremde Eiweiße zu sich.

Denken Sie länger darüber nach, welches Benzin Sie Ihrem Auto zumuten als darüber, welche Nahrung Sie aufnehmen? Alles, was Sie herunterschlucken greift in komplexe Stoffwechselvorgänge in Ihrem Körper ein.

Biologisch, das muss jeder Liebhaber von Currywurst & Co klar sehen, ist der menschliche Körper aufgrund der mehrere Millionen Jahre lang andauernden Vorgeschichte auf die Aufnahme vieler pflanzlicher und wenig tierischer Nahrungsmittel vorbereitet. Eine Ursache des hohen Fleischkonsums liegt darin, dass unser Gehirn uns dafür belohnt, Fleisch aufzunehmen, da es zu den kalorienreichen Nahrungsmitteln gehört. In einer Natur, in der Hunger die Regel und ein Schlaraffenland die Ausnahme war, reagiert das Gehirn mit dem Ausstoß von Glücksbotenstoffen auf alle Nahrungsmittel, die einen hohen Gehalt an Kalorien haben. Diese Programmierung ist heute vergleichsweise sinnlos, da wir in Zentraleuropa in einer Welt leben, in der man Nahrungsmittel in nahezu unbegrenzter Menge im Supermarkt kaufen kann. Das Problem hat sich verlagert von zu wenig auf zu viel Angebot. Nur leider kann unser biologisch geprägtes Gehirn dem nicht folgen. Es ist einseitig darauf festgelegt, möglichst viel zu essen (*„Die nächste Eiszeit kommt bestimmt!"*), es reagiert kaum mit Glücksbotenstoffen auf Nahrungsmittel, die gesund, aber kalorienarm sind. Dieser unglückselige Zustand führt dazu, dass wir nicht nur zu viel essen, sondern obendrein noch zu viel vom Falschen.

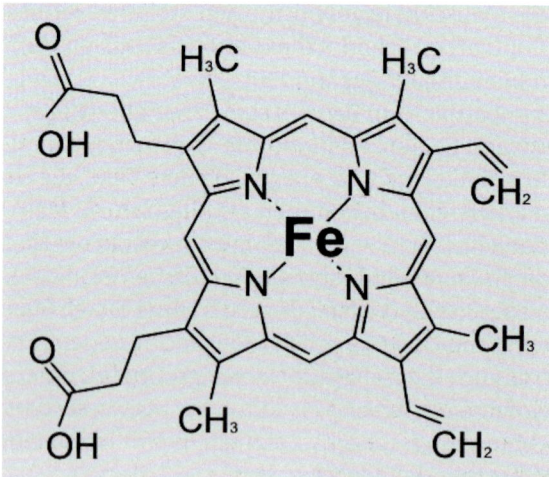

Die chemische Struktur des roten Blutfarbstoffs ist fast identisch mit dem grünen Farbstoff in den Pflanzen. Allerdings hat Chlorophyll einen Magnesium-Kern und Hämoglobin einen Eisenkern.

Das Grün der Pflanzen stammt, das weiß jeder, der in der Schule mal Biologie-Unterricht hatte, vom **Chlorophyll**. Dieser grüne Farbstoff wandelt, vereinfacht gesagt, die Lichtenergie der Sonne in Glukose und Sauerstoff um. Ohne Pflanzen wäre Leben auf diesem Planeten gar nicht denkbar, da sie außerdem noch Sauerstoff produzieren. Interessanterweise hat Chlorophyll chemisch fast dieselbe Struktur wie das Hämoglobin im Blut. Der wesentlichste Unterschied besteht darin, dass bei der Pflanze im Zentrum ein Magnesium-Kern sitzt und beim Blut der Säugetiere ein Eisenkern. Mit der Nahrung aufgenommenes Chlorophyll enthält daher wesentliche Bestandteile zur Bildung von neuem Hämoglobin, außerdem wird ein Magnesium-Mangel dadurch schnell ausgeglichen. Es gibt weitere Vorteile, wenn man chlorophyll-haltige Nahrungsmittel zu sich nimmt, weil damit gleichzeitig automatisch immer die Aufnahme vieler Vitamine und Mineralstoffe verbunden ist. Pflanzen enthalten außerdem meist gesunde Fettsäuren, die dazu führen, dass Ablagerungen im Gefäßsystem des Menschen gebunden werden. Darüber hinaus enthält pflanzliche Nahrung viel Ballaststoffe, die den Darm anregen und damit Verstopfung beim Stuhlgang verhindern. Viel Chlorophyll enthalten – logischerweise – alle grünen Gemüse, z. B. Grünkohl, Spinat, Broccoli, grüne Erbsen oder Gurken, außerdem auch Brennnesseln, Petersilie und Koriander. Die heute modernen Smoothies beinhalten meist auch viel Chlorophyll, wenn sie mit entsprechenden Nahrungsmitteln zubereitet werden. Chlorophyll kann zudem auch als Antioxydantium die sogenannten freien Radikalen im Körper neutralisieren.

> **Eisen rostet, d. h. es oxydiert. Auch Ihr Körper „oxydiert" und altert damit schneller, wenn Sie nicht ausreichend viele Antioxydantien zu sich nehmen.**

Radikale zerschlagen nicht nur die Scheiben an Bushaltestellen, sondern schaden auch gezielt ihrem Körper. Viele Erkrankungen entstehen dadurch, dass sich sogenannte „**freie Radikale**" bilden. Freie Radikale sind Sauerstoff-Atome, denen ein Elektron abhandengekommen ist und die dadurch hochgradig aggressiv sind, weil sie sich dieses fehlende Elektron von einer anderen Zelle stibitzen wollen. Man spricht hier vom sogenannten „oxydativen Stress". Freie Radikale greifen gesundes Gewebe an und richten dort Zerstörung an, weil sie hierbei ganze intakte Molekülsysteme zum Einsturz bringen können, so als würde man bei einem griechischen Tempel eine Säule klauen, denn fast jedes Atom, dem ein Elektron entwendet wurde, versucht dasselbe nun beim nächsten Atom, und dabei kann die ganze komplexe Struktur zerstört werden.

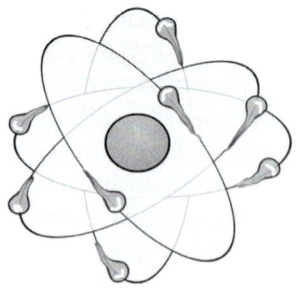
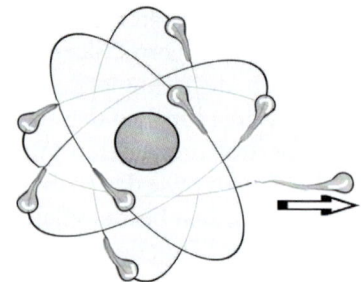

Normales Atom mit 8 Elektronen        Freies Radikale nach Verlust eines Elektrons

Ursachen für die Entstehung von freien Radikalen sind z. B. körperliche Überlastung (durch Schädigung der Mitochondrien), Hitze, UV-Strahlung, Ozon,
Röntgenstrahlen, Rauchen, bestimmte Medikamente, tierische Nahrungsmittel, Mangel an pflanzlicher Nahrung, Aufnahme von Giftstoffen und psychischer Stress. Freie Radikale verursachen auch Schäden der DNA, die in jeder
einzelnen Zelle die Stoffwechselabläufe steuert, und sie können dadurch Muta-
tionen dieser Zelle, degenerative Erkrankungen oder sogar Krebs verursachen.
Freie Radikale stehen auch im Verdacht, am normalen Alterungsprozess beteiligt zu sein, d. h. je mehr davon im Körper entstehen, umso schneller altert ein
Lebewesen.

Völlig vermeiden kann man diese Risikofaktoren nicht, soweit die schlech-
te Nachricht. Die gute Nachricht ist, dass es **„Antioxyantien"** gibt, die diesen
oxydativen Stress ausgleichen. Vereinfacht gesagt sind das Stoffe, die so viele Elektronen ihr Eigen nennen, dass sie eins davon lässig abgeben können,
ohne irgendwie in ihrer Funktion gestört zu werden. Und genau hier setzt das
an, was man üblicherweise als „gesunde Ernährung" propagiert. Durch eine
bewusste Nahrungsaufnahme kann man dazu beitragen, dass ausreichend
Antioxydantien aufgenommen und damit die freien Radikalen beseitigt werden. Die wichtigsten Antioxydantien sind Vitamine (insbesondere Vitamin-C
und -E), Spurenelemente, Mineralien und diverse Pflanzenstoffe. Wertvoll sind
z. B. Carotinoide, die sich unter anderem in Grünkohl, Karotten, Tomaten, Wir-
sing, Feldsalat und Papaya finden, sowie Allicin aus Knoblauch, Zwiebeln oder
Lauch. Diese Antioxydantien schützen gegen freie Radikale, indem sie mit ihnen reagieren und dabei deren Aggressivität neutralisieren.

Trinken Sie gerne? Gemeint ist nicht Alkohol oder Kaffee, denn vor allem hoch-
prozentige Getränke entziehen dem Körper mehr Flüssigkeit als sie zuführen.
Es ist kein Geheimnis, dass man seinen Durst am besten mit Mineral- oder
sogar einfachem Leitungswasser wirklich stillen kann. Zuckerhaltige Geträn-

ke führen zu weiterem Durst. **Dehydration**, d. h. einen Mangel an Flüssigkeit
(z. B. durch starkes Schwitzen), versucht das Herz zunächst durch Puls- und
Blutdrucksteigerung auszugleichen, was mitunter subjektiv als nervöse Unruhe eingestuft wird. Später kommt es zu Unregelmäßigkeiten (Arhythmien)
im Herzschlag, Schwächegefühl, Kopfschmerzen, Schwindel, Muskelkrämpfen
und bei zunehmender Dehydration dann zu Kollaps und Tod. Psychisch zeigen
sich zunächst Konzentrations- und Merkfähigkeitsstörungen, später Bewusst-
seinstrübung und Verwirrtheit. Bei älteren Menschen kann ein plötzlich aufge-
tretener demenzähnlicher Zustand durch Flüssigkeitsmangel verursacht sein.
Physiologen empfehlen täglich mindestens 2 Liter täglich zu trinken, dies spült
auch die Nieren gut durch und verhindert, dass sich dort Krankheitserreger
festsetzen.

Das kennen Sie selbst: Auch **Hunger** schlägt auf die Stimmung. Ein Mangel
an Kohlenhydraten erzeugt Konzentrationsstörungen, mürrische Stimmung,
Reizbarkeit oder Depressivität.

Es kommt aber nicht nur auf die Menge an Nahrungsmitteln an, entscheidend
ist auch, ob Vitamine, Elektrolyte und Spurenelemente darin enthalten sind.
Z. B. führt **Kalziummangel** zu trockener Haut, Haarausfall und Verdauungs-
störungen. Bei erheblichem Mangel treten Krämpfe, Taubheitsgefühle und verlangsamter Herzschlag auf. Parallel kommt es zu Depressionen, Angstzuständen und bei schwerem Mangel sogar zu Halluzinationen und psychoseartigen
Symptomen. Bei „Hypovitaminosen" durch **Vitamin-Mangel** kann es neben
körperlichen Symptomen, wie z. B. Sehstörungen, trockener Haut, Blutarmut,
Verdauungsbeschwerden, Störungen des Nervensystems oder erhöhter Infektanfälligkeit, auch zu psychischen Folgen kommen. Das Fehlen der Vitamine B2,
B6, B12 führt z. B. zu Abgeschlagenheit und Konzentrationsdefiziten. Zu viele
Vitamine können aber auch schaden: Zur „Hypervitaminose" kommt es bei
fettlöslichen Vitaminen (z. B. A und D), die Betroffenen leiden z. B. unter häu-
figen Kopfschmerzen, Übelkeit, Schwindel, Doppelbildern, Haarausfall und
Gelenkschmerzen. Im psychischen Bereich werden Wahrnehmungsstörungen,
Konzentrationsdefizite und verminderte Belastbarkeit geschildert. Obskur ist,
dass viele Menschen, in dem Glauben, dadurch besonders gesund zu leben,
Zusatzpräparate zu sich nehmen, z. B. hohe Dosen von Vitamin-A, das dann
Kopfschmerzen erzeugen kann.

Rund 10 % der Deutschen haben den bereits oben kurz angesprochenen Mangel an **Vitamin B12** (Cobalamin), oberhalb des 60. Lebensjahres sogar rund 25 %. Dieses Vitamin ist aber essentiell für das Funktionieren von Nerven und zur Bildung von Blutzellen. Bei einem Mangel kommt es zu neurologischen Störungen, Blutarmut, Müdigkeit und allgemeiner Leistungsschwäche. Dieses Vitamin kommt vorrangig in tierischen Produkten wie Fleisch, Fisch, Eiern und Milcherzeugnissen vor, es wird erst nach Kontakt mit Magensäure und bestimmten Verdauungsenzymen freigesetzt und über ein spezielles Protein (*„intrinsic factor"*) zu den Dünndarmzellen transportiert; von dort gelangt es in die Blutbahn. Die wesentlichen Ursachen für einen Mangel an B12 sind: häufiger Alkoholkonsum, Medikamente gegen zu viel Magensäure, Diabetes-Medikamente, chronische Magen- und Darm-Entzündungen, hohes Lebensalter, Mangel an dem *intrinsic factor*, sowie vegane Ernährung ohne zusätzliche Vitaminaufnahme. Vitamin B12 kann im Körper über mehrere Jahre gespeichert werden, daher fällt ein Mangel nicht gleich ins Gewicht, die Symptomatik entwickelt sich sehr schleichend. Die Symptome sind zunächst eher unspezifisch und umfassen z. B.: Blutarmut, brennende Zunge, Depressionen, Gangunsicherheit, erhöhte Sturzneigung, Haarausfall, Kopfschmerzen, Kribbeln in Armen und Beinen, Müdigkeit, Konzentrationsschwäche, Muskelschwäche, Sensibilitätsstörungen bis hin zu Lähmungen. Bei starkem und langdauerndem Mangel kommt es schließlich zu Vergesslichkeit bis hin zur Verwirrtheit. Den Mangel kann der Arzt im Blutbild feststellen und medikamentös ausgleichen.

> **Manche Menschen bezeichnet man völlig zurecht als Mimose. Wie Pflanzen brauchen auch wir Sonnenlicht. Wie oft sind Sie draußen im Tageslicht?**

Ein weiterer typischer Vitaminmangel, den wir in Nordeuropa haben, ist ein Defizit an **Vitamin D**. Die Wiege der Menschwerdung lag vor Millionen von Jahren in Afrika, einem Land, in dem Hitze herrschte und die Sonne ständig schien. Mit ausreichender Ganzkörperbestrahlung durch Sonnenlicht kann der Mensch aus Cholesterin selbst genug Vitamin D herstellen, aber welcher in Deutschland lebende Mensch hat das ganze Jahr über eine ausreichende Sonnenbestrahlung? Wir leben zu viel in geschlossenen Räumen, was zwar dem Hautkrebs vorbeugt, aber für die Bildung von ausreichend vielem Vitamin-D trägt der Mensch zu viel Bekleidung, auch wenn draußen die Sonne scheint. Man geht davon aus, dass rund 60 % der Nordeuropäer einen Mangel an Vitamin D, besonders an Vitamin D3 haben; über die Nahrung werden nur geringfügige Mengen aufgenommen, da es kein Nahrungsmittel gibt, das ausreichend Vitamin D beinhaltet.

Vitamin D hat unterschiedliche Aufgaben im menschlichen Körper, dadurch sind die Symptome eines Vitamin-D-Mangels auf den ersten Blick eher völlig diffus und passen nicht zueinander. Körperlich findet man vor allem Haarausfall, Herzrhythmusstörungen, häufige Kopfschmerzen und reduzierte Muskelkraft. Bei Kindern Wachstumsstörungen und im schlimmsten Fall sogar epileptische Anfälle. Psychisch herrschen Depressionen, Schlafstörungen mit Tages-Müdigkeit, Konzentrationsprobleme, Reizbarkeit und Unruhe vor. Darüber hinaus scheint der Vitaminmangel auch einen Risikofaktor für die Entwicklung von Krebs, Herz-Kreislauf- und Autoimmunerkrankungen darzustellen. Umgekehrt scheint sich ein guter Spiegel dieses Vitamins positiv auf Krankheiten wie Multiple Sklerose und Asthma auszuwirken. Die Winterdepression (*„seasonal affective disorder"*) bessert sich bei vielen Betroffenen, wenn man den Mangel an Vitamin D medikamentös ausgleicht, da dieser Stoff eine wesentliche Rolle bei der Herstellung des Neurotransmitters Serotonin spielt, dessen Mangel ausschlaggebend für die Entwicklung von Depressionen ist. Darüber hinaus gibt es Hinweise, dass alte Menschen, die viel Sonnenlicht bekommen, seltener an Demenz erkranken.

Die Diagnostik, ob tatsächlich ein Mangel vorliegt, übernimmt der Arzt im Blutbild. Hierbei wird vorrangig Vitamin D3 bzw. Calcitriol, die eigentliche Wirkform des Vitamin D, bestimmt. Ein schwerer Mangel muss medikamentös ausgeglichen werden, Kunstlicht oder auch Solarien sind in der Regel wenig wirksam, um die Vitaminproduktion zu fördern. Solarlicht besteht überwiegend aus der bräunenden UV-A-Strahlung, der Körper braucht zur Vitaminproduktion aber UV-B. Auch die sogenannten „Tageslichtlampen", die gegen Depressionen eingesetzt werden, verringern zwar den müdigkeitserzeugenden Melatoninspiegel, erhöhen aber nicht D3.

Ärztlicherseits wird die Einnahme von Vitamin-D allgemein empfohlen, wenn man sich kaum draußen im Tageslicht aufhält. Da dieses Medikament eine aktivierende Wirkung hat, sollte es morgens eingenommen werden, sonst hat man eine schlaflose Nacht vor sich. Außerdem wirkt Vitamin-D besser, wenn auch der Calcium- und der Magnesium-Spiegel stimmen. Allerdings sollte man nun nicht munter alle möglichen Nahrungsmittelergänzungs-Präparate schlucken. Bei zu hoher Einnahme, z. B. von hochdosierten Magnesium-Tabletten, kann es insbesondere bei Menschen mit Nierenschwäche zur Erschlaffung oder sogar zu Lähmungserscheinungen der Muskulatur kommen, in ausgeprägten Fällen auch der Atemmuskulatur. Der Blutdruck fällt ab, der Puls wird langsam, Herzrhythmusstörungen und letztlich dann sogar Herzstillstand können auftreten. Hier ist dringend darauf zu achten die Tages-Höchstdosis nicht zu überschreiten.

Leider denkt der Mensch so: Wenn wir die Erfahrung gemacht haben, dass es uns mit einer Medizin besser geht, dann glaubt der naive Mensch, dass es mit noch „viel mehr" dieses Medikaments noch „viel mehr" besser geht. Das ist ein Trugschluss. Für jede Medizin gibt es ein sogenanntes „therapeutisches Fenster", das ist der Bereich, in dem das Medikament seine optimale Wirkung entfaltet. Eine zu hohe Dosierung kann Schaden anrichten bzw. die Nebenwirkungen werden massiver als die eigentliche Hauptwirkung.

Ich kann mich erinnern, dass ich vor zwei Jahrzehnten einmal eine nicht endenwollende Erkältung hatte, die sich über mehrere Monate hinzog. In dem krampfhaften Versuch, trotzdem irgendwie leistungsfähig zu sein und den Tag durchzuhalten, trank ich becherweise Schleimlöser, nahm literweise Nasentropfen, schluckte unzählige Tabletten, benutzte eine Rotlichtlampe, cremte mich mit irgendeinem stinkenden Zeug ein, inhalierte Dämpfe mit ätherischen Ölen unter einem Handtuch – und wurde immer kränker. Irgendwann kam die Einsicht, dass die ganze Medizin offenbar nichts nützte, und ich ließ von einem Tag auf den anderen einfach alles weg. Drei Tage später war ich gesund. In dem Versuch gesund zu werden, machen wir manchmal genau das, was uns krank bleiben lässt.

Botenstoffe müssen vom Körper hergestellt werden und hierfür benötigen sie bestimmte Bestandteile. Einer der Neurotransmitter, die für innere Ruhe und Ausgeglichenheit zuständig sind, ist ein Stoff mit der langen Bezeichnung „Gamma-Amino-Buttersäure", kurz als **GABA** bezeichnet. Offenbar haben manche Leute Probleme damit, ausreichen viel GABA in ihrem Gehirn zu produzieren. Typische Symptome sind:

- Probleme, sich richtig zu entspannen, vom Stress loszulassen
- sich leicht aufzuregen, leicht zu frustrieren
- ständig durch den Kopf rasende Gedanken
- Schlafstörungen durch das Gedankenkarussell
- Hypersensitivität auf laute Geräusche, grelles Licht, starke Gerüche
- häufige Angst, z. T. sogar Panikanfälle
- steife, verspannte, verhärtete Muskeln
- Durchblutungsstörungen mit kalten Händen und Füßen
- die Neigung zu Magen-Darm-Verstimmungen
- Neigungen zur Fibromyalgie (sog. „Weichteil-Rheuma")
- ein ständiges Gefühl der Überlastung

GABA ist ein Botenstoff, der hemmende Wirkung auf andere Hirnfunktionen hat. „Hemmend" hört sich zunächst einmal schlecht an, wozu soll das gut sein? Wir müssen ja stetig nachdenken, um Alltagsprobleme wie am Fließband zu lösen. Fakt ist aber, dass auch das Gehirn nicht nur ein Gaspedal haben kann, es muss auch eine Bremse vorhanden sein. Das menschliche Gehirn ist, verglichen mit dem Gehirn von Tieren, ein Hochleistungsmotor und braucht auch ein gutes Kühlsystem, mit dem man es gelegentlich herunterfahren kann. Genau das ist die Aufgabe von Gamma-Amino-Buttersäure. Ohne diesen Botenstoff würde das Gehirn quasi ständig heißlaufen. Neurobiologisch wird hierbei durch chemische Stoffe, wie z. B. Chloride, die Erregungsfähigkeit der Zelle herabgesetzt: sie „feuert" nicht mehr vorschnell, wenn Salven erregender Impulse von anderen Nervenzellen sie erreicht.

Die wohltuende Wirkung von GABA kennt jeder vom Zustand der Müdigkeit. Schlaf ist kein Abschalten des Gehirns, sondern im Schlaf narkotisiert sich das Gehirn quasi selbst. Das Gefühl der Müdigkeit und ein als erholsam empfundener Schlaf sind hierbei ganz wesentlich vom Ausstoß von GABA abhängig. Ein zweiter Bereich, den die meisten kennen, ist Alkohol. Alkohol entfaltet seine angenehme Wirkung unter anderem dadurch, dass es auf die GABA-Rezeptoren des Gehirns einwirkt und den glückseligen Zustand des Berauschtseins verursacht. Alkohol macht zu schnell süchtig und erzeugt eine Fülle weiterer Probleme, aber eine Vielzahl von Beruhigungsmedikamenten und Schlaftabletten (z. B. die Benzodiazepine) wirken auch auf dieses System im Gehirn und führen dadurch körperliche und psychische Entspannung herbei, machen müde und führen zum Schlaf.

Was ein niedriges GABA-Niveau verursacht ist unter anderem Stress, der nicht nur zur Erhöhung von Adrenalin führt, sondern im Gehirn zu einem starken Ausstoß des Neuro-Transmitters Glutamat. Zu viel Glutamat führt zu einer Übererregung der Nervenzellen und zu einer Absenkung von GABA. Letztlich wird man dadurch dann auch wieder empfindlicher dem Stress gegenüber, da die Möglichkeit der Beruhigung fehlt. Hierbei spielt vor allem ein inadäquater Schlaf eine Rolle; das System kommt nicht mehr zur Ruhe, und durch den Schlafmangel ist man am nächsten Tag noch ausgelaugter. Typische Symptome dieses Schlafmangels sind:

- ständiges Gefühl der Müdigkeit
- Gähnen
- Denk- und Konzentrationsstörungen
- Vergesslichkeit und Erinnerungslücken
- verlängerte Reaktionszeiten
- bei massivem Schlafmangel: Halluzinationen
- Störungen des Immunsystems

- Gewichtszunahme, Fettleibigkeit
- ansteigendes Diabetes-Risiko
- ansteigendes Risiko für Herzerkrankungen
- Zittern
- unklare Schmerzbeschwerden
- verringerte Körpertemperatur

Ein weiterer Punkt ist, dass die Herstellung von GABA verhältnismäßig viel Vitamin-B benötigt. Die Absorption von Vitamin-B im Verdauungssystem klappt aber nur, wenn Magen und Darm gesund sind. Vitamin-B6 wird im Darm nur aufgenommen, wenn die Darmflora intakt ist. Bakterien wie Lactobazillus oder Bifidobakterium sorgen dafür, dass im Körper ausreichend Vitamin-B6 für die Produktion von GABA zur Verfügung steht. Ohne Vitamin-B steigt das Risiko für Depressionen, Angsterkrankungen, Demenz und sogar epileptische Anfälle. Ein gesunder Darm ist daher auch ausschlaggebend für eine gesunde Psyche.

Damit der Körper GABA herstellen kann, muss eine ausreichend große Menge der Aminosäure L-Glutamin vorhanden sein. Glutamin wird dann in eine andere Aminosäure namens Glutaminsäure und danach in GABA umgewandelt. Dieser gesamte Prozess hängt aber außerdem von der Aktivität von Zink, Vitamin-B6 und Taurin ab. Wenn uns diese Nährstoffe fehlen, können wir keine ausreichenden Mengen an GABA produzieren. Zink erhöht die Freisetzung von

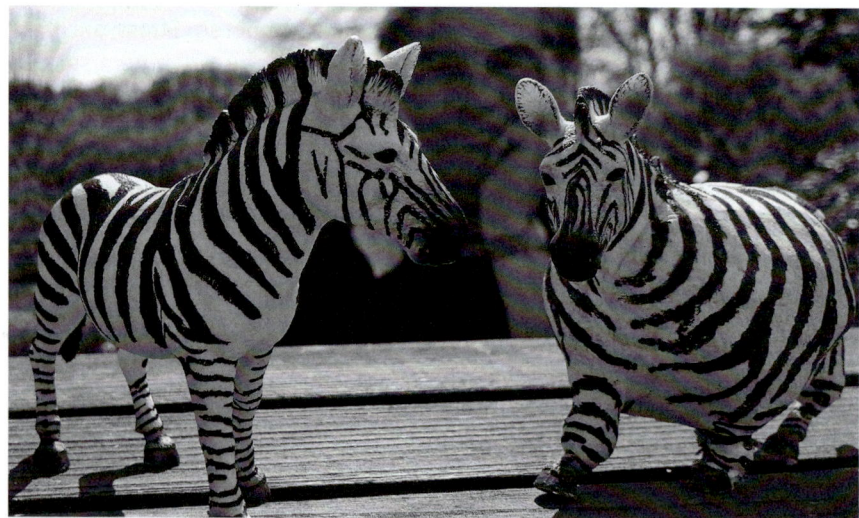

Links: vegan lebendes Schleich-Zebra; rechts: ein nicht-veganes Zebra (Omnivore).

GABA. Sowohl Vitamin-B6 als auch Zink sind aber auch für die Produktion und Verwendung anderer Neurotransmitter, wie z. B. Serotonin, Dopamin, Noradrenalin, Adrenalin und Histamin von wesentlicher Bedeutung. Magnesium ist wichtig für die Bindung und Aktivierung von GABA-Rezeptoren. Ohne ausreichendes Magnesium können wir die GABA-Rezeptoren nicht effektiv aktivieren und nutzen. Magnesium ist – wie gesagt – in Pflanzen-Chlorophyll enthalten, wer Rohkost verweigert, kann da leicht ein Problem haben.

Liest man dieses Loblied auf pflanzliche Ernährung, dann liegt die Frage nahe, ob man sich vegetarisch oder gar vegan ernähren soll? Vegetarier verzichten auf Fleisch, Veganer auf alle Produkte, die in irgendeiner Form tierischer Abstammung sind, d. h. auch auf Milch, Käse und sogar auf Honig, und auch das Tragen von Bekleidung aus Wolle, Fell oder Leder ist verpönt. Das Bundesministerium für Gesundheit und Ernährung weist hier darauf hin, dass eine „abwechslungsreiche Ernährung aus Gemüse, Hülsenfrüchten, Obst oder Getreideprodukten durchaus gesundheitsfördernd sein" kann, insbesondere da eine vegane Lebensführung meist auch mit anderen positiven Faktoren verbunden ist, z. B. rauchen Veganer seltener, sie trinken weniger Alkohol und zeigen eine höhere körperliche Aktivität.

Leider ist diese Welt kompliziert. Wer sich vegan ernährt, muss einige Stoffe, die in Fleisch enthalten sind, bewusst ergänzend zu sich nehmen. Dies gilt vor allem für das Vitamin-B12, das fast nur in tierischen Lebensmitteln vorkommt. Allerdings kann der Körper dieses Vitamin mehrere Jahre lang speichern, so dass zunächst kein Defizit auftritt. Erst wenn die Speicher leer sind, entstehen beim **Veganer** dann neurologische Schäden, da Nervenzellen zum Funktionieren auf B12 angewiesen sind. Dieses Vitamin muss also bei rein veganer Ernährung additiv in Form eines Medikaments als Nahrungsergänzung zugefügt werden. Darüber hinaus können Ernährungsdefizite an bestimmten langkettigen Fettsäuren, Proteinen, Calcium, Zink und Selen entstehen. Auch Eisen ist in hoher Konzentration in Fleisch enthalten, und als Veganer muss man sich bemühen, entsprechend viele Pflanzen mit hohem Eisengehalt zu sich zu nehmen. Es ist also bei veganer Ernährung nicht damit getan, einfach auf alle tierischen Produkte zu verzichten, sondern man muss sich wirklich mit der Materie auseinandersetzen, Bücher dazu lesen und die eigene Ernährung so umstellen, dass keine Mangelerscheinungen entstehen.

Die Deutsche Gesellschaft für Ernährung empfiehlt daher bislang eine vegane Ernährung bei schwangeren und stillenden Frauen sowie bei kleinen Kindern definitiv nicht. Allerdings ist anzumerken, dass Omnivoren (d. h. „Allesfresser") statistisch häufiger unter Mangelerscheinungen leiden als Veganer oder Vegetarier.

## 2.12   Das ist der Biorhythmus, bei dem man mitmuss

Schreiben Sie hier einmal auf, um wie viel Uhr Sie in den letzten zwei oder drei Wochen aufgestanden und eingeschlafen sind und wann Sie gegessen haben (Bitte füllen Sie den Plan nicht aus, wenn in diesen Wochen etwas Besonderes war, z. B. Urlaub, nehmen Sie dann zwei typische Wochen). Wenn Sie unsicher sind, können Sie diesen Plan auch für die bevorstehenden zwei bzw. drei Wochen ausfüllen:

|  | Aufgestanden um: | Frühstück gegessen um: | Mittag gegessen etwa um: | Abendbrot gegessen etwa um: | Eingeschlafen etwa um: |
|---|---|---|---|---|---|
| Montag |  |  |  |  |  |
| Dienstag |  |  |  |  |  |
| Mittwoch |  |  |  |  |  |
| Donnerstag |  |  |  |  |  |
| Freitag |  |  |  |  |  |
| Samstag |  |  |  |  |  |
| Sonntag |  |  |  |  |  |

Wie regelmäßig sind diese Zeiten? Schlafen Sie an den Arbeitstagen nur bis 5:30 Uhr, am Wochenende aber bis 10:00 Uhr? Stehen Sie freitags um 6:00 Uhr auf, kommen dann aber erst am nächsten Morgen um 6:00 Uhr morgens aus der Disco zurück oder spielen bis morgens um 5:00 Uhr Games im Internet? Lassen Sie aufgrund von Termindruck an den Arbeitstagen mal das Mittagessen aus oder ernähren sich zwischendurch von Müsli-Riegeln, Keksen und Co.? Arbeiten Sie etwa sogar in Schichtarbeit und folgen dem vom Arbeitgeber vorgegebenen, oft brutalen Wechsel?

Falls Ihr Tagesablauf absolut regelmäßig ist, dürfen Sie die folgenden Seiten beruhigt und lächelnd überschlagen. Falls Sie sich jetzt ertappt fühlen, kann's Ihnen nun „an den Kragen gehen".

Diese Zeilen schreibe ich Anfang April während eines kurzen Urlaubs in Dänemark. Immer eine Möglichkeit noch einmal tief durchzuatmen, bevor die Hektik der Lehrveranstaltungen des Sommersemesters mich wieder überrollt.

Meine Kinder und Enkel schlafen lange, Frühstück gibt es nicht vor 9:00 Uhr, ernährungstechnisch hangelt sich jeder irgendwie durch den Tag, richtig gekocht wird erst abends. Wir sind in einem Einkaufscenter, die Enkel kämpfen sich durch ein Spielwarengeschäft, sind unvorsichtig, fassen alles an, schmeißen Sachen herunter. Meine Stimmung verschlechtert sich rapide, dunkle Wolken ziehen im Kopf auf, ich schimpfe böse mit den Kids und kratze mich dann am Kopf. Ich werde selten wütend, eigentlich reagiere ich so gut wie nie aggressiv, meinen Aggressionstrieb entlasse ich täglich in die Freiheit, indem ich mindestens eine Stunde Sport treibe. Was ist passiert? Warum habe ich so wütend gemeckert? Wenig später setzen leichte Magenschmerzen ein, und mir wird klar, dass es schon nachmittags 17:00 Uhr ist und ich seit rund 8 Stunden nichts mehr gegessen habe. Kann der Hunger ein Grund dafür sein, dass man aggressiv reagiert?

Ich persönlich bin ein vorbildlicher Biorhythmus-Fanatiker und glaube fest daran, dass ein regelmäßiger Tagesablauf gesund ist. Ich stehe morgens um 6:30 Uhr auf (O. K., zugegeben: am Wochenende manchmal erst gegen 7:00 Uhr), esse Frühstück, Mittag und Abendbrot etwa zur selben Zeit, gehe ca. um 22:30 Uhr ins Bett und knipse gegen 23:00 Uhr das Licht aus. Mein Körper ist das so gewohnt, die biologische Uhr tickt im Einklang, und gegen 13:00 Uhr erwartet der Magen sein Mittagessen. Kommt nichts, wird man wütend. Das hat seinen biologischen Grund. Der satte Neandertaler geht auf der Jagd kein Risiko ein, das liegt in der Natur der Dinge; droht man aber zu verhungern, wird die Risikobereitschaft größer. Es ist besser, auf der Jagd sein Leben zu wagen, als zu verhungern, und damit wächst auch die Aggressionsbereitschaft. Es ist also normal und biologisch sinnvoll, dass man bei leerem Magen irgendwann stimmungslabil wird.

Landwirte haben sich über mehrere Jahrzehnte beschwert, dass die Zeitumstellung von Sommer- auf Winterzeit den Biorhythmus ihrer Kühe durcheinanderbringt und die verwirrten Tiere dann quasi nur noch Sauermilch fabrizieren. Jedes Tier lebt in einem festgelegten Biorhythmus, nur der Mensch nicht. Seit Millionen von Jahren bestimmt der Sonnenaufgang und -untergang den Tagesablauf von Tieren und Menschen, erst ab dem Zeitpunkt der Erfindung künstlicher Beleuchtung begann der Mensch, aus diesem Raster auszubrechen. Wir können aber diese uralte biologische Uhr, die im Kopf regelmäßig ihre Zeiger dreht, nicht einfach abschalten. Circadiane Rhythmen laufen im Hintergrund ab und der Mensch kämpft gegen seine eigene Natur. „Circadianer Rhythmus" bedeutet, dass eine Fülle biologischer Funktionen einem festgelegten Ablauf im Tagesverlauf folgen. Diese Tages-Periodik wird von Zeitgebern im Gehirn gesteuert, die unter anderem über bestimmte Hirnareale (z. B. die Formatio reticularis) steuern, wann wir wach und zu welchen Tageszeiten wir müde werden. Wir sprachen schon darüber, dass viele hormonelle Abläufe einem typischen 24-Stunden-Ablauf unterliegen.

**Schichtarbeit** ist die optimale Lösung, um mit einem Dampfhammer den eigenen Biorhythmus und damit auch die Gesundheit kaputtzumachen. Schon Arbeitsstellen mit Wechsel von Früh- und Spätschicht stören den Biorhythmus empfindlich. Noch schlimmer wird es, wenn regelmäßige Nachtschichten hinzukommen. Junge Menschen verkraften diesen Wechsel zunächst relativ gut. Etwa zwischen dem 40. und 50. Lebensjahr entwickeln fast alle Schichtarbeiter schwerwiegende Schlafstörungen, die man dann so rasch nicht mehr los wird. Trotz jahrzehntelanger Hinweise auf gesundheitliche Risiken haben z. B. viele Polizisten noch immer Dienstpläne, bei denen die Schicht sogar täglich wechselt. Der Körper weiß irgendwann nicht mehr, wann er wach sein soll und wann schlafen. Der Zeitgeber für den Biorhythmus, der im Hintergrund noch immer krampfhaft versucht, seine naturgemäß vorgegebenen Phasen durchzuziehen, wird mit Kaffee, Coffein-Tabletten oder Energy-Drinks auf der einen Seite in einen Wachzustand gezwungen, wenn das Gehirn eigentlich auf Schlaf programmiert ist. Auf der anderen Seite kann man dann nicht einschlafen, wenn der Dienstplan „Ende der Schicht" vorschreibt, und der Betroffene schluckt Schlaftabletten oder dröhnt sich den Kopf mit Alkohol voll, um wenigstens etwas unruhigen Schlaf zu finden.

Warum ist der dicke Opa immer so mürrisch und schlecht gelaunt? **Schlafapnoe** bezeichnet nächtliches Aussetzen der Atmung für Zeiträume bis zu mehreren Minuten. Risikofaktoren sind Schnarchen, Übergewicht und häufiger Alkoholkonsum. Unruhiger Schlaf führt durch die Atemaussetzer zu fraktioniertem und wenig-erholsamem Schlaf, typisch sind Kopfschmerzen beim Erwachen (oft mit Besserung im Tagesverlauf), verbunden mit körperlichen Leistungsdefiziten. Durch Schlafmangel erhöht sich das Risiko für Herz-Kreislauf-Erkrankungen, und man nimmt an Gewicht zu. Aufgrund der Müdigkeit findet sich oft reizbare oder mürrisch-depressive Stimmung. Langfristig leiden die Betroffenen durch wiederholten Sauerstoffmangel unter einer allmählich zunehmenden Hirnschädigung mit Konzentrationsdefiziten und Vergesslichkeit.

## 2.13 Chronisches Erschöpfungssyndrom (CFS)

Bei dieser Krankheit weiß niemand so genau, in welche Rubrik sie eigentlich gehört, da es über ihre Ursachen nur Theorien gibt. Leider handelt es sich hier um den *„worst case"*, den übelsten vorstellbaren Ausgang, wenn nach Jahren und Jahrzehnten kein Arzt die Ursache der Krankheit gefunden hat und der Zustand der Patienten Tag für Tag immer schlechter wird. Man spricht vom

**chronischen Erschöpfungssyndrom**, im Englischen auch „*chronic fatigue syndrome*" (CFS) genannt.

*„Wenn der behandelnde Arzt nach Sichtung bildgebender Diagnostik sagt, dass man ein akuter Notfall ist, welcher eigentlich in notfallmäßige Krankenhausbehandlung gehört, weil man aber eh' schon seit über fünf Jahren in diesem Zustand ist, kann man jetzt auch noch eine Woche warten"*, schreibt Lia S., eine CFS-Patientin über ihr Schicksal.

Problematisch ist hier immer, dass die Patienten auf den ersten Blick häufig zunächst nicht wirklich krank aussehen. Einen Arzt aufzusuchen schaffen sie nämlich oft nur in ihren „guten" Phasen, daher wird ihr wahres Leiden auch von Ärzten immer wieder erheblich unterschätzt. Nicht selten werden Betroffene als faul, als Simulant oder Hypochonder dargestellt, weil man bei ihnen eine wirkliche medizinische Ursache in den meisten Fällen nicht feststellen kann - zumindest nicht mit den üblichen Routineuntersuchungen (bei denen es leider oft belassen wird).

Können Sie sich noch an Ihre letzte wirklich schlimme Grippe erinnern? Mit ständigen Gliederschmerzen und schwerem Krankheitsgefühl? So fühlen sich diese Patienten 24 Stunden am Tag und 7 Tage die Woche. Das **Chronische Erschöpfungssyndrom** (*„chronic fatigue syndrome"* = CFS) ist eine schwere neuroimmunologische Multisystemerkrankung, die verharmlosend auch als „chronisches Müdigkeitssyndrom" bezeichnet wird; sie umfasst aber nicht einfach nur Müdigkeit, sondern u.a. einen dauerhaften und schweren Erschöpfungszustand; durch Ausruhen verschwindet der Zustand nicht. Viele Betroffene sind bettlägerig und in schweren Fällen rund um die Uhr pflegebedürftig. CFS wird mitunter auch als **myalgische Enzephalomyelitis** (ME) oder auch als **systemische Belastungsintoleranzerkrankung** (SEID) bezeichnet. Die genauen Ursachen sind bis heute unbekannt, man vermutet ein komplexes Zusammenspiel von (Virus-)Infektionen, geschwächtem Immunsystem, hormonellem und immunologischem Ungleichgewicht, Stress, chronischer Mastzellaktivierung (Teile des Immunsystems) und genetischer Disposition, wobei im Einzelfall z. B. auch Probleme mit der Halswirbelsäule und häufige Impfungen an der Auslösung der Symptome beteiligt sein können. Auch bei diesen Faktoren ist ungewiss, welche genau zu CFS führen. Als Virus-Auslöser werden z. B. diskutiert: Epstein-Barr-Virus (EBV), Humanes Herpesvirus, Ross River Virus (RRV) und Röteln. Aber auch Infektionen durch Bakterien, wie z. B. Coxiella burnetii, Chlamydia pneumoniae und Mycoplasma pneumoniae werden im Zusammenhang mit CFS gebracht; häufig auch eine lapidare, chronisch-verschleppte Nasennebenhöhlen-Entzündung (Sinusitis). Bis zu 10 % der Personen, die mit einem dieser Keime infiziert waren, entwickeln eine Erkrankung, die die Kriterien für eine CFS-Diagnose erfüllen, wobei gilt: Je schwerer die Grunderkrankung war, umso höher ist das Risiko, später ein CFS zu bekommen. Außerdem haben Menschen mit schwachem Immunsystem und mit Hormonstörungen eine höhere Wahrscheinlichkeit zu erkranken. Frauen leiden, je nach Forschungsstudie, rund zwei- bis viermal häufiger darunter als Männer. CFS kann aber auch Personen treffen, bei denen keine dieser Krankheiten nachweisbar ist.

Die Symptome sind sehr unterschiedlich ausgeprägt. Am häufigsten ist ein Gefühl dauerhafter starker Erschöpfung, die so schwer ist, dass sie normale tägliche Aktivitäten nahezu unmöglich macht. Zur Diagnose eines „chronic fatigue syndroms" müssen die Symptome mindestens seit sechs Monaten bestehen. Insbesondere nach körperlicher oder geistiger Anstrengung, aber bei Schwerbetroffenen z. B. auch nach sensorischer Überlastung durch Lärm, Gestank oder Licht, nimmt die Symptomatik erheblich zu, man bezeichnet dies als „post-exertionales Unwohlsein", ein Zustand, der in seiner vollen Ausprägung häufig erst 24–48 Stunden nach der Überlastung eintritt und mitunter Tage bis Wochen anhalten und in Abhängigkeit vom Ausmaß der Überlastung auch dauerhaft zu einer weiteren Zustandsverschlechterung führen kann. Neben der ständigen Müdigkeit und Abgeschlagenheit treten immer weitere typische Symptome auf:

- Bewegungsstörungen (Ataxien)
- Benommenheit, Schwindel oder Ohnmacht, besonders beim Aufstehen nach längerem Liegen
- Darm- und Blasendysfunktionen
- Dysfunktionen des autonomen Nervensystems
- Gefühl von Stromschlägen und Vibrieren im ganzen Körper
- Gedächtnisdefizite, reduzierte Konzentration
- Gelenkschmerzen (ohne Rötung oder Schwellung)
- geschwollene Lymphknoten
- gestörte Thermoregulation
- häufige Halsschmerzen
- hormonelle, endokrinologische und immunologische Dysregulation
- Unterzuckerung (Hypoglykämien)
- Licht-, Lärm-, Geruchsempfindlichkeit
- Lufthunger
- Missempfindungen
- Muskelschmerzen
- regelmäßige Kopfschmerzen
- Schlafstörungen, chronische Schlaflosigkeit
- Sehstörungen

- Unverträglichkeiten (auch gegenüber Medikamenten, was oft die Behandlung erschwert)
- verschiedene Herzsymptome (z. B. Herzrhythmusstörungen)
- zahlreiche Allergien

Bei leichten Fällen zeigen sich Zyklen zwischen Erholung von der Symptomatik und erneuten Rückfällen. Oft verschlechtert sich der Zustand aber von Jahr zu Jahr immer weiter, auch weil eine medizinische Versorgung häufig entweder viel zu spät kommt oder gar nicht stattfindet. Stellen Sie sich vor, Sie liegen mit 39° C Fieber im Bett und jemand rät Ihnen ernsthaft, Sie sollen doch mal aufstehen und Sport treiben, dann gehe es besser. Genau davon berichten aber viele CFS-Patienten, die immer wieder dazu angehalten werden, sie sollen *„doch gesünder leben"*, *„in der frischen Luft spazieren"*, *„mehr trainieren"* und *„einfach mal über ihre Grenzen gehen"*. Eine weitere Rolle spielt hierbei, dass die Erkrankten sich, aufgrund ihres schlechten Zustandes, immer weiter vom sozialen Leben zurückziehen, nicht mehr in der Lage sind zu arbeiten, zu Hause die meiste Zeit liegen, weil es durch Anstrengung noch schneller schlechter wird. Die körperliche Kondition wird dadurch immer schwächer, und man bewegt sich in einem *circulus vitiosus.*

Die Diagnose von CFS ist schwierig. Es gibt nur wenige Spezialkliniken, die direkte medizinische Tests dafür durchführen können, und die Symptome ähneln denen vieler anderer Erkrankungen. Oft werden lediglich andere Krankheiten ausgeschlossen und, wenn dann nichts mehr übrigbleibt, wird als letzte Möglichkeit die Sammeldiagnose CFS verwendet, die letztlich nur die Hilflosigkeit des Gesundheitssystems widerspiegelt und bedeutet, dass auch die Fachleute nicht wissen, worunter der betroffene Patient nun eigentlich leidet. Nicht selten werden die Betroffenen auch als psychosomatisch krank diagnostiziert und erhalten z. T. jahrelange Psychotherapien, die zwar helfen können zu lernen, mit der Krankheit umzugehen, den Gesundheitszustand aber in der Regel nicht gravierend verbessern.

An anderer Stelle schreibt Lia S., die Autorin des oben genannten Beispiels: *„In der Patientenverfügung darf man wünschen, dass man nach dem Tod obduziert wird. Damit dann erfahren wird, warum man gestorben ist. Dass man aber lebend von Medizinern untersucht wird: Das darf man sich nicht wünschen und stirbt deswegen an medizinisch unterlassener Hilfeleistung. Ist das nicht irgendwie pervers? Und wo ist der Punkt 'Lebend-Obduktion'? Wenn die Pathologen anscheinend die sind, welche das Interesse daran haben, warum man stirbt? Warum warten selbige, bis man tot ist? Ich such mir mal einen Pathologen. Ich hoffe doch, dass ich einen Termin bekomme."*

Differentialdiagnostisch wird in der Regel auf folgende andere Krankheiten getestet: Pfeiffer'sches Drüsenfieber, Lyme-Borreliose und weitere chronische Infektionen, Multiple Sklerose, Lupus, Hypothyreose (Schilddrüsen-Unterfunktion), Fibromyalgie („Weichteil-Rheuma"), Depressionen, Insomnie (Schlafstörungen), Herzinsuffizienz, Anämien, Hepatitis, Krebs, HIV, Morbus Addison und Alkoholismus.

Problem der Behandlung ist, dass viele Ärzte diese Erkrankung nicht kennen und jeder Betroffene unterschiedliche Symptome und einen unterschiedlichen Krankheitsverlauf hat, und es daher völlig verschiedene Arten der Therapie erfordert, um die Symptome zu lindern. Aufgrund des post-exertionalen Unwohlseins müssen die Betroffenen lernen, Situationen der Überforderung zu meiden und regelmäßige Pausen einzufügen, wenn sie etwas abarbeiten müssen. Dieses Pausen-Management ist, neben der Behandlung der meist vorhandenen chronischen Infektionen, einer der wichtigsten Punkte im Umgang mit dem chronischen Erschöpfungssyndrom, da der Betroffene nach einer einmaligen körperlichen oder geistigen Überlastung oft tagelang nicht mehr aus dem Bett herauskommt. In schweren Fällen muss der CFS-Kranke beatmet, katheterisiert und künstlich ernährt werden

Gerade am Anfang kann das Führen einer „Energiebilanz" in Form eines Tagebuchs oder einer Leistungskurve für den Patienten sinnvoll sein, um seine eigenen Grenzen frühzeitig zu erkennen. „Pacing" mit Hilfe einer Pulsuhr (weil der Puls sofort sehr empfindlich reagiert), kann dabei helfen, Überlastungen frühzeitig zu erkennen und einen Crash zu vermeiden.

Trotz verstärkter Forschungsanstrengungen bleibt CFS ein komplexer Zustand, bei dem das Finden möglicher Ursachen und Ansätze zur Heilung einem mühsames Puzzlespiel gleichen.

# 3. Schmerz

## 3.1 Schmerz: Warum tut es weh?

*"Ein Indianerherz kennt keinen Schmerz"* lautet eine häufig zitierte Lebensweisheit, und viele Patienten mit dauerhaften Schmerzen hätten gerne das Herz von Winnetou, Sitting Bull oder Chingachgook. Da die wenigsten von uns die Chance haben, es in diesem Leben noch zum Indianer zu bringen, werden wir vermutlich mit der Pein irgendwie weiterleben müssen. Wenn einem etwas wehtut, fragt man sich aber spontan: Was hat das für einen Sinn? Warum hat Mutter Natur nicht einfach nur schöne Gefühle geschaffen?

Die Biologie hat das Gefühl von Schmerzen erfunden, da es uns davon abhält, denselben Fehler zweimal zu machen. Ein Tier, das sich z. B. an einem Dornenstrauch verletzt hat, macht die Erfahrung, dass das mit unangenehmen Schmerzen verbunden ist. Das Tier merkt sich dieses Erlebnis und wird künftig solche stachligen Büsche meiden. Da Tiere im rationalen Denken meist nicht wirklich gut sind, musste die Natur hier einen brutalen, aber einfachen Weg einschlagen, und das unvorsichtige Tier einfach mit unangenehmen Gefühlen bestrafen. Auch Kleinkinder lernen meist relativ rasch Verhaltensweisen zu

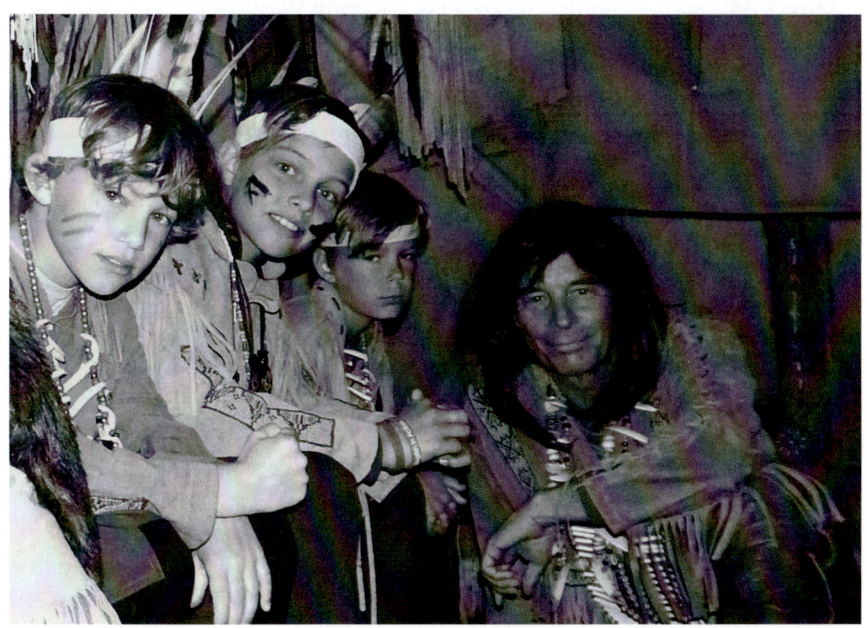

vermeiden, die zu Schmerzen führen. Erwachsene sollten so klug sein, risikobehaftete Verhaltensweisen zu vermeiden, aber die Erfahrung zeigt, dass viele Menschen diesbezüglich erstaunlich unvernünftig sein können.

Es gibt allerdings Menschen, die aufgrund einer genetischen Schädigung unfähig sind, Schmerzen zu spüren. Schon als Kind haben sie eine sehr hohe Gefährdung durch Unfälle, da sie nichts daraus lernen, wenn sie sich beim Herumtollen verletzt haben. Man nennt diese Erkrankung *„hereditäre sensorisch-autonome Neuropathie"* (HSAN) oder auf Englisch die *„Congenital Insensitivity to Pain with Anhidrosis"* (CIPA). Umgekehrt gibt es auch Menschen, die ab der Geburt ein zu stark funktionierendes, übersensibles Schmerzsystem haben oder solche, die z. B. bereits Wärme, Kälte und sogar zärtliches Streicheln als Schmerz empfinden.

Der normale Mensch zuckt sofort zurück, wenn er aus Versehen an etwas Heißes gerät. Dies verhindert größere Verbrennungen. Manche Schlaganfall-Patienten haben nicht nur eine Halbseitenlähmung, sondern oft ist auch jegliches Gefühl für diese Körperteile verlorengegangen. Eine meiner Patientinnen hatte einmal ihre gelähmte Hand beim Kochen auf den Herd gelegt, ohne zu spüren, wie heiß dieser war. Erst durch den angekokelten Geruch merkte sie, dass ihre Hand dabei war zu verbrennen. Weh tat es ihr nicht, denn das Hirnareal, in dem der Schmerz hätte gespürt werden sollen, war durch den Schlaganfall zerstört.

Schmerz hat beim gesunden Menschen also eine Warnfunktion. Er hilft uns, rasch zu reagieren, wenn irgendetwas unseren Körper verletzt und er hilft uns, künftig solche Situationen zu vermeiden. Aber warum tut es oft so verdammt lange weh? Eine Wunde, die gerade am Verheilen ist, würde sofort wieder aufreißen und sie würde erneut bluten, wenn wir den Körperteil einfach weiter benutzen würden, als wenn nichts wäre. Der Schmerz zwingt uns hier, eine Schonhaltung einzunehmen, damit die Wunde verheilen und vernarben kann.

Es gibt aber nicht nur den Schmerz durch Verletzungen. Bei einer Grippe z. B. fühlen wir uns nicht wohl, haben Kopf- und Gliederschmerzen und legen uns damit ins Bett. Ebenso bei einer Magen-Darm-Infektion, wenn wellenartig durch den Körper laufende Bauchschmerzen uns quälen. Hier hat die Qual eine andere Funktion: Sie zwingt uns, dass wir uns schonen. Schmerzen, so unangenehm sie sind, unterstützen also hier den Kampf gegen böse Erreger.

Sogar Kopfschmerzen haben ihre Funktion. Oft weisen sie uns darauf hin, dass etwas nicht stimmt. Kann es sein, dass die Luft im Raum zu schlecht ist? Oder dass Sie zu wenig getrunken haben? Möglicherweise ist der Blutzuckerspiegel soweit abgesunken, dass das Gehirn nicht mehr richtig funktioniert oder Sie haben den ganzen Tag in verkrampfter Haltung vor dem Computer gesessen?

Vielleicht einen stressigen Arbeitstag gehabt? Oder einfach am Tag vorher zu viel Alkohol getrunken? Das Gehirn reagiert extrem sensibel auf viele Einflüsse, und wenn eine Erkrankung gerade erst beginnt, tauchen Kopfschmerzen oft als erstes Symptom auf.

Ein Problem, auf das gleich hier hingewiesen werden soll, ist, dass der vernunftbegabte Mensch es verlernt hat, auf die biologische Warnfunktion von Schmerzen zu hören. Für die meisten von uns ist der soziale Druck, Aufgaben und Pflichten erfüllen zu müssen, so massiv, dass wir verlernt haben, auf den Aufschrei unseres Körpers zu hören. Man schluckt ein paar Schmerztabletten, weil dringende Termine wichtiger erscheinen, als das eigene Leben. Man bedenkt dabei nicht, dass man damit die natürlichen Abläufe der Heilung im Körper stört. Das vom Menschen selbst geschaffene Arbeitssystem unserer modernen Zivilisation zwingt uns immer wieder, die eigene Gesundheit in der Rangliste ganz weit nach hinten zu stellen. Es ist klar, dass das nicht lange gutgehen kann.

## 3.2   Arten von Schmerzen

Weil Schmerz unterschiedliche Funktionen hat, gibt es auch unterschiedliche Arten von Schmerzen. Diese entstehen durch verschiedene Typen von Nervenzellen, die für die Auslösung verantwortlich sind (sog. Schmerzrezeptoren). Bei einer akuten Schnittverletzung kennt jeder den hellen, stechenden und gut lokalisierbaren Schmerz (Primärschmerz). Dieser geht nach einiger Zeit in einen eher dumpfen und ausgebreiteten Schmerz über (Sekundärschmerz). Der stechende Schmerz führt zum sofortigen Reflex, d. h. man zieht, ohne darüber nachdenken zu müssen, bei einer Verletzung sofort die Hand weg. Der dumpfe Sekundärschmerz dagegen erzwingt die Schonhaltung. Außerdem unterscheidet man den Oberflächenschmerz (in der Haut), den Tiefenschmerz (z. B. Kopfschmerzen) und den Eingeweideschmerz („Bauchschmerzen").

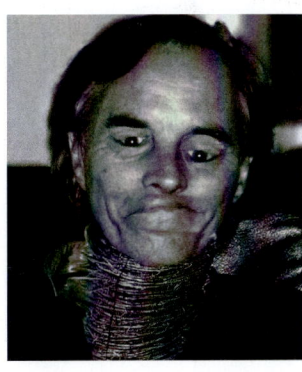

Halsschmerzen, damit fängt es meist an. Kann am nächsten Tag wieder weg sein, kann auch vier Wochen dauern und zwischendurch so richtig doll wehtun.

**Schmerzbeschreibung**: Wie fühlen sich Ihre Schmerzen an? Oft kann es dem Arzt, Apotheker oder Therapeuten helfen, wenn Sie die Art Ihrer Schmerzen möglichst genau beschreiben können.

• *Mein Schmerz ist ...*

| | | |
|---|---|---|
| ☐ ausstrahlend | ☐ klopfend | ☐ schneidend |
| ☐ bohrend | ☐ lähmend | ☐ schwer |
| ☐ brennend heiß | ☐ mahlend | ☐ stechend |
| ☐ drückend | ☐ nagend | ☐ wellenförmig |
| ☐ dumpf | ☐ piekend | ☐ zerquetschend |
| ☐ durchdringend | ☐ pulsierend | ☐ zwickend |
| ☐ juckend | ☐ reißend | ☐ _____ |
| ☐ klemmend | ☐ scharf | ☐ _____ |

Außerdem kann es wichtig sein zu erfahren, wie Sie auf den Schmerz reagieren:

• *Der Schmerz ist für mich ...*

| | gar nicht | eher nicht | weder/ noch | eher ja | ja |
|---|:---:|:---:|:---:|:---:|:---:|
| aufreibend | ☐ | ☐ | ☐ | ☐ | ☐ |
| beängstigend | ☐ | ☐ | ☐ | ☐ | ☐ |
| befreit mich von unangenehmen Arbeiten | ☐ | ☐ | ☐ | ☐ | ☐ |
| behindernd | ☐ | ☐ | ☐ | ☐ | ☐ |
| bestrafend | ☐ | ☐ | ☐ | ☐ | ☐ |
| beunruhigend | ☐ | ☐ | ☐ | ☐ | ☐ |
| einschränkend | ☐ | ☐ | ☐ | ☐ | ☐ |
| entlastend von Alltagspflichten | ☐ | ☐ | ☐ | ☐ | ☐ |
| ermüdend | ☐ | ☐ | ☐ | ☐ | ☐ |
| erschöpfend | ☐ | ☐ | ☐ | ☐ | ☐ |
| grausam | ☐ | ☐ | ☐ | ☐ | ☐ |
| hält mir unangenehme Menschen vom Leib | ☐ | ☐ | ☐ | ☐ | ☐ |
| nervtötend | ☐ | ☐ | ☐ | ☐ | ☐ |

| | gar nicht | eher nicht | weder/ noch | eher ja | ja |
|---|---|---|---|---|---|
| schlafraubend | ☐ | ☐ | ☐ | ☐ | ☐ |
| Übelkeit erregend | ☐ | ☐ | ☐ | ☐ | ☐ |
| wie ein alter Bekannter | ☐ | ☐ | ☐ | ☐ | ☐ |

Um aktiv etwas gegen seine eigenen Schmerzen unternehmen zu können, ist es wichtig zu verstehen, wie das Gefühl *„es tut weh"* eigentlich entsteht. Ursache sind Millionen kleiner Nervenzellen, die fast überall im Körper vorhanden sind. Diese Neurone sind hochspezialisiert darauf, Einflüsse festzustellen, die den Körper schädigen können. Man nennt sie Schmerzrezeptoren (Nozizeptoren). Sie befinden sich in besonders großer Anzahl zum Beispiel in der Haut und reagieren nicht nur auf Schnittverletzungen, sondern auch auf Quetschungen, Prellungen oder übermäßige Dehnungen und Zerrungen und natürlich auch auf Hitze oder Kälte. Bei vielen Verletzungen schwillt das Gewebe an, auch hierdurch werden diese Neurone langfristig gereizt.

Werden diese Nervenzellen stimuliert, dann erzeugen sie einen winzigen elektrischen Impuls, der in Richtung Wirbelsäule weitergeleitet wird. Das Rückenmark ist in der Lage, bei akuter Verletzung einen Reflex zu erzeugen, d. h. ohne bewusstes Nachdenken reißen wir die Hand von der heißen Herdplatte weg. Vom Rückenmark aus läuft dieser Schmerzimpuls in Richtung Gehirn. Hier passiert er den Thalamus, die wichtigste Steuerzentrale des Gehirns. Der Thalamus aktiviert einige Hirnzentren, damit diese darüber informiert werden, dass eine Gefährdung vorhanden war oder noch ist. Das nächste wichtige Zentrum, das hierbei aktiviert wird, ist das sogenannte „Limbische System"; es ist der wesentliche Sitz unserer Emotionen und erzeugt bei einem Schmerz zum Beispiel das Gefühl von Schreck, Angst und Unwohlsein. Erst dann wird die Schmerzempfindung an die Großhirnhälften weitergeleitet, die für unser bewusstes Denken verantwortlich sind. Hier gibt es ein Hirnareal, mit dem wir jedes einzelne Körperteil fühlen und bewegen können (somatosensorischer Cortex). Erst hier entsteht das eigentliche Schmerzerleben. Wenn Sie sich etwa den großen Zehn gestoßen haben, tut dieser weh. Strenggenommen ist dabei für die empfundene Qual im Wesentlichen ihr Gehirn zuständig. Hier werden Verbünde von Nervenzellen aktiv, die das Schmerzerleben produzieren. Nun würde es nichts nützen, wenn dabei die entsprechende Stelle im Gehirn wehtut, daher projizieren diese Nervenzellen den Schmerz zurück auf Ihren großen Zeh, wo die Pein entstanden ist.

Dies erklärt auch die Phantomschmerzen nach einer Amputation. Solche Phantomschmerzen entstehen manchmal, wenn ein Körperteil amputiert wurde. Da das dazu gehörige Hirnareal ja noch vorhanden ist, kommt es oft vor, dass die Person das nicht mehr existente Glied aber dennoch weiterhin zu spüren glaubt. Viele Patienten mit Amputationen können das nicht-vorhandene Körperteil in ihrer Vorstellung weiterhin bewegen, manche spüren Schmerzen in Armen oder Beinen, die es gar nicht mehr gibt.

Es ist wichtig zu verstehen, dass der Schmerz eigentlich im Gehirn gespürt wird und nicht in dem schmerzenden Körperteil. Nur wenn man diesen Ablauf verstanden hat, wird einem auch klar, was man gegen Schmerzen tun kann.

Die Schmerzverarbeitung hört im sensorischen Areal nicht auf, sondern die Information *„Es tut weh!!!"* wird nun an Hirnteile weitergeleitet, mit denen wir nachdenken. Hier erfolgt eine Bewertung der Schmerzen und Überlegungen, was man dagegen unternehmen kann, etwa Pflaster oder Verbandszeug holen, eine Kopfschmerztablette einnehmen, Kamillentee trinken oder den Notarzt rufen.

Schmerz wird also auf unterschiedlichen Stufen verarbeitet. Wissenschaftler haben in der sogenannten *„Gate-Control*-Theorie" mehrere Durchgangsstadien unterschieden, denen jeweils eine spezifische Schmerzerfahrung entspricht:

- Die *sensorisch-diskriminative Komponente* beschreibt das Feuern von Schmerzrezeptoren, deren Erregung Informationen über Beginn, Ende, Ort und Intensität vermittelt.
- Die *vegetative Komponente* bezieht sich auf autonom ablaufende Veränderungen z. B. der Hautgefäße, des Blutdrucks, der Herzfrequenz und der Atmung. Beim Eingeweideschmerz werden hierdurch auch Übelkeit, Erbrechen und Schweißausbruch ausgelöst.
- Die *motorische Komponente* umfasst reflexives Zurückziehen des schmerzenden Körperteiles wie auch regelrechte Fluchtreaktionen. Beim Tiefen- und Eingeweideschmerz kommt es oft zu Muskelverspannungen mit zum Teil seltsamen Körperhaltungen; auch Schaukelbewegungen zur Schmerzeindämmung gehören hierher.
- Schmerz löst fast immer unlustbetonte Emotionen aus. Das *affektiv-motivationale System* bewertet die Schmerzreize nach emotionalen Kriterien. Meist wird Angst ausgelöst, bei dauerhaften Qualen auch Depressionen. Wenn der Schmerz durch einen Angriff entstanden ist, kann auch Wut entstehen, die dabei hilft sich zu wehren. Dies erklärt, warum ein Teil chronisch kranker Schmerzpatienten ängstlich-depressiv wirkt, ein anderer Teil sich aber aggressiv-gereizt verhält.
- Die *kognitiv-bewertende Komponente* beurteilt das Schmerzerleben z. B. als *„bedrohlich"* oder *„nicht lebensbedrohlich"* und vergleicht es mit früheren Schmerzen.

## 3.3    Das Schmerzgedächtnis

Das Gehirn ist lernfähig. Wir machen ständig neue Erfahrungen und speichern neues Wissen ab. In einer Umwelt, die sich stetig verändert, ist es wichtig, sich immer wieder anpassen zu können. Unser Gehirn meistert diese Aufgabe, indem sich beim Lernen neuer Informationen kleine Verknüpfungen zwischen Nervenzellen bilden. Wenn Sie englische Vokabeln pauken, dann bilden sich solche „Synapsen" in einem Verbund von Nervenzellen, die für die Sprache zuständig sind. Wenn Sie beginnen, das Gitarrespielen zu erlernen, dann verbinden sich winzig kleine Verästelungen in dem Hirnbereich, in dem neue Bewegungsabläufe gespeichert werden. Jedes Mal, wenn Sie die Vokabeln erneut üben oder jedes Mal, wenn Sie die Griffe auf der Gitarre trainieren, werden diese neuen Synapsen kräftiger. Die zunächst zarte Verbindung, in der die neue Kenntnis oder Fähigkeit abgespeichert wird, wird umso fester, je öfter sie benutzt wird. Das fand der Kanadier Donald Hebb mit seinem Gesetz „*What fires together, wires together*" heraus (d. h.: Nervenzellen, die gemeinsam erregt werden, verknüpfen sich immer fester). Aus einem neuronalen Waldweg wird ein Pfad. Aus dem Pfad eine Straße. Aus der Straße eine Autobahn.

Das Ganze funktioniert natürlich auch umgekehrt. Das Gehirn ist von einem festen Schädelknochen umgeben, d. h. es kann sich nicht beliebig vergrößern. Die Ausbildung neuer Verknüpfungen im Gehirn kostet aber Platz, der in der Enge des Schädels irgendwann nicht mehr vorhanden ist. Daher „löscht" unser Gehirn ständig nicht gebrauchtes Wissen. Wenn Sie die gelernte englische Vokabel über Jahre hinweg nicht mehr aktiv benutzen, dann werden Sie diese irgendwann nicht mehr wissen. Man bezeichnet diesen uns allen nur zu gut bekannten Vorgang als Vergessen. Er liegt daran, dass Verknüpfungen im Gehirn, die nicht benutzt werden, mit der Zeit immer dünner werden. Benutzt niemand mehr die oben genannte Autobahn, dann wächst sie allmählich wieder zu und verschwindet mit der Zeit.

Ebenso läuft das im Gehirn ab, wenn wir neues Wissen lernen und wieder vergessen. Hierbei werden beim Lernen nicht nur die Verknüpfungen fester, sondern die Hirnbereiche, die sehr häufig benutzt werden, vergrößern sich sogar zu Lasten der angrenzenden Gebiete. Menschen, die Klavier spielen, bekommen im Lauf der Zeit sehr viel größere Areale im Gehirn, die für die Bewegung jedes einzelnen Fingers zuständig sind. Nur so können sie virtuos das Instrument bedienen. Sportler dagegen haben größere Hirnbereiche für komplexe Bewegungsabläufe und Dolmetscher größere Zentren für Fremdsprachen. So passt sich unser Gehirn in Lauf der Zeit an die Aufgaben an, die wir im Leben erfüllen müssen.

Und nun wird es wichtig für Sie: Was hat das mit Schmerzen zu tun? Auch durch Schmerzen wird das Gehirn stimuliert. Es „lernt" den Schmerz. Wenn ein Körperteil dauerhaft wehtut, dann verstärken sich die Nervenverbindungen zwischen diesem Körperteil und dem Gehirn immer weiter. Und der Teil im Gehirn, der für den Schmerz in diesem Areal des Körpers verantwortlich ist, wird immer größer. Je mehr und je länger man die Schmerzen hat, um so dominanter wird dieses Hirnareal. Oft zwingt die Pein uns auch, uns hinzulegen, und wenn dann jede Ablenkung fehlt, konzentriert man sich automatisch auf die Qualen, die man spürt. Die Lenkung der Aufmerksamkeit auf den Schmerz lässt dann das Hirnareal, in dem der Schmerz gespürt wird, noch übermächtiger werden.

**Schmerz kann man erlernen.**

Man bezeichnet dies als „Schmerzgedächtnis". Das Gefühl, dass ein bestimmter Körperteil wehtut, hat sich fest verkabelt und wird immer dominanter, je länger und stärker die Qualen andauern und je mehr wir uns darauf konzentrieren. Dieses dominante Schmerzsystem wird dann immer sensibler. Es reagiert zu-

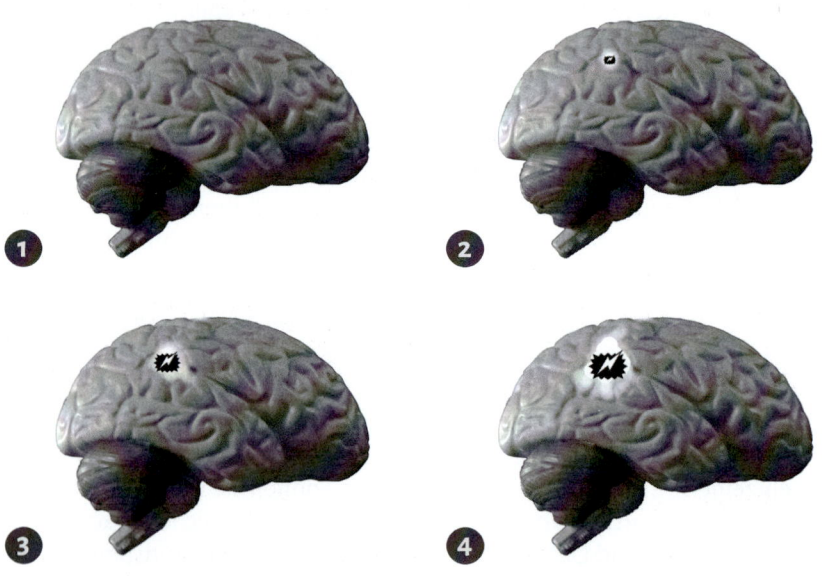

Je häufiger man Schmerzen hat, umso größer, aktiver und dominanter wird das entsprechende Gehirnareal.

nehmend mehr auf Reize, die eigentlich lächerlich sind. Kleidungsstücke, deren Tragen wir sonst ja kaum bemerken, drücken auf die schmerzende Hautstelle und lösen Schmerzen aus. Beim Liegen im Bett, sonst als bequem und angenehm empfunden, wird dieses Schmerzgedächtnis stimuliert, und man findet keine Position mehr, in der man es längere Zeit aushält. Schließlich ist das Schmerzgedächtnis dauerhaft so übererregt, dass Berührungen, Streicheln oder sogar das Streichen mit einer Feder beim Betroffenen Schmerzen auslösen.

Um das Schmerzgedächtnis zu verkleinern, müsste man einfach nicht mehr auf die Schmerzen achten; das schafft aber kaum jemand. Schmerzen sind eine so durchdringende Erfahrung, dass es oft unmöglich ist, sie zu ignorieren. Der Schmerz erzwingt die Beachtung. Die einzige Möglichkeit bei chronischer Pein das Schmerzgedächtnis wieder zu verkleinern, ist meist pharmakologischer Art. Man muss die Weiterleitung der Schmerzen zum Gehirn langfristig und drastisch unterbrechen. Der Patient muss sehr lange Zeit völlig schmerzfrei sein. Das geht oft nur mit hoher Dosierung von entsprechenden Medikamenten bis hin zu Opiaten, die wiederum diverse Nebenwirkungen haben können. Das Ganze muss also unter ärztlicher Anleitung und Überwachung erfolgen.

> **Bitte reden Sie mit Ihrem Haus- oder Facharzt über die optimale Medikamentierung. Suchen Sie ggf. einen Arzt auf, der auf die Behandlung chronischer Schmerzen spezialisiert ist. Versuchen Sie eine Medikamentendosis zu finden, mit der sie überwiegend nahezu völlig schmerzfrei sind. Versuchen Sie erst nach rund einem Jahr diese Medikamente vorsichtig zu reduzieren.**

Viele Menschen nehmen nicht gerne Medikamente. Um das Schmerzgedächtnis aber zu verkleinern, ist es wichtig, sehr lange Zeit absolut gar keine Schmerzen mehr zu spüren. Jedes Mal, wenn man den Schmerz wieder spürt, wird das Schmerzgedächtnis wieder aktiviert, und der bislang erreichte Erfolg kann dadurch gefährdet werden.

## 3.4 Falsche Freunde

Wenn Sie die Einleitung in das Schmerz-Kapitel aufmerksam gelesen haben, wissen Sie noch, dass Schmerz auch seine sinnvollen Seiten hat. Er dient dem Schutz vor einer Verletzung des Körpers, warnt uns künftig vor ähnlichem Verhalten und zwingt uns zur Ruhe. Gerade durch den Schmerz wird der Betroffene dann auch bereit, sein Verhalten zu ändern. Häufige Schmerzen führen zum Beispiel dazu, dass man sich Gedanken macht, woher der Schmerz kommt und man wird bereit, seine Lebensweise zu verändern und künftig gesünder zu leben.

---

**Alltagshypothesen über die Ursache der Symptomatik müssen nicht immer richtig sein und können das Leben erheblich einschränken.**

---

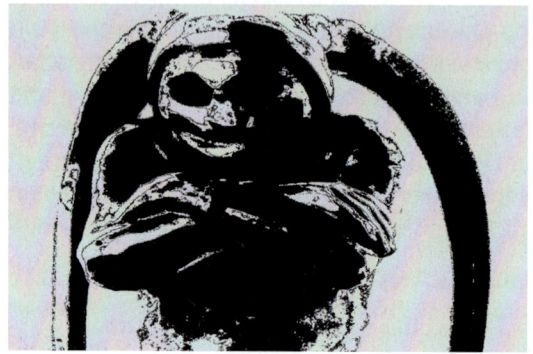

Schmerz ist ein Dämon, der das Leben zerstören kann.

Ein Problem, das fast alle Patienten mit chronischen Erkrankungen haben, ist, dass man immer wieder Hypothesen bildet, was die Schmerzen auslöst. In der Regel überprüft man diese Vermutungen nicht in einem wirklich wissenschaftlichen Sinn. Wenn man etwa die Vermutung hat, dass z. B. Kopfschmerzen nach dem Genuss von Käse schlimmer werden, müsste man strenggenommen einen „Provokationstest" machen. D. h. man isst viel Käse und wartet ab, ob am nächsten Tag wirklich Kopfschmerzen auftreten. Das alleine reicht aber eigentlich auch noch nicht, denn eventuell treten dann Kopfschmerzen nur deswegen auf, weil man dann regelrecht darauf wartet, dass die Kopfschmerzen auftauchen. Also müsste jemand anderes mehrere Mahlzeiten zubereiten, von denen nur diese Person weiß, ob dort Käse enthalten ist oder nicht. Das ist zwar möglich, aber für den Alltag meist zu kompliziert und wird daher in der Regel nur in speziellen Kliniken geprüft. Soweit möglich ist es besser, als einen Provokationstest zu machen, einen vermuteten Risikofaktor einige Zeit wegzulassen und zu schauen, ob es einem dann besser geht.

Da man diese subjektiven Theorien zur Krankheitsentstehung leider oft nicht wirklich systematisch überprüfen kann, glauben die meisten Menschen an die Richtigkeit ihrer Vermutungen: *Sandra Müller-Schmidt leidet unter chroni-*

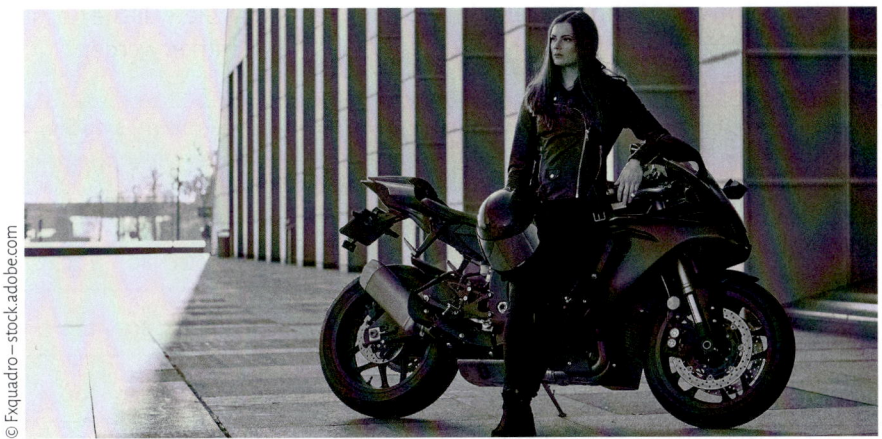

schen Kopfschmerzen. *Nach dem Genuss von Erdnussbutter hat sie das Gefühl, dass die Kopfschmerzen zunehmen, also verbannt sie künftig sämtliche Erdnuss-haltigen Nahrungsmittel völlig aus ihrem Leben. Dennoch treten weiterhin Schmerzen auf. Sandra spürt nach einer Party verstärkte Schmerzen, also geht sie nie wieder auf eine Party. Sie leidet am Tag nach einem ausgiebigen Geschlechtsverkehr unter körperlichen Qualen, also vermeidet sie künftig jeden Sex. Trotzdem geht es ihr nicht besser. Frau Müller-Schmidt war mit ihren Freundinnen im Zoo, dort stank es, am Abend hat sie starke Kopfschmerzen und künftig meidet sie alle Tiere und sämtliche Situationen, in denen es streng riechen könnte, bis hin zum Auftragen von Parfüm. Sie macht eine Motorrad-Tour, am nächsten Tag hat sie so richtig starke Kopfschmerzen, also verkauft sie ihr Motorrad.*

Auf diese Art und Weise werden immer mehr Verhaltensweisen aus dem eigenen Leben ausgeklammert, die eigentlich Spaß machen könnten. Das Leben wird immer fader, die Erkrankung terrorisiert den Betroffenen. Hinzu kommt, dass gleichzeitig Theorien darüber gebildet werden, was gesund ist. Frau Müller-Schmidt trinkt ein Glas Rotwein, daraufhin geht es ihr (eventuell nur zufälligerweise!) am nächsten Tag besser. Die Folge kann nun sein, dass solche Mengen an Rotwein getrunken werden, dass das mit Sicherheit auch nicht mehr gesund ist.

So kerkert der Schmerzpatient sich in einem selbstgemachten Käfig immer weiter ein. Auf der einen Seite werden viele Verhaltensweisen vermieden, die etwas Lebensfreude bringen könnten, aber auf der anderen Seite gibt es Dutzende immer wiederkehrender Rituale von angeblich gesunden Verhaltensweisen, die Zeit kosten und den Gesundheitszustand vielleicht sogar durch die pure Übermäßigkeit eher noch schädigen.

Überlegen Sie einmal: Welche Verhaltensweisen vermeiden Sie, weil Sie Angst haben, dass Ihre Schmerzen oder Ihr Unwohlsein dadurch stärker werden?

| Verhaltensweise | Wie sicher (in Prozent) sind Sie, dass dadurch das Unwohlsein **wirklich** zunimmt? |
|---|---|
| | 0 — 20 — 40 — 60 — 80 ···· 100 % |
| | 0 — 20 — 40 — 60 — 80 ···· 100 % |
| | 0 — 20 — 40 — 60 — 80 ···· 100 % |
| | 0 — 20 — 40 — 60 — 80 ···· 100 % |
| | 0 — 20 — 40 — 60 — 80 ···· 100 % |

Wenn Sie sich Ihre Liste nun anschauen, welche der Verhaltensweisen, die Sie strikt meiden, möchten Sie eventuell doch wieder ausführen, weil sie ihnen eigentlich Spaß gemacht hat? Mit welchen wollen Sie vielleicht ausprobieren, ob ihre Theorie stimmt und Sie wirklich mit Schmerzen reagieren?

Überlegen Sie nun einmal: Welche Verhaltensweisen führen Sie sehr häufig durch, weil Sie das Gefühl haben, dass sich Ihre Schmerzen dadurch verringern? Gibt es regelrechte Rituale, die Sie täglich durchführen, um den Schmerz zu bändigen?

| Verhaltensweise | Wie sicher (in Prozent) sind Sie, dass dadurch die Schmerzen **wirklich** geringer werden? |
|---|---|
| | 0 — 20 — 40 — 60 — 80 ···· 100 % |
| | 0 — 20 — 40 — 60 — 80 ···· 100 % |
| | 0 — 20 — 40 — 60 — 80 ···· 100 % |
| | 0 — 20 — 40 — 60 — 80 ···· 100 % |
| | 0 — 20 — 40 — 60 — 80 ···· 100 % |

Wenn Sie sich Ihre Liste nun anschauen, welche der Verhaltensweisen, die Sie sehr häufig durchführen, belasten eigentlich Ihr Leben, rauben Ihnen Zeit, oder haben vielleicht sogar negative Auswirkungen, weil Sie es viel zu häufig machen? Mit welchen wollen Sie vielleicht ausprobieren, ob ihre Theorie stimmt und Sie wirklich mit Schmerzen reagieren, wenn Sie die Handlung versuchsweise mal weglassen?

## 3.5    Revolution gegen den Tyrannen

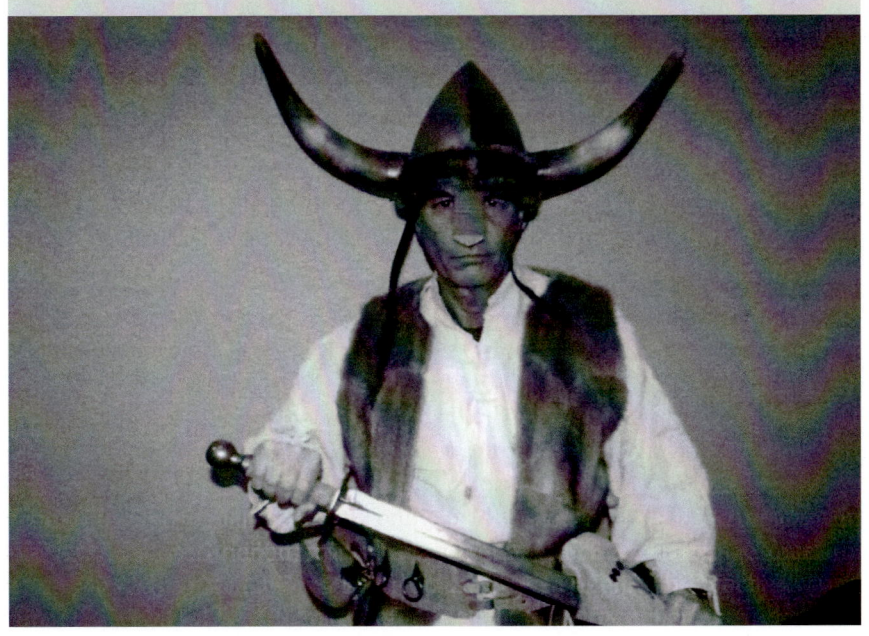

*Lassen Sie nicht zu,*
*dass die Schmerzen Ihr Leben tyrannisieren!*
*Versuchen Sie,*
*trotz der Schmerzen möglichst viele Dinge zu tun,*
*an denen Sie Freude haben!*

## 3.6   Schmerztagebuch

Nachdem Sie jetzt in der ersten Übung vielleicht einige falsche Freunde und hilfreiche Feinde identifiziert haben, die aufgrund naiver Zufallsbeobachtungen entstanden sind, wollen wir den Ursachen für Ihren Schmerz etwas akribischer auf den Grund gehen.

Ihre Krankheitssymptome sind mit Sicherheit nicht jeden Tag und zu jeder Stunde gleich stark. Sie schwanken in der Intensität. Mal geht es Ihnen relativ gut und mal grottenschlecht. Auch bei chronischen Schmerzen gibt es Einflussfaktoren, die sich auf das Schmerzerleben auswirken. Oft bedarf es zweier oder dreier negativer Einflussfaktoren, die sich aufaddieren, damit es zum Unwohlsein kommt oder damit ein stetig vorhandener Schmerz ins Unerträgliche wächst. Eventuell wird Ihre Pein stärker, wenn Sie Sorgen oder Stress haben, wenn es draußen zu heiß oder zu kalt ist, wenn Sie etwas gegessen oder getrunken haben, das Sie nicht vertragen? Denken Sie an das Multikausalitätsprinzip und die bereits besprochenen Kapitel: Haben Hormonschwankungen Einfluss auf Ihre Schmerzen? Nahrungsmittel-Intoleranzen? Zu wenig getrunken? Unregelmäßiges Essen? Unregelmäßiger Schlaf?

---

**Durch welche Einfluss-Faktoren schwankt Ihr Gesundheitszustand? Finden Sie systematisch heraus: Wodurch geht es Ihnen besser? Wodurch schlechter?**

---

Vielleicht gibt es auch positive Einflussfaktoren? Eventuell geht es Ihnen bei warmen Wetterlagen besser als bei kalten? Vielleicht haben auch bestimmte Nahrungsmittel oder Getränke einen positiven Einfluss? Geht es Ihnen besser, wenn Sie positive Erlebnisse hatten? Können Tabletten das Schmerzerleben verändern?

Es gibt unzählige Faktoren, die möglicherweise einen Einfluss haben können. Hier lohnt es sich, ein sogenanntes „Schmerztagebuch" zu führen. Man muss über einen längeren Zeitraum hinweg möglichst penibel Buch darüber führen, was man gegessen und getrunken hat, welche Medikamente eingenommen wurden, ob man schöne oder traurige oder stressige Erlebnisse hatte, und Frauen sollten auch ihren Hormonstatus eintragen. Daneben protokolliert man das Ausmaß der Symptome. Nach rund vier bis sechs Wochen sollte man dieses Tagebuch analysieren: Schauen Sie sich an, wann es Ihnen besonders schlecht ging. Finden Sie an diesem Tag oder am Tag vorher ähnliche Einflüsse, z. B. immer, wenn Sie Alkohol getrunken haben, geht es Ihnen am nächsten

Tag schlechter? Versuchen Sie hier, wie ein Detektiv, herauszufinden, ob und welche Gemeinsamkeiten es gibt, die einer Verstärkung der Symptome vorausgegangen sind.

Schauen Sie sich dann die guten Tage an, an denen Sie wenig oder gar keine Schmerzen hatten. Finden Sie hier auch vorausgehende Auslöser? Vielleicht geht es Ihnen immer besonders gut, wenn Sie am Tag vorher einen Spaziergang gemacht haben? Wenn Sie Auslöser für die Verstärkung von Schmerzen gefunden haben, dann können Sie diese künftig meiden. Wenn Sie Dinge gefunden haben, die dazu geführt haben, dass es Ihnen bessergeht, dann sollten Sie solche Sachen künftig häufiger tun. Fallen Sie aber nicht auf Zufälle herein. Wenn Sie Vermutungen haben, was ihren Schmerz verstärkt oder abschwächt, dann sollten Sie das noch längere Zeit beobachten, mit Ihrem Arzt besprechen oder vielleicht tatsächlich den oben beschriebenen „Provokationstest" durchführen bzw. den vermuteten Risikofaktor für einige Zeit entziehen. Das Tagebuch darf nicht zur Folge haben, dass Sie sich nur wieder erneut einkerkern und in sinnlosen Verboten oder Ritualen verlieren.

| Datum | Essen, Trinken, Medikamente | Freuden, Glück, Sorgen, Nöte | Bewegung, Sport, frische Luft | Gesundheitszustand (in Schul-Zensuren) |
|---|---|---|---|---|
| Mo | Frühstück wie immer, mittags nur ein belegtes Baguette, abends Brot mit Käse. | Über den Chef geärgert! Hektik im Betrieb. | Keine, ganzen Tag gearbeitet. | Vormittags 1−**2**−3−4−5−6 nachmittags 1−2−**3**−4−5−6 abends/nachts 1−2−3−4−**5**−6 |
| Di | Frühstück wie immer, mittags Pizza, abends Brot mit Salami, 1 Apfel | Schlecht geschlafen. Morgens üble Kopfschmerzen, eine Kopfschmerztablette, sonst nichts Besonderes. | Abends eine Stunde Fitness. | Vormittags 1−2−3−4−5−**6** nachmittags 1−2−3−4−**5**−6 abends/nachts 1−2−3−**4**−5−6 |
| Mi | | | | Vormittags 1−2−3−4−5−6 nachmittags 1−2−3−4−5−6 abends/nachts 1−2−3−4−5−6 |

## 3.7 Aufmerksamkeitslenkung

Der Mensch gewöhnt sich bekanntlich an alles. Leider gilt dieser Spruch nicht für Schmerzen. Während der Körper sich an fast alle anderen Lebensbedingungen irgendwie anpasst, tun chronische Schmerzen auch nach Jahren noch weh. Dennoch gibt es psychische Einflussgrößen: Konzentration auf einen zu erwartenden Schmerz verstärkt das Schmerzerleben. Verletzungen, die man sich unmerklich bei handwerklicher Arbeit zuzieht, spürt man oft kaum. Je bedrohlicher ein Schmerz erlebt wird, umso mehr tut er subjektiv weh. Interessanterweise kann Schmerzwahrnehmung durch soziale Faktoren verstärkt oder verringert werden. Masochisten empfinden bestimmte Schmerzreize sogar als lustvoll. Bei ständiger mütterlicher Fürsorge für das Herzeigen kleiner Wunden verstärkt sich die Schmerzwahrnehmung von Kindern. Aus anthropologischen Untersuchungen ist bekannt, dass einzelne Völker in Trancezuständen bei bestimmten kulturellen Handlungen Schmerzen gar nicht mehr spüren (z. B.: *„Feuerlaufen"*).

---

**Mit dieser Übung lässt sich die Intensität des Schmerzerlebens beeinflussen.**

---

Mit der folgenden Übung können sie feststellen, dass Sie Ihren Qualen nicht hilflos ausgeliefert sind, sondern dass Sie das Schmerzerleben durchaus beeinflussen können.

Am besten legen oder setzen Sie sich für diese Übung irgendwo hin, wo Sie ungestört sind. Gut ist es, wenn Sie dabei die Augen schließen können. Haben Sie gerade irgendwo Schmerzen? Dann konzentrieren Sie sich jetzt einmal auf diese Schmerzen. Falls Sie gerade keine Schmerzen haben, vielleicht drückt irgendwo ein Kleidungsstück, auf das Sie sich konzentrieren können? Zur Not können Sie auch einen Schmerzreiz erzeugen, indem Sie eine Wäscheklammer in die Hautfalte zwischen Daumen und Zeigefinger setzen oder einfach Ihre Fingernägel in den Handballen pressen.

Konzentrieren Sie sich jetzt gedanklich völlig auf den Schmerzreiz. Denken Sie nur noch daran, wie weh es tut und wo es schmerzt. Halten Sie den Zustand etwa eine Minute lang durch.

Wenden Sie nun Ihre gesamte Aufmerksamkeit der Außenwelt zu. Achten Sie genau auf die Außengeräusche. Vielleicht tickt eine Uhr, vielleicht hören Sie Straßenlärm oder das Reden von Menschen. Konzentrieren Sie sich völlig auf diese Außenwelt. Halten Sie auch das wieder etwa eine Minute lang durch.

Wenden Sie Ihre Gedanken nun wieder dem Schmerz zu. Spüren Sie den Unterschied. Während Sie vollkommen auf die Außenwelt konzentriert waren, ist der Schmerz mit Sicherheit etwas geringer und erträglicher geworden. Wenn Sie sich nun wieder darauf konzentrieren, wird die Pein sofort wieder schlimmer.

Zuwendung auf den Schmerz verstärkt also den Schmerz und Weglenkung der Gedanken vom Schmerz weg, schwächt das Schmerzerleben etwas ab.

Warum funktioniert das? Wir haben nur ein Bewusstsein und das kann nicht alle möglichen Dinge gleichzeitig beachten. Strenggenommen kann das menschliche Bewusstsein sich immer nur auf eine Sache konzentrieren. Sie können zum Beispiel einen Text lesen oder mit einer Bekannten telefonieren; aber Sie können nicht beides gleichzeitig tun. (Bei vielen Aufgaben lassen wir allerdings die Aufmerksamkeit so schnell zwischen zwei oder drei Aufgaben hin und her pendeln, dass uns das kaum auffällt. Autofahren und sich dabei unterhalten ist ein klassisches Beispiel.) Schmerz setzt sich aufgrund seiner Warnfunktion zwar gegen alles andere durch, dennoch können wir das subjektive Erleben von Schmerz verstärken, indem wir uns darauf konzentrieren und abschwächen, indem wir uns auf etwas anderes konzentrieren.

In der ersten Übung haben Sie gelernt, dass Sie den Schmerz durch Zuwendung Ihrer Aufmerksamkeit verstärken und durch Zuwendung Ihrer ganzen Konzentration auf etwas anderes abschwächen können. Womit können Sie sich ablenken? Das ist abhängig davon, was für Schmerzen Sie haben. Wenn die Art der Grunderkrankung es zulässt, dass Sie noch normale Arbeiten durchführen, können Sie möglicherweise Haus- oder Gartenarbeit erledigen. Bei stärkeren Schmerzen können Sie vielleicht ein Rätselheft oder Handarbeit ablenken. Wenn Sie zum Beispiel rheumatische Schmerzen haben, die im Liegen geringer sind, können Sie sich vielleicht in bequemer Haltung mit Lesen, Telefonieren oder Fernsehschauen ablenken. Bei rasenden Kopfschmerzen hilft oft nur noch Hinlegen und die Augen schließen, aber auch hier sind Sie dem Schmerz nicht hilflos ausgeliefert, denn Sie können sich zum Beispiel in eine Traumwelt begeben und sich in Ihrer Phantasie einfach auf schöne Erinnerungen konzentrieren.

Schreiben Sie hier einmal Ideen auf, womit Sie sich im konkreten Fall von Ihren Schmerzen ablenken könnten:

## 3.8    Das Schmerzbarometer

In der ersten Übung haben Sie gelernt, Ihren Schmerz mit Lenkung der Aufmerksamkeit auf- und abschwellen zu lassen. Wir wollen diese Übung nun verfeinern. Sie sollen noch besser lernen, Ihr Schmerzerleben zu beeinflussen.

Diese Übung ist etwas schwieriger. Sie wird vielleicht beim ersten Mal nicht gelingen. Sie sollten die Übung daher häufiger durchführen. Wenn sie klappt, können Sie damit die Schmerzintensität beeinflussen.

Legen Sie sich wieder hin, wenn Sie gerade Schmerzen haben, dann konzentrieren Sie sich wieder auf Ihren Schmerz. Wenn Sie gerade keine Schmerzen haben, dann können Sie wieder auf ein drückendes Kleidungsstück achten oder z. B. eine Wäscheklammer zwischen Daumen und Handballen setzen.

Schließen Sie die Augen und konzentrieren Sie sich auf den Schmerz. Auf einer Skala zwischen 0 (gar kein Schmerz) und 100 (maximal vorstellbarer Schmerz), wie stark ist der Schmerz etwa, den Sie jetzt spüren?

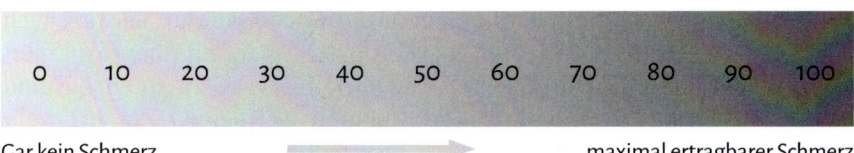

| 0 | 10 | 20 | 30 | 40 | 50 | 60 | 70 | 80 | 90 | 100 |

Gar kein Schmerz                                              maximal ertragbarer Schmerz

Sagen wir mal, der Schmerz, den Sie gerade spüren, liegt auf dieser Skala etwa bei 30 %. Spüren Sie das kurz. Konzentrieren Sie sich nun darauf, so dass die Schmerzintensität sich erhöht (z. B. auf den Wert von 40 %). Spüren Sie auch diese Intensität kurz. Lassen Sie den Wert der Schmerzen nun wieder auf den ursprünglichen Wert abfallen (d. h. auf 30 % in unserem Beispiel).

Wenn Sie das Schmerzerleben intensivieren können, dann können Sie es auch absenken. Blocken Sie nun den Schmerz ab, so dass sie ihn als geringer empfinden (z. B. auf einen Wert von 20 %). Ziehen Sie Ihre Aufmerksamkeit aus dem schmerzenden Körperteil ab. Hemmen Sie die Schmerzempfindung. Sie wollen den Schmerz einfach nicht spüren. Blenden Sie ihn aus dem Bewusstsein aus. Machen Sie das, bis Sie das Gefühl haben, dass Ihr Schmerz weniger geworden ist.

Falls diese Übung beim ersten Mal nicht klappt, macht das nicht. Es erfordert etwas Training, das Schmerzempfinden mental abzublocken. Wiederholen Sie diese Übung zu späteren Zeitpunkten immer wieder, bis Sie Ihr Schmerzerleben so beeinflussen können, dass Sie es schaffen, die Pein mental abzublocken.

# 4. Psychotherapeutische Methoden

## 4.1 Phantasiereise

Wenn Sie es schaffen, den Schmerz mental zu blockieren, können Sie möglicherweise noch einen Schritt weitergehen, um ihren Schmerz mindestens für einige Zeit auszublenden. Der amerikanische Psychologie-Professor Ronald Siegel berichtet in dem Kapitel *„Der Schrei"* seines Buches *„Halluzinationen – Expedition in eine andere Wirklichkeit"* von einem Mann, der entführt und dann auf unvorstellbar grausame Weise gefoltert wurde. Nachdem die Folter begonnen hatte, flüchtete er in eine Traumwelt, er begab sich mental in eine Landschaft am Strand, konzentrierte sein gesamtes Denken nur darauf und baute in seiner Phantasie sogar eine Sandburg, er spürte regelrecht wie seine Hände sich in den feuchten Sand gruben. Damit überlebte er den brüllenden Schmerz der Folter.

Ein solches als „Depersonalisation" bezeichnetes Erlebnis gilt sonst als psychische Störung. Allerdings kommen derartige Erlebnisse zum Beispiel auch in der Beschreibung von Patienten vor, die klinisch tot waren, aber reanimiert werden konnten. Viele von ihnen berichten davon, dass sie im „toten" Zustand das Gefühl hatten, ihren Körper zu verlassen und auch keinen Schmerz mehr spürten. Im Gegenteil: viele spürten ein Glücksgefühl.

Versuchen auch Sie, sich eine solche Traumwelt auszudenken, in die sie sich flüchten können, wenn die Schmerzen unerträglich werden. Vielleicht stellen Sie sich intensiv einen Urlaubsort vor, in dem Sie sich besonders wohlgefühlt haben? Vielleicht gibt es eine besonders schöne Erinnerung, in die Sie sich flüchten können? Vielleicht haben Sie Träume von irgendetwas, das Sie in der Zukunft noch erreichen wollen?

Schreiben Sie hier kurz eine solche Phantasiewelt auf, in die Sie sich mental flüchten können:

## 4.2 Entspannungstraining und Meditation

Der Einsatz von Entspannungsverfahren bei Schmerzerkrankungen kann schwierig sein, da zumindest die Progressive Muskelentspannung die Gedanken stark auf die Wahrnehmung des Körpers fokussiert. Allerdings führen Schmerzen immer auch zu Muskelverspannungen, die wiederum den Schmerz verstärken, wenn den ganzen Tag über eine Schonhaltung eingenommen und bestimmte Muskeln überproportional belastet werden. Daher kann man durch solche Verfahren durchaus eine Besserung erreichen. Optimal ist es, wenn Sie eine solche Entspannungsmethode in einer Gruppe erlernen, z. B. bieten Krankenkassen oder Volkshochschulen Kurse an, die fachlich begleitet werden, so dass ein Ansprechpartner da ist, wenn Sie mit einer der Übungen nicht zurechtkommen. Die autodidaktische Methode sollten Sie nur ausnahmsweise wählen, wenn die Teilnahme an einem Kurs gar nicht möglich ist und dann am besten eine CD erwerben bzw. ein entsprechendes Stück downloaden oder sich ein Buch für die Durchführung eines Entspannungstrainings anschaffen. Im Folgenden erfolgt nur eine kurze Beschreibung der Verfahren, die Ihnen dabei helfen soll, sich für ein Verfahren zu entscheiden.

Die „**Progressive Muskelrelaxation**" (PMR) ist das am einfachsten zu erlernende Verfahren. Es wurde im Jahre 1938 von dem Psychologen Edmund Jacobsen in Amerika entwickelt. Progressive Muskelentspannung wirkt oft schon nach den ersten Anwendungen positiv. Das Prinzip der Progressiven Muskelentspannung ist einfach. Verschiedene Muskelpartien werden angespannt und nach kurzer Zeit wieder losgelassen. Durch den Kontrast zwischen Muskel-

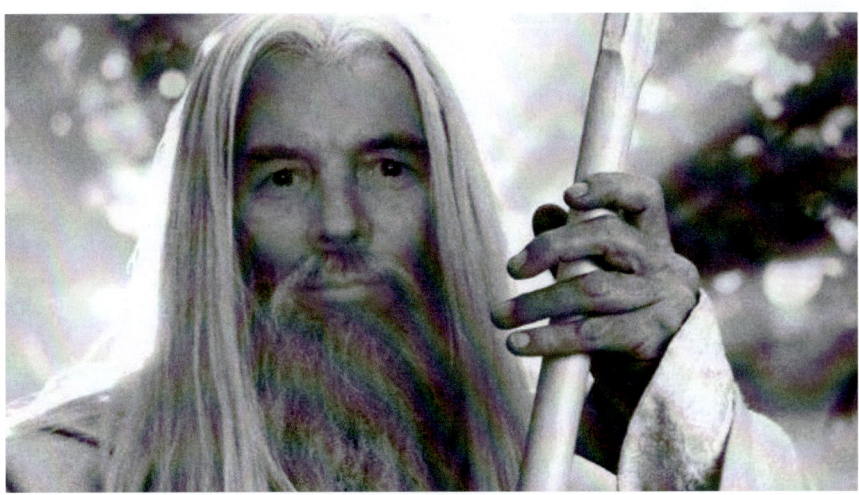

spannung und Loslassen nimmt man die eintretende Entspannung wesentlich intensiver wahr, als ohne vorherige Anspannung. Der wichtige Teil ist aber, die Entspannung zu spüren.

Die Progressive Muskelentspannung kann man, wenn man das Verfahren beherrscht, unter fast allen Bedingungen einsetzen. Die Durchführung dauert zunächst rund eine halbe Stunde, wenn Sie alle Übungen durchführen. Das kann auf die Dauer etwas zu lang sein. Sie sollten daher darauf achten, welche Muskeln in Ihrem Körper besonders zu Verspannungen und Verkrampfungen neigen, und Sie sollten dann diese Muskelgruppen bevorzugt üben. Das Training lässt sich dadurch auf rund 10 bis 15 Min. reduzieren.

Bitte überlegen Sie sich nun zunächst einmal, wann Sie das Entspannungstraining ungestört durchführen können? Für viele Menschen, die im Berufsleben stehen oder die Kinder haben, ist es nicht so einfach, einen zeitlichen Freiraum zu finden, in dem man völlig ungestört ist. Es ist aber wichtig, gerade in der Anfangszeit die Muskelentspannung täglich zu üben. Sonst lernen Sie nicht wirklich, Körper und Geist zu entspannen und sich in Stress-Situationen mental herunterzufahren. Also: Wann im Tagesverlauf geht es?

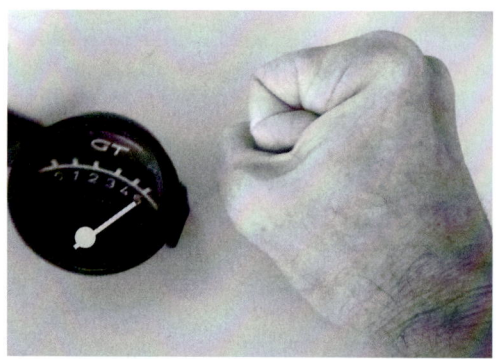

Stellen Sie sich ein Messgerät vor, mit dem man die Kraft des Körperteils messen kann. Ballen Sie nun Ihre Hand zur Faust, bis dieses imaginäre Messgerät die höchste Stufe anzeigt. Halten Sie die Anspannung für einige Sekunden, spüren Sie die Kraft.

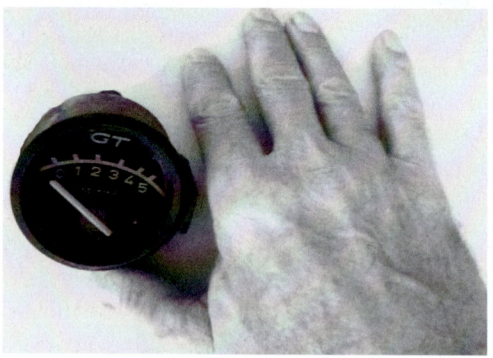

Nun lassen Sie völlig los. Das Messgerät sollte auf Null stehen.
Es ist keine Spannung mehr in der Hand. Konzentrieren Sie sich auf den Unterschied zum angespannten Zustand. Spüren Sie die wohltuende Lockerheit der Hand für etwa 10 bis 30 Sekunden.
Wenn Sie möchten, können Sie diese Übung ruhig mehrfach wiederholen.

Die Übung kann im Liegen oder im Sitzen durchgeführt werden. Enge Kleidungsstücke sind zu vermeiden und störende Utensilien, wie Brille und ggf. auch die Armbanduhr oder einengender Schmuck, sollten abgelegt werden. Die Entspannungsübungen können mit offenen oder geschlossenen Augen durchgeführt werden, geschlossene Augen sind meist besser, da man sich dadurch intensiver auf das Körpergefühl konzentrieren kann.

Folgende Muskelpartien werden an- und dann wieder entspannt:

- rechte Hand (Faust fest ballen)
- rechter Unterarm (Hand nach oben und nach unten ziehen)
- rechter Oberarm (Arm anwinkeln, Bizeps schwellen lassen)
- dasselbe dann mit der linken Hand, dem linken Unterarm, dem linken Oberarm
- Stirn (Stirn in Falten legen und danach wütend gucken)
- Augenpartie (Augen zusammenkneifen und Augen aufreißen)
- Nase (Schnüffeln wie ein Kaninchen)
- Mundpartie/Unterkiefer (Mund aufreißen und danach Mund fest zusammenpressen)
- Nacken (Kopf anheben, Kopf nach hinten drücken, Kopf Richtung rechte und linke Schulter bewegen)
- Schultern (Schultern anheben, Schultern nach unten drücken)
- Rücken (Hohlkreuz machen, dann zusammenkrümmen)
- Bauch (Bauchmuskeln anspannen)
- rechter Fuß (Zehen anspannen)
- rechter Unterschenkel (Fuß nach oben ziehen und dann wie eine Primaballerina nach unten zeigen lassen)
- Oberschenkel fest zusammenpressen
- dasselbe dann mit dem linken Fuß, linken Unter- und Oberschenkel

Das Anspannen sollte, je nach Kraft und Körperteil, ca. 3–7 Sekunden dauern. Die Aufmerksamkeit wird dabei zunächst auf die Anspannung in genau diesem Bereich gelenkt, danach aber auf die nun nachfolgende Entspannung. Das Fühlen der Entspannung ist der eigentlich wichtige Teil und sollte rund 10 bis zu 30 Sekunden dauern, bis Sie mit dem nächsten Anspannen fortfahren.

Wenn man alle Muskelpartien des Körpers entspannt hat, ist die Übung noch nicht zu Ende, dann genießt man den angenehmen Entspannungszustand noch einige Minuten. Sehr schön ist es, hier in Gedanken noch einmal durch den gesamten Körper hindurch zu wandern. Spüren Sie einmal jeden einzelnen Finger, nehmen Sie erst den rechten, dann den linken Arm wahr. Versuchen Sie intensiv ihr Gesicht zu fühlen und wandern Sie nun weiter durch den restlichen Körper. Lösen Sie bewusst Verspannungen, falls Sie hierbei noch welche fühlen. Dieser Teil kann durchaus mehrere Minuten dauern.

Erst jetzt macht man die Augen wieder auf. Ballen Sie einige Male die Hände zu Fäusten, räkeln und strecken Sie sich wie am Sonntagmorgen, wenn man ausgeschlafen aufwacht, und gehen Sie bewusst ganz langsam aus der Entspannung heraus. Erst dann richtet man sich aus der liegenden Haltung vorsichtig wieder auf.

ACHTUNG: Ein plötzliches Aufstehen aus einem tiefentspannten Zustand kann zu Schwindelgefühlen führen und sollte daher unbedingt vermieden werden! Falls während der Übung Probleme auftreten oder die Schmerzen sich verstärken, ist die Übung abzubrechen. Schwierigkeiten sind aber nicht wirklich zu erwarten, in mancher Hinsicht machen Sie im Wesentlichen ja nichts anderes, wenn Sie sich abends ins Bett legen.

**Atemübungen** stellen eine gute Möglichkeit dar, in den Zustand einer Tiefenentspannung zu gelangen. Wichtig ist hierbei, nicht zu beginnen, erzwungen langsam oder tief zu atmen. Ihr Körper weiß, wie er atmen muss, da braucht Ihr Verstand sich nicht einzumischen. Auch Atemübungen kann man im Sitzen, im Liegen und zur Not sogar im Stehen absolvieren. Am besten führt man diese Übungen in der freien Natur oder zumindest bei geöffnetem Fenster durch.

Spüren Sie einfach Ihren Atem, konzentrieren Sie sich darauf, wie sich dabei ihre Bauchdecke hebt und senkt, bzw. wie sich der Brustkorb ausdehnt und wieder zusammenzieht. Nachdem Sie das einige Zeit wahrgenommen haben, stellen Sie sich vor, dass Sie mit jedem Ausatmen verbrauchten Müll, Sorgen und Krankheiten aus Ihrem Körper entfernen. Mit jedem Einatmen aber versorgen Sie Ihren Körper mit frischem Sauerstoff! Spüren Sie, wie die saubere Luft in Ihre Lungen hineingezogen wird und sich in Ihrem Körper ausbreitet und jedes Organ mit frischer Energie versorgt. Genießen Sie die völlige Entspannung Ihres Körpers. Schieben Sie dabei alle belastenden Gedanken zur Seite. Es ist nicht wichtig, sich jetzt Sorgen über irgendetwas zu machen. Darüber können Sie später noch genug nachdenken. Während des Entspannungstrainings ist es nur wichtig, Energie zu tanken, die Sie brauchen, um Ihr Leben zu meistern.

Auch diese Übung sollte man niemals abrupt beenden, sondern aus dem entspannten Zustand langsam wieder wachwerden.

Hat man es einmal gelernt, mit Atemübungen bewusst einen Zustand der Entspannung herbeizuführen, dann kann man diese Technik in jeder belastenden Situation durchführen. Der Körper ist darauf konditioniert worden, diese Atemübungen damit gleichzusetzen, dass man in einer ruhigen und entspannten Situation ist.

**Autogenes Training** wurde 1932 von dem Berliner Nervenarzt Johannes Heinrich Schultz entwickelt. Es ist etwas schwieriger zu erlernen, wird aber von vielen Menschen als positiver empfunden, da die „Turnübungen" der PMR hier fehlen. Auch das Autogene Training kann im Liegen oder im Sitzen durchgeführt werden. Es ist durchaus auch für Schmerz-Patienten geeignet, durch die Reduzierung des Bewusstseins auf das Denken eines einzigen Satzes kann ein tiefentspannter Zustand herbeigeführt werden, in dem der Schmerz nicht mehr gespürt wird.

Autogenes Training beinhaltet eine Abfolge verschiedener Übungen mit selbst-suggestiven Gedankengängen. Man beginnt im Rhythmus des Atems zu denken: „Ich bin ganz ruhig." Wobei meist die ersten drei Worte „Ich bin ganz ..." bei Einatmen gedacht werden und ein sehr lang gezogenes „... ruhig" dann beim Ausatmen. Sobald man dies beherrscht und tatsächlich innerlich ruhig ist, kommen weitere Übungen hinzu. Neben der Formel „Ich bin ganz ruhig" ist der nächste Gedankengang, den man jeweils mehrmals wiederholen sollte: „Mein rechter Arm ist schwer." Dies übt man so lange, bis der Arm sich tatsächlich schwer anfühlt. Anschließend folgen weitere Übungen, die man an den individuellen Zustand des Übenden anpassen kann, etwa „Mein Herz schlägt ruhig", „Mein Herz schlägt kräftig"; „Mein Sonnengeflecht ist strömend warm" oder auch „Mein Bauch ist strömend warm". Bis hin zur Übung „Meine Stirn ist angenehm kühl".-Das Erstaunliche ist, dass diese Zustände nach einiger Zeit des Übens tatsächlich irgendwann eintreten. Man braucht meist eine gehörige Portion Geduld, bis es klappt, aber irgendwann fühlt die rechte Hand sich ungemein schwer und die Stirn angenehm kühl an.

Wenn alle Stufen beherrscht werden, kann man noch eigene suggestive Formulierungen einbauen. Möchte jemand mit dem Rauchen aufhören, so nützt es zum Beispiel im tiefentspannten Zustand zu denken: „Ich atme nur noch frische Luft." Möchte man seine Ängste loswerden, dann konzentriert man sich im entspannten Zustand auf: „Ich bin mutig." Will man seine Krankheiten loswerden, dann suggeriert man sich: „Ich fühle mich jeden Tag gut."

Die **Transzendentale Meditation** gilt als Weiterentwicklung altindischer Meditationssysteme. Es handelt sich um eine wache aber passive Konzentration auf ein äußeres oder inneres Objekt, die zur geistigen Sammlung führt. „Passiv" bedeutet hierbei die Vermeidung ablenkender Gedanken, „Konzentration" das Halten der Aufmerksamkeit. Meditation ist ein Prozess, der sehr tief nach innen geht, in dem man mit uralten Erlebnissen und Gefühlen konfrontiert werden kann. Sinnvoll ist es oft, zunächst ein anderes Entspannungsverfahren zu erlernen, erst dann ist man reif für die Meditation, die oft als Königin dieser Verfahren dargestellt wird. Der Übende richtet seine Aufmerksamkeit auf ein Mantra, ein meist ein- oder zweisilbiges Wort, das im Rhythmus des Atems im Kopf kreist, während alle anderen Gedanken zur Seite geschoben werden. Richtig angewandt führt die Transzendentale Meditation in der Tat zu geistiger Klarheit, erhöhter Leistungsfähigkeit und verbesserter Kreativität. Die transzendentale Meditation wird in der Regel zweimal täglich für jeweils 20 Min. ausgeführt. Während der Meditation kann man einen tiefentspannten Zustand erreichen, in dem die Schmerzen gaaaaaaaaanz weit weg sind; irgendwo da draußen ...

Soweit auf der Basis des Gesundheitszustandes und der Schmerzen möglich, kommen weitere Verfahren in Frage, die viel mit Körperhaltungen zu tun haben. Yoga oder QiGong sollte man sich als Schmerz-Patient aber wirklich von einem ausgebildeten Lehrer beibringen lassen.

### 4.3 Dunkle Gedanken

Viele Schmerzpatienten beklagen völlig zu Recht, dass sie durch die Schmerzen eine ganze Menge von Dingen nicht mehr tun können. Der Schmerz schränkt das Leben ein und Verhaltensweisen, die früher ihrem Leben einen Sinn gegeben haben, die Spaß gemacht haben, können nun nicht mehr durchgeführt werden. Fixiert man sich gedanklich ständig auf alle Einschränkungen und Nachteile, wird man unweigerlich depressiv. Das ständige Grübeln darüber, ob man trotz der Schmerzen überhaupt noch eine sinnvolle Funktion auf diesem Planeten erfüllt, zieht einen definitiv herunter.

Das Grübel hilft aber nicht. Es schadet eher, da es das Denken weiter auf die Schmerzen lenkt. Je mehr man sich über Symptome ärgert, umso mehr beschäftigt man sich ja damit. Am besten ist es, völlig mit den Grübeleien über die Schmerzen und die damit verbundenen Lebenseinschränkungen aufzuhören und zu versuchen, sich auf die positiven Aspekte zu konzentrieren, die das Leben Ihnen (trotz der Schmerzen) zu bieten hat. Ich weiß, dass das nicht leicht ist.

Da der Mensch, außer im Tiefschlaf und durch Meditation, leider nicht aufhören kann zu denken, müssen Sie der immer-hungrigen Bulldogge in Ihrem Gehirn einen anderen Kauknochen anbieten: Worüber können Sie statt der sinnlosen Grübeleien nachdenken? Welche konstruktiven Ziele gibt es, welche Probleme haben Sie, bei denen das Nachdenken sich lohnt, da sie tatsächlich zu lösen sind?

| Negative belastende Grübelei über Einschränkungen durch den Schmerz | Positiver Gedanke, über den es sich nachzudenken lohnt |
|---|---|
|  |  |
|  |  |
|  |  |
|  |  |
|  |  |

## 4.4 Etwas tun!

Statt darüber zu jammern, was man aufgrund der Schmerzen alles nicht mehr machen kann, sollte man sich also besser auf die Frage konzentrieren, was man noch tun kann?

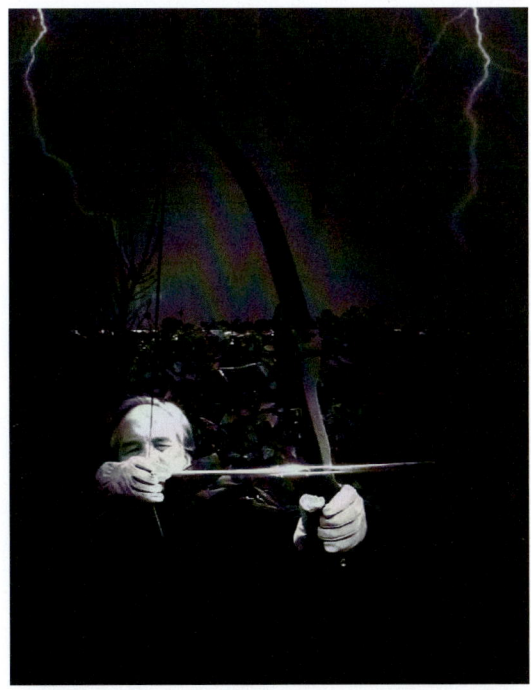

Schmerz macht aggressiv, denn es tut einem ja ständig „jemand" weh und das macht auf die Dauer wütend. Um nicht genau diejenigen Leute ständig anzumotzen, die Ihnen eigentlich helfen wollen, ist es sinnvoll zu versuchen, die Wut irgendwo herauszulassen. Soweit trotz der Schmerzen möglich, können das viele Sportarten sein, wie hier Bogenschießen.

Zunächst ist zu überlegen, wie sich Ihre Schmerzen verändern? Sind Sie am Vormittag schmerzfreier als am Nachmittag? Dann könnte man einige Arbeiten auf den Vormittag legen. Aber vielleicht ist es bei Ihnen genau umgekehrt? Möglicherweise verändert sich der Schmerz auch in der Woche? Oder, durch hormonelle Einflüsse, im Monatsverlauf? Versuchen Sie Zeiten zu finden, in denen Sie mit hoher Wahrscheinlichkeit einigermaßen schmerzfrei sind.

Am wenigsten Schmerzen habe ich meist ...

_____

_____

Überlegen Sie nun, welche Arbeiten (Hausarbeiten, Lernen, Studium, Gartenarbeiten, Einkaufen gehen usw.) Sie am ehesten trotz der Schmerzen in diesen Zeiten noch durchführen können:

_____

_____

_____

_____

Überlegen Sie nun, welche Freizeitaktivitäten (etwa Freunde besuchen, einem Hobby nachgehen, ausgehen, Shopping-gehen, Sport treiben usw.) Sie trotz Ihrer Schmerzen noch durchführen können:

_____

_____

_____

_____

## 4.5 Focusing: Die Weisheit des Körpers nutzen

> „Man kann den Herrn mit einem Bettler vergleichen; das ist eine Ausdrucks-
> form, die besonders zu Herzen geht", **sagte der Meister.** „Er sehnt sich danach
> von uns beachtet zu werden. Der Herrscher des Universums, vor dessen Anblick
> alle Sterne, Sonnen, Monde und Planeten erzittern, läuft dem Menschen nach
> und ruft: Willst Du mir nicht Deine Liebe schenken? Liebst Du mich, den Geber
> aller Gaben, nicht mehr als die Dinge, die ich für Dich erschaffen habe?
> Willst Du mich nicht suchen?"
>
> Aber der Mensch antwortet: „Ich habe jetzt zu viel zu tun, ich muss arbeiten.
> Ich habe keine Zeit, Dich zu suchen."
>
> Und der Herr sagt: „Dann will ich warten."
>
> (Aus: Paramahansa Yogananda: Worte des Meisters. O. W. Barth Verlag, 1973)

Durch die Symptome versucht Ihr Körper mit Ihnen zu reden. Kopfdruck, Bauchgrummeln oder wehe Beine sind die Sprache Ihres Körpers! Nur: Wir hören ihm ständig nicht zu, haben keine Zeit und tun diese Ausdrucksform einfach als „unangenehm" und „gerade nicht passend" ab, denn das Leben ist hektisch, wir müssen funktionieren, unsere Pflicht tun, personeller Ersatz ist keiner da. Wir müssen Geld verdienen und unsere Pflicht tun, und da ist wenig Zeit, auch noch auf die Bedürfnisse des Körpers zu hören. Im Gegensatz zu dem Beispiel von Yogananda wartet der Körper aber nicht immer nur geduldig, bis man Zeit für ihn hat. Ihr Leib, der sich nun unverstanden und schlecht behandelt fühlt, wird – das ist ja logisch nachvollziehbar – irgendwann immer lauter. Wenn sein Herr und Gebieter nicht auf etwas Unwohlsein hört, dann geht's auch kräftiger!

Eine der faszinierendsten Methoden, um zu erlernen, unserem Körper wieder zuzuhören, wurde von dem Amerikaner Eugene T. Gendlin an der Universität Chicago entwickelt. Er bezeichnete diese Technik als „Focusing". Sie besteht darin, dass man sich hinlegt und sich in einen möglichst tiefentspannten Zustand begibt. Hierbei ist es oft sinnvoll, wenn man bereits vorher ein anderes Entspannungsverfahren gelernt hat. Nun geht man die unten aufgeführten sechs Schritte durch, wobei man aber keine sprachlichen Antworten gibt, sondern den Körper auf einer gefühlsmäßigen Ebene antworten lässt und dann versucht diese Antwort zu verstehen. Focusing lässt sich für viele Probleme anwenden. Wenn man krank ist, kann man damit herausfinden, was einen krank macht: Ist es der Partner? Der Beruf? Die Wohnung? Man kann sich z. B. seinen Partner mental vorstellen und dann darauf hören, was der Körper dazu sagt. Macht die Partnerschaft einen glücklich, gibt sie Stabilität oder trägt sie eine Mitschuld daran, dass man krank geworden ist und sich elend fühlt?

### 1. Raum schaffen

*Wie fühlen Sie sich? Was hindert Sie daran, sich gut zu fühlen?*

*Antworten Sie nicht, lassen Sie **Ihren Körper** die Antwort geben.*

*Dringen Sie nicht hinein in das, was kommt.*

*Heißen Sie alles, was kommt, willkommen.*

### 2. „Felt Sense"

*Greifen Sie dies Problem auf.*

*Dringen Sie nicht in das Problem.*

*Was fühlen Sie **in Ihrem Körper**, wenn Sie sich alles das, was mit diesem Problem zusammenhängt, in Erinnerung rufen?*

### 3. Finden eines Griffs

*Welches ist die Eigenart des Felt-Sense?*

*Welche Worte, Sätze oder Bilder kommen aus diesem Felt-Sense?*

*Welches Eigenschaftswort passt am besten dazu?*

### 4. Vergleich

*Gehen Sie hin und her zwischen dem Wort (oder Bild) und dem Felt-Sense. Passen beide zusammen?*

*Wenn sie zusammenpassen, lassen Sie dieses Gefühl des Zusammenpassens mehrmals in sich aufkommen.*

*Wenn sich der Felt-Sense verändert, folgen Sie ihm mit Ihrer Aufmerksamkeit.*

*Sobald Sie eine perfekte Übereinstimmung zwischen Wort oder Bildern und dem Gefühl erreicht haben, kosten Sie dieses Gefühl für eine Minute aus.*

### 5. Fragen

*Was ist es an diesem ganzen Problem, das mich so ... macht?"*

*Was ist das Schlimmste an diesem Gefühl?*

*Was braucht es, damit es besser wird?*

*Was sollte geschehen?*

*Was wäre es für ein Gefühl, wenn alles in Ordnung wäre?*

*Was steht dem im Wege?*

*Lassen Sie Ihren Körper antworten!*

### 6. Aufnahme

*Heißen Sie alles willkommen, was kommt. Seien Sie froh, dass Ihr Körper geantwortet hat. Das ist nur der erste Schritt hin auf die Lösung des Problems, aber Ihr Körper hat Ihnen gerade einen wichtigen Hinweis gegeben und Sie haben gelernt, der Weisheit Ihres Körpers zuzuhören.*

Wer sich mehr für diese Technik interessiert sei auf das Buch „Focusing" von Eugen Gendlin verwiesen. Es gibt auch darauf spezialisierte Psychotherapeuten in vielen deutschen Großstädten. Leider zahlen die Krankenkassen diese, gerade für Schmerz-Patienten äußerst sinnvolle Behandlung derzeit nicht oder nicht immer.

# 5. Anhang: Blut- und Hormonwerte

## 5.1 Blutwerte

Blutwerte sind der wichtigste Schritt, um zu verstehen, was im eigenen Körper nicht richtig tickt. Wenn in Ihrem Blutbild Werte abweichen, dann ist es essentiell zu verstehen, was sie bedeuten. Falls Ihr Hausarzt „herummeckert": Es gibt viele freie ärztliche Labore, in denen man sich als Privatzahler ein Blutbild machen lassen kann. Je nachdem, welche Werte man haben möchte, bekommt man inklusive Entnahme der Blutprobe schon für unter 20,- Euro eine Fülle brauchbarer Daten (z. B.: Basophile, Eosinophile, Erythrozyten, Hämatokrit, Hämoglobin, Leukozyten, Lymphozyten, MCH, MCHC, MCV, Monozyten, Neutrophile, Neutrophile, RDW und Thrombozyten). Das ist deswegen vergleichsweise günstig, da viele dieser Untersuchungen heute weitgehend automatisiert erfolgen können, mit wenig Personalaufwand. In der „Gebührenordnung für Ärzte" (GOÄ) kann man sich vorab informieren, was die Krankenkassen für die Bestimmung bestimmter Parameter bezahlen und damit prüfen, ob das Angebot des Direktlabors, zu dem man auch ohne Überweisung gehen kann, preislich in Ordnung ist. Spezielle Untersuchungen können dann leider auch mal mit 50,– Euro und mehr für einen einzelnen Wert zu Buche schlagen.

Bitte beachten Sie: Insofern hier im Anhang Referenzbereiche genannt werden, sind dies nur ungefähre Angaben. Ausschlaggebend ist immer der Bereich, der auf dem Ausdruck Ihrer Blutwerte vorgegeben worden ist. Unterschiedliche

| Analyse | Ergebnis | | Referenz | |
|---|---|---|---|---|
| Hämatologie | | | | |
| Kleines Blutbild | | | | |
| Leukozyten | 6.6 | /nl | 3.6-10.0 | |
| Erythrozyten | 4.84 | /pl | 4.30-5.75 | |
| Hämoglobin | 14.1 | g/dl | 12.5-17.2 | |
| Hämatokrit | 0.40 | l/l | 0.37-0.49 | |
| MCV | 83 | fl | 80-101 | |
| MCH | 29.1 | pg | 27.0-34.0 | |
| MCHC | 35.2 | g/dl | 31.5-36.0 | |
| RDW | 13.0 | % | < 15.0 | |
| Thrombozyten | 218 | /nl | 140-360 | |

Vorbildlich: Die Normalwerte des kleinen Blutbildes werden hier durch graue Streifen rechts dargestellt, das schwarze Quadrat ist Ihr Wert, und man kann auf einen Blick sehen, wo im Referenzbereich dieser Wert liegt (Quelle: Mein Direktlabor; Medizinisches Labor Hamburg Stephansplatz).

Labore benutzen verschiedene Messverfahren und infolge neuer wissenschaftlicher Veröffentlichungen können die hier im Text gelisteten Werte nur grobe Hinweise geben.

Leider folgen die unterschiedlichen Labore, die Bluttests machen, nicht derselben Reihenfolge von Parametern. Im Folgenden wurde daher ganz simpel eine alphabetische Abfolge gewählt, die aber hilft, einen Wert schnell herauszusuchen.

**ALANIN-AMINOTRANSFERASE** (ALT): siehe Glutamat-Pyruvat-Transaminase (GPT)

**ALBUMIN** (ALB)
Albumine sind Eiweiße (Aminosäuren), man findet sie im Blut, im Speichel, im Gallensaft und im Liquor, der das Gehirn umspült. Albumine halten den osmotischen Druck aufrecht, der das im Blut enthaltene Wasser daran hindert, aus den Adern in das umliegende Gewebe hineinzufließen. Ähnlich wie die roten Blutkörperchen Sauerstoff transportieren, können Albumine bestimmte Stoffe an sich binden und zu ihrem Zielort im Körper transportieren.

* Normalbereich: 3,4 – 4,8 Gramm pro Deziliter

Niedrige Werte kommen z. B. im Rahmen einer Schwangerschaft, infolge einer Darmerkrankung oder bei Schädigung der Leber und der Nieren vor. Außerdem findet man zu niedrige Werte bei eiweißarmer Ernährung. Reich an Eiweißen sind unter anderem Milch, Eier, mageres Fleisch und Fisch, bei veganer Ernährung muss man vermehrt zu bestimmten Getreidesorten und Hülsenfrüchten greifen, die reich an Eiweiß sind.

Zu hohe Werte im Blut sind in der Regel nicht von klinischer Bedeutung und kommen kaum vor. Demgegenüber deuten zu hohe Albuminwerte im Urin auf eine Nierenerkrankung hin. Findet man zu hohe Albuminwerte im Liquor („Nervenwasser"), dann kann eine Entzündung des Gehirns oder des Rückenmarks vorliegen. Eine Ernährung mit zu viel Eiweiß ist allerdings auch nicht gesund, sie erhöht den Purinwert; Purine werden zu Harnsäure abgebaut. Bei zu hohen Harnsäurewerten kann Gicht entstehen (siehe Harnsäure).

**ALPHA-AMYLASE** (AMY)
Alpha-Amylase wird in der Bauchspeicheldrüse (Pankreas) und den Ohrspeicheldrüsen produziert, der Körper braucht es für die Verdauung von Kohlenhydraten.

- Normalbereich für Bachspeicheldrüsen-Amylase: 28–100 Units pro Liter
- Normalbereich für Speichel-Amylase: 13–53 Units pro Liter
- Alarmwert: über 300 Units pro Liter
- Extremwert: über 600 Units pro Liter

Zu niedrige Werte kommen kaum vor und haben in der Regel keine klinische Bedeutung.

Zu hohe Werte der Pankreas-Amylase deuten auf eine Erkrankung der Bauchspeicheldrüse (Pankreatitis) hin; zu hohe Werte der Speichel-Amylase auf eine Entzündung der Ohrspeicheldrüse. Aber auch ein Stau der Galle (z. B. durch Gallensteine), eine Nierenschwäche, Übergewicht oder überhöhter Alkoholkonsum können Ursache sein. Die Bauchspeicheldrüse produziert neben diversen Verdauungsenzymen vor allem das Hormon Insulin. Insulin reguliert den Blutzuckerspiegel, konkret gesagt sorgt es dafür, dass überschüssiger Blutzucker in den Fettzellen gespeichert wird. Ohne Insulin entsteht ein Diabetes, der Blutzucker ist viel zu hoch und richtet Schäden an Organen und insbesondere Nervenzellen an.

## AMMONIAK

Ammoniak entsteht im Körper beim Abbau von Eiweißen und wird in der Leber in Harnstoff umgewandelt, der dann über die Nieren mit dem Urin ausgeschieden wird. Insbesondere bei Leberschäden steigt der Ammoniakwert an; stark erhöhte Ammoniakwerte können zu einer rasch fortschreitenden, schweren Beeinträchtigung des Gehirns führen. Deutlich erhöhte Ammoniakwerte sind eine Indikation für eine rasche Einweisung ins Krankenhaus.

- Plasma-Normalwert für Erwachsene: 27–90 Mikrogramm Ammoniak pro Deziliter ( = 16–53 µmol/l)
- Extremwert: über 1,0 Mikrogramm pro Milliliter

## ANÄMIE: siehe Erythrozyten

## ANTITHROMBIN

Antithrombin ist eine körpereigene Substanz, die das Verklumpen der Blutplättchen verhindert, es wird in der Leber produziert. Blutverdünner, wie das Heparin, fördern die Antithrombin-Wirkung und wirken protektiv z. B. gegen Herzinfarkte oder Schlaganfälle.

- Normalwert 0,12 Milligramm pro Milliliter (= 2.3 µM)
- Extremwert: unter 60 %

**ASPARTAT-AMINOTRANSFERASE** (AST): siehe Glutamat-Oxalacetat-Transaminase (GOT)

## BILIRUBIN

Bilirubin ist ein Abbauprodukt, wenn alt-gewordene rote Blutkörperchen aus dem Dienst ausscheiden. Es wird über die Galle in den Darm abgegeben und verleiht dem Kot seine gelb-braune Färbung. Wenn der Bilirubin-Abbau gestört ist, kommt es zur Gelbsucht, d. h. Haut und Augen werden gelblich.

- Normalbereich: Direktes Bilirubin unter 0,2 Milligramm pro Deziliter (Gesamt-Bilirubin: 0,3–1,2 mg/dl)
- Alarmwert: über 5 Milligramm pro Deziliter
- Extremwert: über 15 Milligramm pro Deziliter

## BLASTEN

Blasten sind Vorläuferzellen der weißen Blutkörperchen, und man sollte sie normalerweise nur im blutbildenden Knochenmark vorfinden. Bei schweren Entzündungen, Leukämie und unter Krebs-Chemotherapie findet man sie auch im Blut.

- Normalwert: Im Blut sollten normalerweise gar keine Blasten enthalten sein
- Extremwert: über 20 %

## BLUTARMUT: siehe Erythrozyten

## BLUTDRUCK (RR)

Der italienische Art Scipione Riva-Rocci erfand eine Manschette, mit der er den Druck messen konnte, mit dem das Herz das Blut durch die Gefäße pumpt. Diese Manschette kann so aufgepumpt werden, dass sie es nicht mehr erlaubt, dass Blut durch die Arterie läuft. Angegeben wird der Druck in „mm Hg", das bedeutet, dass eine Quecksilbersäule um soundsoviel Millimeter durch den Druck angehoben werden kann. Mit einem Stethoskop auf der Haut hört man dann kein Geräusch mehr. Nun wird der Luftdruck in der Manschette abgesenkt, bis das Herz es wieder schafft, Blut durch diesen komprimierten Teil des Körpers zu pumpen. Dies ist im Stethoskop mit einem deutlichen Pochen zu hören und gibt den oberen, systolischen Wert für den Blutdruck an. Lässt man den Druck immer weiter ab, strömt das Blut irgendwann wieder normal durch das Blutgefäß und macht kein Geräusch mehr. Dies ist der untere, diastolische Wert des Blutdrucks. Bei körperlicher Anstrengung erhöht sich der Blutdruck immer, beim Joggen erreicht man z. B. durchaus systolische Werte über 200 mm Hg, das ist normal, da das Herz ja nun die Muskeln besser mit Blut versorgen muss. Bei alten Menschen nimmt die Elastizität der Gefäße ab, daher haben sie immer einen höheren Blutdruck.

Der Blutdruck muss immer in Ruhe gemessen werden, d. h. man sollte mindestens rund 5 Min. ruhig gesessen haben, bevor gemessen wird.

- Normalwerte mit 4 Jahren: 100 : 70 mm Hg
- Normalwerte mit 10–14 Jahren: 110 : 80 mm Hg
- Normalwerte im mittleren Erwachsenenalter: 120 : 60–80
- Normalwerte im Seniorenalter: 140 : 80–85

Wenn der obere Blutdruck in der Regel größer als 140 mm Hg ist (diastolisch über 90), spricht man von Hypertonie Grad-1, ist er höher als 160 (diastolisch über 100) Hypertonie Grad-2 und bei systolischen Werten über 180 (diastolisch über 120) von Hypertonie Grad-3.

Niedriger Blutdruck (Hypotonie, Werte unter 100 : 60 mm Hg) zeigt sich durch ständige Müdigkeit, Schwindelgefühl (besonders beim Aufstehen), Sehstörungen (Schwarzwerden vor Augen) Kreislaufprobleme, Konzentrationsschwierigkeiten, Schlafstörungen, blasse Haut und oft kalte Füße und Hände. Größte Gefahr sind Ohnmachten. Ein Sonderfall ist die „orthostatische Hypotonie", beim Aufstehen wird der Person schwarz vor Augen, es treten kurzfristig Schwindel und Bewusstseinsstörungen auf. Insgesamt gilt niedriger Blutdruck als harmloser als zu hoher Blutdruck. Nicht ausreichende Flüssigkeitszufuhr führt auch zu einem zu niedrigen Blutdruck.

Hoher Blutdruck (Hypertonie) verursacht eine Fülle unspezifischer Symptome und bleibt dadurch in der Regel jahrelang unentdeckt. Typische Zeichen sind z. B. ein gerötetes Gesicht, Schwindelgefühl, häufige Kopfschmerzen, inneres Unruhegefühl, Schlafstörungen, Ohrensausen, leichte Ermüdbarkeit, Neigung zum Nasenbluten, Kurzatmigkeit oder häufige leichte Übelkeit. Typische Risikofaktoren, die schon im jungen Alter zum Bluthochdruck führen können, sind vorrangig Übergewicht (Body-Mass-Index = BMI > 25), Bewegungsmangel, hoher Salzkonsum, starker Alkoholkonsum, Mangel an Kalium und Rauchen. Folgen von zu hohem Blutdruck sind eine deutliche Erhöhung des Risikos für Schlaganfälle und Herzinfarkte, Nierenerkrankungen, Sehstörungen bis hin zur Blindheit, und auch Demenz wird in Verbindung mit Hypertonie gebracht.

## BLUTSERUM / BLUTPLASMA

Normalerweise wird bei der Untersuchung das „Vollblut" analysiert. Blut besteht aber aus festen Bestandteilen (rote und weiße Blutkörperchen) und aus einem wässrigen Anteil, dem Blutserum bzw. Blutplasma. Blutplasma enthält noch die Gerinnungsfaktoren, Blutserum nicht mehr. Durch Zentrifugieren kann man die festen und flüssigen Bestandteile trennen. Blutserum enthält zu rund 90 % Wasser, der Rest sind Proteine (Eiweiße), Glukose, Harnstoff, Harnsäure, Kreatinin, Cholesterin, Triglyzeride, Fettsäuren, und diverse Elektrolyte (z. B. Natrium, Kalium, Calcium, Magnesium, Chloridionen, u. a.). Blutplasma dient zum Transport von Glukose, Lipiden und Hormonen; es kann sogar Sauerstoff und Kohlenstoffdioxid transportieren, allerdings in deutlich geringerem Ausmaß als die roten Blutkörperchen. Bei einigen Analysen macht es Sinn, eher das Blutserum bzw. Blutplasma zu untersuchen als das Vollblut.

## BRAIN NATRIURETISCHES PEPTID (BNP)

BNP wird in den Muskelzellen des Herzens gebildet und sorgt dafür, dass die Druckverhältnisse im Herz-Kreislaufsystem konstant bleiben, z. B. durch vermehrte Wasserausscheidung in den Nieren.

- Normalbereich Frauen: unter 150 Pikogramm pro Milliliter
- Normalbereich Männer: unter 100 Pikogramm pro Milliliter

Eine untere Grenze wurde hier nicht definiert, der Wert soll kleiner als die oben genannten Grenzwerte sein, um auszuschließen, dass eine Herzkrankheit vorliegt. Tabletten zur Entwässerung (Diuretika) führen zu sehr niedrigen BNP-Werten.

Der BNP-Wert ist vor allem wichtig, um eine Herzerkrankung nachzuweisen. Hohe Werte können auf eine Herzerkrankung hindeuten, z. B. eine Herzschwäche, einen Herzinfarkt, Durchblutungsstörungen der Herzkranzgefäße oder Angina-pectoris-Anfälle (plötzliches, schmerzhaftes Druckgefühl in der Brust durch Sauerstoffmangel). Auch Patienten mit einer Nierenschwäche und einer Lungenembolie (Verstopfung eines Blutgefäßes in der Lunge) zeigen hohe BNP-Werte. Einige Medikamente (z. B. Schilddrüsentabletten oder Betablocker = Blutdrucksenker) können zu erhöhten BNP-Werten führen. Hohe BNP-Werte findet man vorrangig bei ungesunder Lebensweise mit Übergewicht, Rauchen, Alkohol, Stress und Bewegungs- sowie Schlafmangel.

## BLUT-HARNSTOFF-STICKSTOFF (BUN, Blood Urea Nitrogen)

Im Verlauf bestimmter Stoffwechselvorgänge im Körper (Abbau von Eiweißen) wird unter anderem Ammoniak gebildet, das giftig ist. Aus dem Ammoniak plus Kohlendioxid wird daher Harnstoff gebildet, der über die Nieren im Urin ausgeschieden wird. Der BUN-Wert bezieht sich auf den Anteil von Stickstoff im Harnstoff, beide Werte stehen in Relation zueinander (BUN x 2,14 = Harnstoff).

- Normalbereich BUN: 6 – 25 Milligramm pro Deziliter
- Normalbereich Harnstoff: 13 – 54 Milligramm pro Deziliter

Der BUN-Wert fällt niedrig aus, wenn eine Person kaum Eiweiß zu sich nimmt, aber auch Kinder und Schwangere, die viel Eiweiß verbrauchen, haben daher oft niedrige Werte. Patienten mit Lebererkrankungen, z. B. durch ein Übermaß an Alkohol, zeigen gleichfalls niedrige BUN-Werte.

Hohe BUN-Werte sind ein unspezifischer Indikator; sie können z. B. durch eine Herzschwäche entstehen, nach Schock, infolge von Flüssigkeitsmangel, Durchfall, Nierenerkrankungen, aber auch durch Diäten. Extrem eiweißarme Ernährung quittiert der Körper zunächst damit, dass körpereigenes Eiweiß abgebaut wird, was die BUN-Werte auch erhöht.

**BLUTSENKUNGSGESCHWINDIGKEIT** (BSG, Erythrozyten-Sedimentationsrate)
Die Blutsenkungsgeschwindigkeit gibt Auskunft darüber, wie rasch sich eine Blutprobe im Reagenzglas absenkt. Hierfür wird die Blutprobe mit Natriumcitratlösung gemischt und dann exakt eine Stunde senkrecht stehen gelassen, dann misst man die Höhe des entstandenen Sedimentes (Ablagerung unten im Reagenzglas).

Normbereich für Frauen vor dem 50. Lebensjahr: 6 – 20 mm

Normbereich für Frauen nach dem 50. Lebensjahr: 6 – 30 mm

Normbereich für Männer vor dem 50. Lebensjahr: 3 – 15 mm

Normbereich für Männer vor dem 50. Lebensjahr: 3 – 20 mm

Hohe Werte deuten auf eine Entzündung irgendwo im Körper hin, wobei die Geschwindigkeit der BSG (ESR) mit dem Ausmaß der Krankheit zusammenhängt. Ursachen sind z. B.: Infektionen, Autoimmunerkrankungen, Krebs, Herzinfarkt, Leberzirrhose oder Schwangerschaft.

Niedrige Werte können z. B. bei einer Blutarmut (Sichelzellenanämie) auftreten, aber auch bei erhöhter Anzahl roter Blutkörperchen (Polyglobulie) und bei Flüssigkeitsverlust mit Mangel an Blutplasma.

**CALCIUM:** siehe Kalzium

**CEREBROSPINALFLÜSSIGKEIT:** siehe Liquor

## CHLORID

Chlorid ist ein negativ geladenes Ion im Körper. Es sorgt dafür, dass zwischen Zellaußen- und Zellinnenraum eine Grundspannung entsteht. Außerdem reguliert das Chlorid zusammen mit anderen Faktoren die Wasserverteilung im Körper und den Säure-Basen-Haushalt.

- Normalwert: 96 – 110 mmol/l
- Extremwert: unter 75 oder über 125 MiniMol pro Liter

Niedrige Werte entstehen z. B. durch starkes Schwitzen, Erbrechen, Entwässerungstabletten (Diuretika) oder durch Nierenschwäche. Es kann zu Schwäche, Krämpfen und Übelkeit kommen.

Erhöhte Werte finden sich bei übersteigerter Atmung (Hyperventilation), bei bestimmten Autoimmun- und Nierenerkrankungen, sowie bei Diabetes mellitus (Zuckerkrankheit).

## CHOLESTERIN (Chol)

Cholesterin gehört zu den Lipiden, die z. B. die Außenhaut von Zellen schützen. Außerdem ist Cholesterin ein Grundbestandteil vieler Hormone (z. B. Östrogen, Testosteron und Cortisol); es kann über die Nahrung zugeführt oder aus anderen Bestandteilen von der Leber hergestellt werden.

- Der Gesamt-Cholesterinwert sollte beim Erwachsenen unter 200 Milligramm pro Deziliter liegen. Allerdings besagt dieser Gesamtwert wenig, da es zwei Untergruppen gibt, die völlig unterschiedliche Auswirkungen auf den Körper besitzen, das HDL (siehe High Density Lipoproteine) und das LDL (siehe Low Density Lipoproteine).

## C-REAKTIVES PROTEIN (CRP)

CRP wird von der Leber produziert, wenn irgendwo im Körper eine Entzündung durch Bakterien, Pilze oder Parasiten vorliegt. CRP heftet sich dann an das Antigen an und markiert es, so dass Zellen des Immunsystems, etwa die Killerzellen oder die Fresszellen diese Eindringlinge besser erkennen können. CRP ist also ein guter Marker, um zu erkennen, ob irgendwo im Körper eine Entzündung vorhanden ist. Sobald die Keime besiegt wurden, sinkt der CRP-Wert wieder.

- Normbereich: unter 10 Milligramm pro Liter. Bis 50 mg/l liegt eine leichte, bis 100 mg/l eine mittelschwere und bei über 100 mg/l eine schwere Infektion vor.

Niedrige Werte zeigen, dass im Körper mit einiger Wahrscheinlichkeit keine Entzündung vorliegt.

Sehr hohe Werte werden vor allem durch bakterielle Infektionen, aber auch durch Krebserkrankungen verursacht. Sind die Werte ständig hoch, so kann eine Auto-Immunerkrankung, wie z. B. Rheuma, oder eine andere chronische Entzündung vorliegen. Viren erhöhen den CRP-Wert nicht. Fraglich bleibt oft, wo im Körper der Krankheitswert ist, da nicht jede Entzündung mit starken Schmerzen verbunden ist.

## EISEN (Fe)

Eisen ist ein Bestandteil des roten Blutfarbstoffs (Hämoglobin) und transportiert mit Hilfe der roten Blutkörperchen (Erythrozyten) den Sauerstoff zu den Zellen im gesamten Körper. Ohne Eisen würden wir also langsam ersticken. Außerdem ist Eisen ein Bestandteil vieler Enzyme. Rund ein Drittel des Eisens im menschlichen Körper liegt für Notzeiten als „Ferritin" in Eisendepots. Eisen selbst wäre giftig, es wird daher mit Hilfe des „Transferritins" zu den Zielzellen gebracht.

Der Eisenwert schwankt extrem stark in Abhängigkeit von der letzten Nahrungsaufnahme, der Tageszeit und z. B. bei Frauen von der Menstruation. Der Wert sollte daher mehrfach gemessen werden.

- Normalbereich Frauen: 40 – 150 Mikrogramm pro Deziliter
- Normalbereich Männer: 60 – 160 Mikrogramm pro Deziliter

Typische Symptome eines niedrigen Eisenwertes ist die Anämie mit blasser Haut, häufigem Schwindel, Antriebslosigkeit, Denkstörungen und Kraftlosigkeit. Auch das *„restless leg syndrome"*, bei dem die Beine vor allem in der Nacht nicht zur Ruhe kommen, kann eine Folge sein.

Zu niedrige Werte können bei eisenarmer Ernährung auftreten. Es ist jedoch ein Irrtum zu glauben, man müsse viel „rotes Fleisch" essen, um genug Eisen aufzunehmen. Viel Eisen ist z. B. in Blutwurst (bis zu 30 mg pro 100 g), Schweineleber (18 mg), Kalbsleber (7 mg), Garnelen (5 mg), Miesmuscheln (4,2 mg), Rinderhack (3 mg), Kalbfleisch (3 mg), Entenfleisch (2,5 mg), Schweineschnitzel (1,7 mg) oder Geflügel (1,6 mg). Aber auch viele Pflanzen enthalten Eisen, z. B.: Sojabohnen (9 mg pro 100 g), Linsen (8 mg), Pfifferlinge (6,5 mg), weiße Bohnen (6 mg), Erbsen (5 mg), Tofu (5 mg), Spinat (4 mg), Rosinen (3 mg), Datteln (2,5 mg). Allerdings ist pflanzliches Eisen oft dreiwertig und kann nur zu rund 2 – 20 % vom Körper aufgenommen werden; tierisches Fleisch dagegen ist zweiwertig und kann zwischen 15 – 35 % aufgenommen werden. Hierzu sollte man wissen, dass Vitamin-C die Aufnahme von Eisen im Darm deutlich verbessert. Dieses Vitamin verwandelt das schwer verwertbare dreiwertige in gut verwertbares zweiwertiges Eisen. Vitamin-A bindet Eisen und fördert den Übergang in den Körper.

Auch bei Leberschäden, Infektionen, chronischen Entzündungen und bei hohem Blutverlust infolge der Menstruationsblutung oder anderen Formen des Blutverlusts (z. B. Blutspende) kann der Eisenwert zu gering sein.

Hohe Werte treten auf bei einer akuten Hepatitis (Leberentzündung mit Gelbsucht), bei einer Eisenverwertungsstörung und bei der Eisenspeicherkrankheit (Hämochromatose). Diese ist meist genetisch bedingt und zeigt sich durch Gelenkschmerzen, Leberschäden, Appetitlosigkeit, Gewichtsverlust, dunkle Verfärbung der Haut, Diabetes mellitus und Herzschäden. Zu hohe Werte können außerdem auftreten, wenn jemand, im Glauben zu wenig Eisen zu haben, zu viele Eisen-Tabletten eingenommen hat.

**EISENMANGEL:** siehe Erythrozyten

### ERYTHROZYTEN (ERY, ERYS)
Erythrozyten nennt man die roten Blutkörperchen, die insbesondere Sauerstoff zu den Zellen im ganzen Körper transportieren. Sie sind scheibchenförmig flach, da sie keinen Zellkern besitzen und dadurch so flexibel, dass sie sich bis in die fernsten Winkel Ihres Körpers quetschen können, um auch die allerletzte Zelle versorgen zu können. Erythrozyten werden im Knochenmark gebildet und leben nur rund 120 Tage, dann werden sie durch neue rote Blutkörperchen ersetzt. Man unterscheidet vier Blutgruppen (A, B, AB und O).

- Normalbereich für Männer: 4,5 – 6,2 Millionen pro Mikroliter
- Normalbereich für Frauen: 4,1 – 5,4 Millionen pro Mikroliter

Von Anämie spricht man, wenn zu wenig Erythrozyten vorhanden sind. Ein Mangel an Erythrozyten führt auf sehr direktem Wege zu ständiger Kraftlosigkeit, verminderter Belastbarkeit und ständiger Müdigkeit (die Zellen Ihres gesamten Körpers erhalten ja nicht mehr ausreichend Sauerstoff). Ursachen können zum Beispiel sein: eine generelle Blutarmut, Eisenmangel, Erkrankungen des Knochenmarks, in dem die Blutkörperchen gebildet werden, Lungenerkrankungen oder Vitaminmangel. Häufigster Grund ist verminderte Aufnahme von Eisen mit der Nahrung oder eine Resorptionsschwäche von Eisen, das dann nicht richtig aufgenommen wird. Die Anämie kann auch eine Ursache haben in starker Menstruationsblutung oder auch bei unentdeckten Blutungen im Magen-Darm-Trakt. Rote Blutkörperchen werden im Knochenmark gebildet, wenn hier eine Erkrankung vorliegt, sinkt der Wert ebenfalls. Diese Blutarmut sieht man oft schon äußerlich an blasser Hautfarbe, brüchigen Fingernägeln und Haaren. Es kann zu Herzrhythmusstörungen kommen, wenn auch das Herz selbst nicht mehr mit genug Sauerstoff versorgt wird, hierbei treten Herzrasen und beschleunigte Atmung bzw. Kurzatmigkeit insbesondere bei jeder Anstrengung auf, auch der Blutdruck steigt. Aufgrund der Unterversorgung mit Sauerstoff reagiert das Gehirn leicht mit Kopfschmerzen, Schwindel, Konzentrationsschwäche, Sehstörungen und Schlafproblemen.

Eine Polyglobulie liegt vor, wenn der Wert oberhalb dieser Norm ist, dies deutet auf Lungen- oder Herzerkrankungen hin, der Körper versucht hier den geringen Sauerstoffgehalt mit mehr Zellen auszugleichen. Für Leute in den Bergen mit „dünner Luft" sind höhere Werte normal. Auch Flüssigkeitsmangel kann dazu führen, dass das Blut „dicker" ist.

Bei einigen Erkrankungen, etwa der Leukämie oder der „megaloblastic madness", ändern sich auch Größe und Form der Erythrozyten.

**ERYTHROZYTEN-SEDIMENTATIONSRATE:** siehe Blutsenkungsgeschwindigkeit

**FERRITIN** (FERR)
Eisen (lat. „ferrum") ist ein Bestandteil des roten Blutfarbstoffs (Hämoglobin) und transportiert mit Hilfe der roten Blutkörperchen (Erythrozyten) den Sauerstoff zu den Zellen im gesamten Körper. Rund ein Drittel des Eisens, das sogenannte „Ferritin", liegt in Eisen-Depots (Leber, Milz, Knochenmark und Darm) und wird von Eiweißen umhüllt, bis das Eisen benötigt wird. Es handelt sich hier um dreiwertiges Eisen, das dann zu zweiwertigem Eisen umgewandelt wird.

- Normbereich Frauen: 20 – 250 Mikrogramm pro Liter
- Normbereich Männer: 10 – 120 Mikrogramm pro Liter

Zu niedrige und zu hohe Werte: siehe EISEN.

**FOLLIKEL-STIMULIERENDES HORMON** (FSH)
FSH wird von der Hirnanhangdrüse (Hypophyse) ausgeschüttet und wirkt bei Frauen zur Ausreifung eines Follikels in den Eierstöcken. Bei Männern wirkt FSH auf die Spermienbildung ein.

- Der Normalbereich für Frauen ist abhängig vom Stadium des Menstruationszyklus und liegt je nach Phase zwischen 2 und 17 Units pro Liter. In der

Schwangerschaft sollte das Hormon kaum produziert werden (0,3 U/l), dagegen ist es in der Menopause mit 20 – 100 U/l ausgesprochen hoch
- Der Normalbereich für Männer liegt zwischen 2 – 10 Units pro Liter

Zu niedrige Werte können an einer Störung der Hypophyse liegen oder auch an einer Fehlfunktion desjenigen Hirnteils (Hypothalamus), der die Hirnanhangdrüse steuert. Bei Frauen, die trotz Kinderwunsch nicht schwanger werden, kann der FSH-Wert Aufschluss über mögliche Ursachen geben.

Zu hohe Werte liegen meist daran, dass die Eierstöcke oder Hoden nicht richtig auf das FSH reagieren, d. h. keine Follikel oder Spermien heranreifen. In dem Versuch, diese Organe doch wieder zum Funktionieren anzuregen, schüttet die Hypophyse dann zunehmend mehr FSH aus.

Typische Probleme von Frauen, die mit FSH zusammenhängen, sind Störungen der Pubertätsentwicklung, Unfruchtbarkeit, Ausbleiben der Menstruationsblutung, verlängerte Regelblutung, Wechseljahre. Bei Männern kann es gleichfalls zu Unfruchtbarkeit kommen, teilweise mit Hodenschrumpfung verbunden.

### GAMMA-GLUTAMYL-TRANSFERASE (GGT, Gamma-GT)
Gamma-GT wird vorrangig in der Galle und in der Leber gebildet und wirkt auf den Eiweißstoffwechsel ein. Schäden der Leber und der Galle führen zu erhöhten Gamma-GT-Werten, da dieses Enzym dann in die Blutbahn eindringen kann.

- Normalbereich für Frauen: unter 38 Units pro Liter
- Normalbereich für Männer: unter 55 Units pro Liter

Niedrige Gamma-GT-Werte haben keine klinische Bedeutung. Im Normalfall ist das Enzym im Blut kaum vorhanden. Wenn der Gamma-GT-Wert gering ist, kann eine Leberschädigung weitgehend ausgeschlossen werden.

Erhöhte Gamma-GT-Werte deuten auf eine Schädigung von Leber oder Galle hin; die häufigste Ursache ist Alkoholmissbrauch. Weitere Ursachen sind Herzinfarkt, Diabetes, Störungen der Nierenfunktion und Bauchspeicheldrüsenentzündungen. Auch viele Medikamente führen zu erhöhten Gamma-GT-Werten (z. B. Antibiotika, Anti-Epileptika, Rheuma-Medikamente, Schilddrüsenmedikamente). Verbunden mit anderen Risikofaktoren (Stress, Schlafmangel, falsche Ernährung, Rauchen, Alkohol) deutet ein hoher Gamma-GT-Wert auch auf ein erhöhtes Risiko für Schlaganfälle hin.

### GLUKOSE
Glukose ist der wichtigste Energieträger, den die Zellen neben Sauerstoff und

Wasser benötigen, um zu funktionieren. Glukose wird gemeinhin mit „Zucker" übersetzt, ist aber nicht nur in Zucker, sondern in allen Kohlehydraten enthalten, hierzu gehören z. B. Brot, Kartoffeln, Nüsse, Gemüse, Salat und Obst. Zur Versorgung des Körpers mit Energie können Glukosemoleküle an das Hämoglobin, den roten Blutfarbstoff in den Erythrozyten (rote Blutzellen) andocken und sich dann am Zielort wieder lösen.

- Normalbereich Nüchternblutzucker: 60 – 100 Milligramm pro Deziliter
- Normalbereich nach Nahrungsaufnahme: unter 140 mg/dl
- Normalbereich Glukose im Plasma: 74 – 99 mg/dl
- bei Typ-2-Diabetes: über 126 mg/dl

Eine Glukosekonzentration von weniger als 60 Milligramm pro Deziliter führt bereits dazu, dass das Gehirn nicht mehr richtig funktioniert; es kommt zu Denkstörungen, Schwindel und schließlich zur Ohnmacht.

Hohe Werte weisen auf eine Zuckerkrankheit (Diabetes) hin. Diese beruht meist darauf, dass die Bauchspeicheldrüse zu wenig Insulin produziert, bzw. die Zellen reagieren nicht mehr angemessen auf dieses Hormon, das dafür sorgt, dass Glukose in Zellen hineingelangt bzw. umgewandelt und in den Fettzellen deponiert wird. Blutzuckerkonzentrationen über 140 Milligramm pro Deziliter richten Schäden an Nervenzellen an und können u. a. zur Blindheit führen. Der zu hohe Blutzucker erhöht auch das Risiko für Herzinfarkt und Nierenschäden. Traubenzucker wandert sofort durch den Darm in den Blutkreislauf und erhöht damit den Blutzuckerspiegel sehr schnell. Überschüssige Glukose kann über die Niere mit dem Urin ausgeschüttet werden und ist dann dort nachweisbar.


## GLUTAMAT-OXALACETAT-TRANSAMINASE (GOT)

Glutamat-Oxalacetat-Transaminase (GOT) wird auch als Aspartat-Aminotransferase (AST) bezeichnet. Es handelt sich hierbei um ein Enzym, das vor allem in den Zellen von Leber, Herz und Skelett vorkommt und Stoffwechselprozesse beschleunigt. Bei der Schädigung eines dieser Organe wird das Enzym freigesetzt und gelangt in die Blutbahn.

- Normalbereich Frauen: unter 50 Units pro Liter
- Normalbereich Männer: unter 35 Units pro Liter

GOT befindet sich normalerweise nur in den Zellen und gar nicht in der freien Blutbahn. Bei niedrigen Werten lassen sich Schäden von Leber und Muskeln weitgehend ausschließen.

Hohe GOT-Werte deuten darauf hin, dass dieses Enzym nach Schädigung von Zellen in die freie Blutbahn geraten ist, d. h. eine Läsion der Leber oder von

Muskeln (einschließlich des Herzmuskels) vorliegt. Ursachen sind z. B. eine Entzündung der Leber (Hepatitis), Krebserkrankungen der Leber, Schädigung der Leber durch Alkohol oder Medikamente, ein Herzinfarkt oder eine Lungenembolie (Verschluss eines Lungengefäßes).

Sportler, insbesondere nach Krafttraining, haben gleichfalls erhöhte GOT-Werte, da es zu Muskelfaserrissen kommen kann. Hier lässt sich dann natürlich kein Rückschluss auf eine Leber- oder Herzerkrankung ziehen.

### GLUTAMAT-PYRUVAT-TRANSAMINASE (GPT)

Glutamat-Pyruvat-Transaminase (GPT) wird auch als Alanin-Aminotransferase (ALT) bezeichnet. Es handelt sich um ein vorwiegend in den Leberzellen gebildetes Enzym; es dient als Katalysator für den Eiweiß-Stoffwechsel. In geringen Mengen findet man es auch in Muskelzellen und in den roten Blutkörperchen (Erythrozyten). Zusammen mit Glutamat-Oxalacetat-Transaminase (GOT) lassen sich Vermutungen über mögliche Leberschäden stellen. GPT kommt in großen Mengen in der Blutbahn nur vor, wenn Leberzellen zugrundegegangen sind und dieses Enzym dadurch freigesetzt worden ist.

- Normalbereich Frauen: unter 35 Units pro Liter
- Normalbereich Männer: unter 50 Units pro Liter

GPT befindet sich normalerweise nur in den Zellen und gar nicht in der freien Blutbahn. Bei niedrigen Werten lässt sich ein Schaden der Leber weitgehend ausschließen.

Hohe GPT-Werte weisen, zusammen mit hohen GOT-Werten, auf eine Erkrankung der Leber hin. Ursache können z. B. Alkohol- oder Drogenkonsum sein, sowie Ernährungsfehler, aber auch viele Medikamente schädigen die Leber (z. B. bestimmte Schmerzmedikamente, Antibiotika); auch bei Einnahme von Blutverdünnern kann der GPT-Wert erhöht sein.

Nach schwerer körperlicher Anstrengung können gleichfalls erhöhte GPT-Werte vorliegen. Hier lässt sich dann natürlich kein Rückschluss auf eine Lebererkrankung ziehen.

### GLYKOHÄMOGLOBIN (HbA$_{1c}$)

Wenn der Blutzuckerspiegel (siehe Glukose) über einen langen Zeitraum zu hoch ist, dann verbindet sich das Glukosemolekül fest mit dem Hämoglobin. Das lässt sich messen: Der HbA$_1$-Wert gibt an, ob in den letzten drei Monaten häufig zu hohe Blutzuckerwerte vorhanden waren. Da die roten Blutzellen nur etwa 120 Tage leben und dann durch neue ersetzt werden, lassen sich hohe Blutzuckerkonzentrationen nicht weiter zurückverfolgen; es wird also der „Langzeitzucker" gemessen, der genauer ist als die einmalige Messung, die z. B. davon abhängig ist, wann und was der Patient gegessen hat.

- Normalbereich Glykohämoglobin: 4 % − 6 % Prozent des Gesamthämoglobins oder 29 − 42 MiniMol pro Mol

Ein zu niedriger Wert des Glykohämoglobins deutet darauf hin, dass der Patient häufig unterzuckert war, d. h. der Blutzuckerspiegel war viel zu niedrig, hierbei besteht das Risiko des diabetischen Komas.

Hohe Werte weisen auf eine Zuckerkrankheit (Diabetes) hin.

## GRANULOZYTEN

Granulozyten gehören mit zur Gruppe der weißen Blutkörperchen (Leukozyten), d. h. zum menschlichen Immunsystem. Sie wandern durch das Gewebe des gesamten menschlichen Körpers und bekämpfen dort Bakterien, Pilze und Parasiten. Sie können solche Eindringlinge regelrecht fressen („Fresszellen") oder durch Ausschüttung von giftigen Stoffen so schädigen, dass diese absterben. Granulozyten können unter dem Mikroskop eingefärbt werden und nehmen dann entweder eine hellgraue (neutrophile), orange-rote (eosinophile) oder dunkelblaue (basophile) Farbe an.

- Normalbereich für Neutrophile: 150 − 400 pro Mikroliter
- Normalbereich Eosinophile: 50 − 250 pro Mikroliter
- Normalbereich Basophile: 15 − 50 pro Mikroliter

Da Granulozyten im Knochenmark gebildet werden, können niedrige Werte ein Zeichen für eine Schädigung in diesem Bereich sein. Alle Medikamente, die abschwächende Wirkung auf das Immunsystem haben (z. B. Cortison bei Autoimmunerkrankungen wie Rheuma oder Multiple Sklerose oder nach Transplantation von Organen) haben zur Folge, dass weniger Granulozyten im Körper patrouillieren. Auch viele Krebs-Medikamente, wie z. B. MTX, wirken sich negativ aus, da sie zwar die Teilung von Krebszellen unterdrücken, gleichzeitig aber auch die Bildung von Blutzellen behindern.

Hohe Werte an Granulozyten findet man naturgemäß bei Entzündungen und Infektionen. Wenn ein Feind in den Körper eingedrungen ist, werden mehr dieser Polizei-Zellen in die Blutbahn abgegeben. Aber auch bei psychischem Stress und körperlicher Überlastung ist die Zahl oft deutlich erhöht. Weitere Ursachen können sein: Leukämie, Herzerkrankungen, Krebs und hormonelle Verhütungsmittel.

## HÄMOGLOBIN (Hb)

Das Blut erhält seine typisch rote Farbe durch das Hämoglobin; es enthält Eisen-Atome, die in der Lunge Sauerstoff an sich binden, den sie in den Arterien zu den einzelnen Organen transportieren, dort freigeben und gleichzeitig Kohlendioxid ($CO_2$) aufnehmen, den sie in den Venen zur Lunge transportieren, wo er ausgeatmet wird.

- Normalbereich für Männer: 13,0 – 17,2 g/dl
- Normalbereich für Frauen: 12,0 – 15,0 g/dl

Niedrige Werte für Hämoglobin findet man bei Blutarmut (Anämie), z. B. durch Blutverluste.

Hohe Werte treten auf nach Sauerstoffmangel (z. B. Urlaub im Gebirge), bei Rauchern und bei Lungenerkrankungen. Der Körper versucht hier mit vermehrtem Hämoglobin den Mangel an Sauerstoff auszugleichen.

## HÄMATOKRIT (Hk, Hkt, Hct)

Blut besteht nicht nur aus Blutzellen, sondern auch aus Blutplasma. Der Hämatokrit-Wert besagt, wie viel Prozent der entnommenen Blutprobe auf Blutzellen entfallen, daraus lässt sich dann auch der Anteil des Blutplasmas berechnen.

- Der Normalbereich liegt etwa zwischen 35 % und 50 % Anteil der Blutzellen im Vergleich zum Blutplasma

Niedrige Werte treten bei Blutarmut auf (siehe Erythrozyten).

Hohe Werte zeigen an, dass das Blut zu dickflüssig wird, da der Anteil des flüssigen Blutplasmas zu gering ist; das Herz muss sich hierdurch mehr anstrengen und das Risiko für Herz-Kreislauferkrankungen erhöht sich. Nicht selten liegt die Ursache darin, dass zu wenig getrunken wurde.

## HARNSÄURE (HS)

Purine sind ein Stoff, der in der Erbinformation (DNS) aller Zellen enthalten ist und daher auch über die Nahrung aufgenommen wird. Überflüssiges Purin wird zu Harnsäure umgebaut und dann im Urin ausgeschieden. Wenn zu viel Harnstoff im Körper vorhanden ist und nicht schnell genug ausgeschieden werden kann, bilden sich daraus Kristalle, die sich im Körper (z. B. Gelenken, Weichteilen, Nieren und Knorpeln) ablagern und dort Entzündungen verursachen. Hierdurch kommt es zum schmerzhaften Gicht-Anfall oder, in den Nieren, zur Bildung von Nierensteinen.

- Normalbereich der Harnsäure für Frauen: 2,3 – 6,1 Milligramm pro Deziliter
- Normalbereich für Männer 3,6 – 8,2 mg/dl

Zu niedrige Werte von Harnsäure treten auf durch harntreibende Nahrungsmittel oder schmerzlindernde Medikamente. Sie können auf eine Nieren- oder Lebererkrankung hindeuten.

Sehr hohe Werte von Harnsäure im Blut weisen, wie gesagt, auf eine Gichterkrankung hin. Aber z. B. auch eine Schwäche der Nieren, eine Schilddrüsenüberfunktion, Vergiftungen, Alkoholmissbrauch und eine Chemotherapie bei Krebs können den Wert erhöhen. Bei hohen Harnsäurewerten wird empfohlen die Ernährung umzustellen; Fleisch und Fisch haben hohe Puringehalte. Aber auch Fasten und Hungern erhöhen den Harnsäurewert.

Der Puringehalt von Lebensmitteln ist sehr unterschiedlich, hier einige Beispiele für jeweils 100 Gramm des Nahrungsmittels mit hohem Puringehalt: Sprotten (800 mg), Ölsardinen (480 mg), Forelle (345 mg), Kalbsleber (290 mg), Gänsefleisch (250 mg), Schweineschnitzel (210 mg), Thunfisch (200 mg), Rinderfilet (150 mg).

Beispiele für niedrigen Puringehalt: Salatgurke (7 mg), Tomaten (10 mg), Paprika (10 mg), Kartoffeln (15 mg), Äpfel (15 mg), Melone (20 mg), Zucchini (22 mg), Weizenmehl (38 mg).

**HARNSTOFF:** siehe Blut-Harnstoff-Stickstoff

**HIGH DENSITIY LIPOPROTEINE** (HDL)
Lipoproteine sind aus Cholesterin, anderen Fetten und Eiweißen aufgebaut. Lipide speichern Energie in den Fettzellen, und sie schützen z. B. die Außenhaut von Zellen. Lipide sind außerdem ein Grundbestandteil vieler Hormone (z. B. Östrogen, Testosteron und Cortisol); sie können über die Nahrung zugeführt oder aus anderen Bestandteilen von der Leber hergestellt werden. High Density Lipoproteine (HDL) weisen eine hohe Dichte auf und bestehen zum großen Teil aus Cholesterin. Das HDL fängt nicht benötigtes Cholesterin in der Blutbahn ein und transportiert es zur Leber. Es ist sozusagen das „gute" Cholesterin, sein Gegenspieler ist das LDL (Low Density Lipoprotein), das „böse" Cholesterin.

- Normalbereich HDL Frauen: über 50 Milligramm pro Deziliter
- Normalbereich HDL Männer: über 40 mg/dl

Niedrige Werte sind schlecht, da das HDL das „böse" LDL-Cholesterin aus der Blutbahn entfernt. Bei niedrigen Werten erhöht sich daher das Risiko für Herzinfarkt oder Schlaganfall. Auffällig niedrige Werte können aber auch Hinweis auf eine Leber- oder Schilddrüsenerkrankung sein.

Hohe Werte von HDL, des „guten" Cholesterin, sind hier erwünscht und werden in der Regel nicht als krankhaft angesehen.

Nahrungsmittel, die viel HDL enthalten sind unter anderem: Omega-3-haltige Produkte (z. B. Seefisch), Nüsse, Hülsenfrüchte, Sonnenblumenkerne, Leinsamen, Avocado, Brokkoli, Blumenkohl, Weißkohl oder Pflanzenfette (Margarine). Alkohol senkt das HDL.

### KALIUM (K)

Ohne Kalium können wir nicht denken, denn Kalium sorgt zusammen mit Natrium in den Nervenzellen für die Weiterleitung von elektrischen Impulsen. Außerdem ist es an dem Wasserhaushalt (Flüssigkeitsregulation) des Körpers beteiligt und beeinflusst den Blutdruck und die Ausschüttung von Hormonen.

- Normalbereich Kalium: 3,8 – 55 MiniMol pro Liter

Sehr niedrige Werte treten auf, wenn in der Nahrung nicht genug Kalium enthalten ist. Kalium ist ein Mineral, es stammt aus der Erde und wird von Pflanzen aufgenommen. Kaliumreiche Nahrungsmittel sind z. B. Aprikosen, Bananen, Buchweizen. Dinkel, Erdnüsse, Haselnüsse, Himbeeren, Hülsenfrüchte, Johannisbeeren, Karotten, Kiwi, Kohl, Kohlrabi, Kürbis, Löwenzahn, Mais, Roggen und Tomaten. Durch Kochen wird Kalium unter Umständen schnell aus den Nahrungsmitteln ausgewaschen und ist dann nur noch zu geringen Mengen enthalten.

Wenn der Körper zu viel Kalium hat, wird dieses über die Nieren ausgeschieden. Zu hohe Kaliumwerte können durch Nierenfunktionsstörungen verursacht werden, aber auch bestimmte Medikamente können hierfür verantwortlich sein. Kalium ist überwiegend in Zellen gespeichert, wenn durch eine Erkrankung viele Zellen zerstört werden, kann der Kaliumspiegel im Blut ansteigen. Ein zu hoher Level an Kalium kann zu Herzrhythmusstörungen und Muskelzuckungen führen. Da die Zellen quasi „übererregt" sind, hat dies auch psychische Störungen zur Folge.

### KALZIUM (Calcium, Ca)

Kalzium ist bei einer riesigen Anzahl von Stoffwechselabläufen im menschlichen Körper beteiligt, vor allem bei der Weiterleitung von Impulsen der Nervenzellen, unter anderem aber auch bei der Kontraktion von Muskeln und der Blutgerinnung. Kalzium wird in Knochen gespeichert, lässt sich dort bei einem

Mangel aber wieder herauslösen. Hierfür sind die Skelettknochen, wie jedes andere Organ auch, durchblutet. Bei reichlich Kalzium wird dieses eingelagert, bei Kalziummangel wieder aus den Knochen heraustransportiert. Da der Kalziumspiegel wichtig ist, erfolgt die Steuerung über mehrere Hormone. Das Parathormon erhöht die Konzentration im Blut und im Raum zwischen den Zellen, Calcitonin erniedrigt das Niveau und Vitamin-D ermöglicht es überhaupt erst, dass Kalzium aus dem Darm in den Körper eintritt.

- Normalbereich Gesamtkalzium: 8,4 bis 10,5 Milligramm pro Deziliter oder, anders ausgedrückt 2,2 – 2,6 MiniMol pro Liter (1 Mol ist definiert als 600 Trilliarde Teilen). Der Anteil der Kalzium-Ionen sollte zwischen 4,6 bis 5,4 mg/dl liegen bzw. 1,15 – 1,35 mmol/l
- Alarmwert: unter 1,9 oder über 3,0 MiniMol pro Liter
- Extremwert: unter 1,7 oder über 3,5 MiniMol pro Liter

Zu niedrige Werte treten bei kalziumarmer Ernährung auf. Reich an Kalzium sind z. B. Milch und Milchprodukte, Sojamilch, Nüsse, Sesam, Mohn, Blattspinat, Grünkohl oder Brokkoli und Mineralwasser.


**KÖRPERTEMPERATUR**

Warmblütler, dazu gehört auch der Mensch, halten eine gleichbleibende Körpertemperatur aufrecht. Hierzu gibt es im Thalamus des Gehirns ein Zentrum, das den Wärmehaushalt reguliert. Um Körperwärme zu erzeugen, „verbrennen" die einzelnen Zellen des Körpers Energie. Um diese zu messen, führt man ein Thermometer in eine Körperöffnung ein. Am besten eignen sich Anus und Mund (oral, unter der Zunge), etwas ungenauer sind Messungen in den Achselhöhlen, im Ohr oder auf der Stirn. Der Normalbereich liegt etwa bei:

Normaltemperatur: 36,5° – 37,4°

Erhöhte Temperatur: 37,5° – 38,0°

Leichtes Fieber: 38,1° – 38,5°

Mäßiges Fieber: 38,6° – 39,0°

Hohes Fieber: über 39,0°


Schwankungen der Temperatur sind normal, meist ist die Körpertemperatur morgens niedriger als im Tagesverlauf. Bei schwerer körperlicher Anstrengung kann die Temperatur stark ansteigen, ebenso bei massivem psychischen Stress; Frauen haben um den Eisprung herum eine um rund 0,5° erhöhte Körpertemperatur. Medikamente und Drogen können die Körpertemperatur erhöhen.

Menschen mit einer Schilddrüsenüberfunktion haben oft auch eine erhöhte Körpertemperatur.

Untertemperatur (Hypothermie) taucht bei Erfrierungen z. B. im Winter auf, auch bei zu langem Baden in Seen oder Meeren. Bei Beginn einer Krankheit ziehen sich die Kapillargefäße der Haut zusammen, um Energie zu sparen und sich auf die Bekämpfung der Krankheit zu konzentrieren. Hierdurch kann es sein, dass man zunächst eine kühle Haut hat und „fröstelt", bevor dann das Fieber ausbricht. Auch bei stark geschwächtem Körper, z. B. infolge einer Magersucht, wird die Körpertemperatur irgendwann abgesenkt.

Fieber ist eine primäre Reaktion des Immunsystems, um eingedrungene Krankheitskeime (Viren oder Bakterien) durch Hitze zu zerkochen. Wenn Monozyten, bestimmte Zellen des Immunsystems, einen eingedrungenen Feind erkannt haben, schütten sie Pyrogene aus, das ist ein Botenstoff, der den Hypothalamus aktiviert, der dann Stoffwechselprozesse beschleunigt. Allerdings haben in einer Millionen Jahre dauernden Selektion vor allem Krankheitskeime überlebt, denen die Erhöhung der Körpertemperatur nicht mehr viel ausmacht. Daher streiten sich die Wissenschaftler, ob Fieber nicht einfach eine überholte biologische Reaktion ist. Vorteil des Fiebers ist eindeutig, dass Menschen mit Fieber in der Regel nicht zur Arbeit gehen, das Fieber fesselt einen ans Bett, wo die Immunreaktion besser arbeiten kann. Wichtig ist, viel zu trinken, da der Körper unter Fieber auch versucht, Krankheiten regelrecht auszuschwitzen. Studien mit Tierversuchen zeigen, dass die Erkrankungen schneller überwunden werden, wenn man versucht, das Fieber möglichst lange auszuhalten. Allgemein empfohlen werden fiebersenkende Medikamente erst, wenn der Allgemeinzustand unerträglich wird und das Fieber über 39° steigt. Das durch die Medikamente erzeugte scheinbare Wohlbefinden sollte aber nicht dazu verleiten, aufzustehen und wieder seiner Arbeit nachzugehen. Längeres Fieber über 39° sollte immer zum Arzt führen.

### KREATININ (KREA)
Kreatin sorgt in den Muskelzellen dafür, dass genügend Energie zur Verfügung steht. Ein Teil des Kreatins wird in Kreatinin umgewandelt und via Blutbahn in die Nieren transportiert und dort ausgeschieden.

Normalbereich Frauen: 0,5 – 1,2 Milligramm pro Deziliter
Normalbereich Männer: 0,5 – 1,0 mg/dl

Da Kreatinin ein Stoffwechsel-Abfallprodukt ist, das aus dem Körper entfernt werden soll, gibt es keine zu niedrigen Werte.

Sehr hohe Kreatininwerte können darauf hinweisen, dass eine Nierenfunktionsstörung vorliegt, d. h. die Nieren filtern das Kreatinin nicht richtig heraus. Aber auch zu wenig Trinken oder starkes Schwitzen können dazu führen, dass nicht genug Kreatinin in den Urin gehen kann. Menschen, die sehr viel Fleisch oder Fisch essen, haben auch oft zu hohe Kreatininwerte.

## LEUKOZYTEN (Leukos, weiße Blutzellen)

Leukozyten sind die Polizei des Blutsystems, sie gehören zum menschlichen Immunsystem, patrouillieren durch Ihren Körper und vernichten eingedrungene Bakterien, Viren, Pilze oder Parasiten. Leukozyten teilen sich auf in verschiedene Untertypen, die unterschiedliche Aufgaben im Immunsystem haben, wie z. B. die B- und T-Lymphozyten, Helfer-Zellen, Killer-Zellen, Makrophagen, Granulozyten usw.

- Normalbereich für Erwachsene 4.000 bis 10.000 pro Mikroliter, Kinder deutlich höher

Auch weiße Blutkörperchen werden im Knochenmark gebildet; niedrige Werte (Leukopenie) treten deshalb z. B. bei Knochenmarkerkrankungen auf. Viele Medikamente, die das Immunsystem unterdrücken sollen, z. B. nach Transplantationen oder gegen Autoimmunerkrankungen (z. B. Rheuma, Multiple Sklerose), vermindern die Anzahl der Leukozyten.

Hohe Werte (Leukozytose) finden sich bei allen infektiösen Krankheiten, da die Leukozyten ja gerade diese Krankheit bekämpfen sollen. Ein hoher Wert für die weißen Blutkörperchen kann also ein Signal dafür sein, dass der Körper irgendwo mit einer Entzündung kämpft. Aber auch Stress, Schwangerschaft, schwere körperliche Arbeit, Rauchen und bestimmte Medikamente können diesen Wert erhöhen.

## LIPASE (LIP)

Lipasen werden in der Bauchspeicheldrüse (Pankreas) hergestellt und spalten im Darm Fette in kleinere Bestandteile auf, die vom Körper verarbeitet werden können. In der Blutbahn kommen sie nur selten vor, d. h. nur dann wenn eine Entzündung oder andere Erkrankung der Bauchspeicheldrüse vorliegt. Typisches Symptom sind starke Schmerzen im Oberbauch nach fetthaltigem Essen, zum Teil mit Blähungen und Durchfall. Zerstört die Entzündung die Bauchspeicheldrüse, kann das Fett im Darm nicht mehr richtig verarbeitet werden und wird mit dem Stuhlgang wieder ausgeschieden (sog. glänzender „Fettstuhl"). Da die Bauchspeicheldrüse auch Insulin herstellt, kommt es parallel zu einer

Diabetes mellitus (Zuckerkrankheit). Häufigste Ursache einer akuten Bauchspeicheldrüsenentzündung ist Alkoholmissbrauch, allerdings steigen die Lipasewerte erst nach 4 bis 8 Stunden an, bleiben dann aber bis zu zwei Wochen lang hoch.

- Normalbereich Lipase: 13 – 60 Units pro Liter

Da Lipasen im Wesentlichen im Darm wirken und nicht in der Blutbahn vorhanden sein sollten, sind zu niedrige Werte meist nicht von Relevanz.

Erhöhte Lipase-Werte im Blut sind ein Indikator für eine Erkrankung der Bauchspeicheldrüse. Weitere Ursachen können aber auch Gallenblasenentzündungen und Gallensteine sein, sowie die Nebenwirkung bestimmter Medikamente.

### LIQUOR (CEREBROSPINALFLÜSSIGKEIT)
Liquor bedeutet eigentlich nur Flüssigkeit und findet sich in unterschiedlichen Organen, darunter dem Herzbeutel und in Ovariarfollikeln (Eierstöcken). In der Regel bezeichnet Liquor aber die Cerebrospinalflüssigkeit, die Gehirn und Rückenmark umfließt. Umgangssprachlich wird Liquor als „Nervenwasser" bezeichnet. Diese Flüssigkeit wird in speziellen Kammern der Hirnventrikel (Hohlräume im Gehirn) gebildet und fließt dann über „Arachnoidalzotten" im Gehirn und Wurzeltaschen der Spinalnervenwurzeln wieder ab. Dieser Liquor sollte normalerweise fast völlig farblos sein, bestenfalls einige weiße Blutkörperchen (Lymphozyten, Monozyten) enthalten.

Liquor puffert bei Stößen ab und schützt damit das empfindliche Gehirn und Rückenmark. Es hat außerdem eine reinigende Funktion und transportiert Rückstände aus dem Gehirn ab. Der Arzt kann Liquor mit Hilfe der Lumbalpunktion untersuchen, bei dem eine dünne Kanüle im Rücken zwischen zwei Wirbeln (meist in der Lendenwirbelsäule) bis zum Liquor geführt wird. Hierbei wird zunächst der Druck geprüft. Zu hoher Druck kann auf einen Stau hinweisen, d. h. der gebildete Liquor drückt auf das Gehirn. Bei Kindern kann es dadurch zum Wasserkopf (Hydrocephalus) kommen. Erwachsene, bei denen die Schädelknochen nicht mehr plastisch verformbar sind, leiden unter häufigen Kopfschmerzen. Langfristig schädigt der Druck innerhalb des Gehirns dann Nervenzellen. Eine Sonderform ist der „Normdruck-Hydrocephalus", bei dem der Druck des Liquors am Tag normal ist, nachts aber stark ansteigt.

Die Cerebrospinalflüssigkeit sollte, wie bereits oben gesagt, klar sein. Man kann darin nach Blut, Krankheitskeinem oder auch nach erhöhten Immunglobulinen suchen, die Bakterien und Viren markieren können. Diese Bestandteile geben dann Auskunft darüber, ob eine Verletzung des Gehirns vorliegt (z. B. intracerebrale Blutung), ob eine Autoimmunerkrankung vorliegt (z. B. Multiple

Sklerose) oder ob ein Krankheitskeim es geschafft hat, die Blut-Hirn-Schranke zu durchbrechen und sich im ZNS auszubreiten.

## LOW DENSITY LIPOPROTEINE (LDL)

Lipide speichern Energie in den Fettzellen, sie schützen z. B. die Außenhaut von Zellen und sind ein Grundbestandteil vieler Hormone (z. B. Östrogen, Testosteron und Cortisol); Lipide können über die Nahrung zugeführt oder aus anderen Bestandteilen von der Leber hergestellt werden. Low Density Lipoproteine (LDL) weisen eine niedrige Dichte auf und bestehen zum großen Teil aus Cholesterin, Triglyzeriden und einer Ummantelung aus Eiweiß. Diese Energiebündel wandern durch die Blutbahn und bringen die z. B. für den Aufbau der Zellmembran notwendigen Stoffe zu den einzelnen Organen. Trotz dieser sinnvollen Aufgabe sind LDLs problematisch, denn wenn zu viel davon im Blut vorhanden ist, lagert es sich in den Gefäßwänden ein und es kommt zu einer Verengung der Ader. Diese Verengung gleicht das Herz mit erhöhtem Blutdruck aus, um auch die Peripherie des Körpers weiterhin ausreichend versorgen zu können. Insbesondere bei älteren Menschen mit verhärteten Blutgefäßen kann es dann zu Mikrorissen der Blutgefäße kommen, die das Blutsystem zwar verschließt, aber hierdurch kommt es zu einer weiteren Verengung der Adern. Es entsteht eine Arteriosklerose mit erhöhtem Risiko für Herzinfarkt und Schlaganfall.

- Normalbereich LDL: unter 160 Milligramm pro Deziliter bei Personen ohne Risikofaktoren (z. B. Übergewicht, Alkohol, Bewegungsmangel). Bei Diabetes, Bluthochdruck und weiteren Risikofaktoren sollte der LDL-Wert unter 100 mg/dl liegen. Bei Patienten, die bereits einen Herzinfarkt oder Schlaganfall hatten, sogar unter 70 mg/dl

Zu niedrige Werte sind selten; sie können auf Fehlernährung, Lebererkrankungen, Krebs oder schwere Infektionen hindeuten.

Zu hohe Werte sind oft genetisch bedingt; insbesondere ältere Männer haben häufig zu hohe LDL-Werte. Ursache können Erkrankungen der Leber, der Schilddrüse, der Galle oder die Nebenwirkung bestimmter Medikamente sein. Zwar kommt nur rund ein Drittel des LDLs über die Nahrung in den Körper (der Rest wird in der Leber gebildet), bei hohen LDL-Werten und Übergewicht sollten Nahrungsmittel, die reich an LDL sind (z. B. tierische Fette) aber vermieden werden und vermehrt HDL-reiche Lebensmittel verzehrt werden, die das LDL zurück in die Leber transportieren. Sport senkt den Level an „bösem" LDL, Alkohol dagegen schwächt das „gute" HDL.

## LYMPHE

Neben dem Blutsystem zieht sich noch ein zweites Flüssigkeitssystem durch den Körper: Das Lymphsystem ist der wesentlichste Bestandteil des Immunsystems, zu diesem Netzwerk gehören unzählige Lymphknoten, meist nur wenige Millimeter groß, und außerdem auch Milz, Thymusdrüse und die Rachenmandeln. Lymphe ist eine durchsichtige, leicht milchige Flüssigkeit. Die dort reichlich vorhandenen Lymphozyten, eine bestimmte Art von weißen Blutkörperchen, gehören zum menschlichen Abwehrsystem. Die Weiterleitung der Lymphe wird nicht wie im Blutsystem durch ein einziges großes Herz gewährleistet, sondern durch unzählige kleine Lymphangiome, die eine ringsumlaufende Muskulatur besitzen und von Klappen geschlossen werden; sie kontraktieren sich rund 6–12-mal pro Minute und sichern den stetigen Strom der Lymphe durch den Körper. Im Gegensatz zum Blutsystem sind die Wände des Lymphsystems sehr durchlässig, damit die Zellen des Abwehrsystems ins Gewebe eintreten können.

Ein beeinträchtigter Strom in diesem System kann zum Lymphstau mit Anschwellung des umliegenden Gewebes führen. Physiotherapeuten können diesen Stau mit Hilfe der Lymphdrainage wieder in Fluss bringen.

In den Lymphknoten wird die Lymphe gereinigt und gefiltert; hier findet auch ein Teil der Immunabwehr statt, dadurch schwellen Lymphknoten bei vielen Erkrankungen deutlich und gut tastbar an. Leider setzen sich auch Metastasen bösartiger Krebstumore dort fest. Die Untersuchung erfordert dann eine Biopsie, d. h. es wird operativ Gewebe entnommen und im histologischen Labor untersucht.

Es gibt zwei schwere Krebs-Erkrankungen des Lymphsystems, den Morbus Hodgkin (Lymphdrüsenkrebs) und das Non-Hodgkin-Lymphom, aber nicht jede Schwellung der Lymphknoten muss gleich auf Krebs hindeuten. Das Lymphsystem ist normalerweise von außen nicht sichtbar. Hat man sich verletzt und beobachtet eine streifenförmige rötliche Markierung des Lymphsystems unter der Haut, besteht ein hohes Risiko, dass in der Wunde ein Krankheitskeim eingedrungen ist, der sich hier nun ausbreitet. Hier muss sofort ein Arzt aufgesucht werden, es besteht das Risiko einer „Blutvergiftung" (Sepsis).

## LYMPHOZYTEN (LYM)

Lymphozyten sind Teil der weißen Blutkörperchen, ihre Aufgabe ist die Bekämpfung von in den Körper eingedrungenen Feinden (Bakterien, Pilzen, Parasiten). Sie werden im Knochenmark gebildet und anschließend in der Thymusdrüse, in der Milz oder in den Lymphknoten „geschult", um bestimmte Fremdkörper zu erkennen und zu bekämpfen. Die größte Anzahl von Lymphozyten findet sich in den Lymphknoten; sie werden erst in großer Zahl in die Blutbahn geschickt, wenn Feinde in den Körper eingedrungen sind. Man unterscheidet mehrere Arten von Lymphozyten:

B-Zellen produzieren Antikörper (Immunglobuline), die sich an körperfremde Eindringlinge anheften, sie damit markieren und Schäden an der Haut der Zelle verursachen. Hierfür werden für jeden Krankheitskeim spezifische Immunglobuline hergestellt, die genau diesen Feind schädigen. B-Zellen bilden das immunologische Gedächtnis, da sie sich quasi merken können, welches Immunglobulin für welchen Feind sie herstellen müssen. Daher bekommt man viele Erkrankungen nur einmal im Leben (z. B. Masern oder Windpocken); bei einer weiteren Infektion im späteren Leben erinnern die B-Lymphozyten sich daran, wie sie den Feind am schnellsten vernichten können.

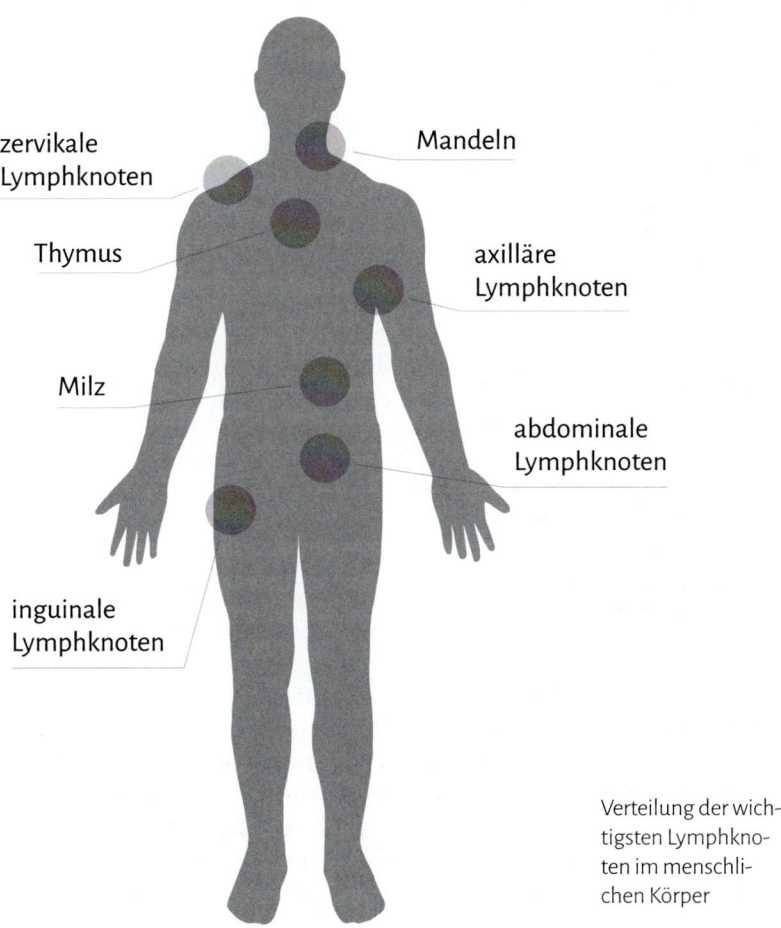

zervikale
Lymphknoten

Mandeln

Thymus

axilläre
Lymphknoten

Milz

abdominale
Lymphknoten

inguinale
Lymphknoten

Verteilung der wichtigsten Lymphknoten im menschlichen Körper

T-Zellen bekämpfen Eindringlinge (sog. „Antigene") direkt. Hier gibt es mehrere Unterformen: Die Killerzellen (cytotoxische Zellen) vergiften den Feind regelrecht. Die T-Helfer-Zellen können das Immunsystem durch Ausschüttung von Botenstoffen hoch- oder herunterfahren. Regulatorische T-Lymphozyten kontrollieren den Zustand des Immunsystems und fahren die Abwehr herunter, wenn die Krankheit besiegt erscheint. T-Gedächtniszellen speichern, ähnlich wie B-Lymphozyten, wie man Krankheiten am besten bekämpfen kann.

- Normalwerte der Lymphozyten: 1,5 bis 4,0 Giga pro Liter (Giga = 1 Milliarde)

Zu niedrige Werte an Lymphozyten findet man infolge von Medikamenten, die das Immunsystem unterdrücken (z. B. Cortison gegen Autoimmunerkrankungen oder MTX gegen Krebs), aber auch Stress und chronische Schmerzen führen zu einer Minderfunktion. Eine HIV-Infektion bzw. der Ausbruch von AIDS zeigt sich in extrem niedrigen Werten.

Sehr hohe Werte von Lymphozyten finden sich naturgemäß bei allen Infektionen, z. B. bei einer Viruserkrankung. Auch bei Leukämie kann der Wert hoch sein. Allergische Reaktionen und Autoimmunerkrankungen, wie z. B. Rheuma, Asthma, Neurodermitis, Multiple Sklerose zeigen sich in erhöhter Anzahl dieser weißen Blutkörperchen. Geschwollene Lymphknoten sind ein Zeichen dafür, dass das Immunsystem gerade hochaktiv ist.

## MAGNESIUM (Mg)

Magnesium ist ein Mineral, das mit der Nahrung aufgenommen wird und im Stoffwechsel in unzählige Enzyme eingebaut wird. Es verbessert das Ruhepotenzial von Nervenzellen und spielt daher auch für Muskeln, insbesondere auch das Herz eine wichtige Rolle. Magnesiummangel führt zu einem bunten Spektrum an unterschiedlichen Symptomen, beginnend bei Appetitlosigkeit, Erschöpfungsgefühlen, Herzrhythmusstörungen, Muskel-Verspannungen, Muskelzuckungen, Muskelkrämpfen (z. B. Wadenkrämpfe), *Restless-Leg*-Syndrom, Schlafstörungen. Außerdem ist Magnesiummangel häufig bei entzündlichen Darmerkrankungen und bei Störungen der Schilddrüse beteiligt. Erwachsene sollten pro Tag rund 350 Milligramm Magnesium aufnehmen, was bei normaler Ernährung problemlos möglich ist, da Magnesium in einer Vielzahl von Nahrungsmitteln enthalten ist (Sonnenblumenkerne 400 mg pro 100 g, Mandeln 170 mg, Walnüsse 130 mg, ungeschälter Reis 120 mg, Schokolade 100 mg, Weizen-Vollkornbrot 60 mg, Käse 30 mg, Hering 30 mg, Schweinefleisch 25 mg, Bohnen 24 mg, Putenfleisch 20 mg, Weißbrot 20 mg, Gurke 8 mg, Apfel 6 mg). Außerdem speichert der Körper Magnesium in den Knochen, wo es abgerufen werden kann.

- Normalbereich Magnesium: 0,7 – 1,1 MiniMol pro Liter

Niedrige Werte können daran liegen, dass in der Nahrung nicht ausreichend Magnesium vorhanden ist (z. B. bei Magersucht). Bei entzündlichen Darmerkrankungen (z. B. häufige Durchfälle, Morbus Crohn, Colitis ulcerosa) kann der Darm nicht genug Magnesium aufnehmen. In seltenen Fällen deutet der niedrige Wert auf eine Schilddrüsenüberfunktion hin. Abführmittel, Medikamente zur Entwässerung (Diuretika) und Cortison-Medikamente können den Mg-Wert auch absenken.

Zu hohe Werte kommen kaum vor, da ein Zuviel an Magnesium über die Nieren ausgeschieden wird. Nur bei Nierenschäden kann der Mg-Gehalt im Blut zu hoch sein.

**MCH** (mittlerer Zell-Hämoglobingehalt, mean corpuscular haemoglobin)
Der MCH-Wert bezieht sich auf den mittleren Anteil von Hämoglobin (roter Blutfarbstoff) in einer Blutzelle (Erythrozyt).

- Normalbereich für Erwachsene: 28 – 33 pg

Zu niedrige Werte findet man bei einem Mangel an Eisen, Kupfer oder Vitamin $B_6$.

Die Ursache für sehr hohe Werte kann zum Beispiel in einem Mangel der Vitamine $B_{12}$ (Cobolamine) oder $B_9$ (Folsäure) liegen; auch bei Alkoholikern, Rauchern und Patienten mit Lebererkrankungen finden sich hier hohe Werte.

**MCHC** (mittlere Zell-Hämoglobin-Konzentration, *mean corpuscular haemoglobin concentration*)

Dieser Wert sagt etwas über die durchschnittliche Konzentration von Hämoglobin in einem Erythrozyten (rote Blutzelle) aus.

- Normalbereich für Erwachsene: 30 – 36 g/dl

Niedrige Werte findet man z. B. bei einem Mangel an Eisen-, Kupfer, Vitamin $B_{12}$ (Cobolamine) oder $B_9$ (Folsäure) und bei Alkoholabhängigkeit.

Sehr hohe Werte können z. B. bei einer Sichelzellen-Anämie auftreten.

**MCV** (mittleres Zellvolumen, *mean corpuscular volume*)
Der MCV sagt etwas aus über das durchschnittliche Volumen von Zellen im menschlichen Blut.

- Normalbereich für Erwachsene: 80 – 96 fl

Ein niedriger MCV-Wert besagt, dass die Erythrozyten zu klein sind, Ursachen können z. B. starker Eisenmangel oder großer Blutverlust sein.

Hohe MCV-Werte findet man dementsprechend, wenn die roten Blutkörperchen zu groß sind. Die Ursache kann zum Beispiel in einem Mangel der Vitamine $B_{12}$ (Cobolamine) oder $B_9$ (Folsäure) liegen. Oft kann eine Ernährungsumstellung hier helfen.


## MONOZYTEN

Monozyten gehören mit zum menschlichen Immunsystem. Sie können Reste von besiegten Feinden in die Lymphknoten transportieren und dort anderen Zellen der körpereigenen Abwehr präsentieren, damit diese lernen, was sie gerade bekämpfen müssen. Monozyten sind Vorläufer der Makrophagen (Fress-Zellen), die in der Lage sind, eingedrungene Feinde regelrecht aufzufressen.

- Normalbereich der Monozyten für Erwachsene 250 – 850 pro Mikroliter

Bei Entzündungen, Infektionen und Autoimmunerkrankungen (z. B. Rheuma, Asthma, Neurodermitis, Multiple Sklerose) hat man eine hohe Anzahl von Monozyten. Auch einige Antibiotika führen dazu, dass mehr Monozyten im Blut sind.

Niedrige Werte sind selten und weisen am ehesten auf eine Erkrankung der blutbildenden Zellen im Knochenmark hin.


## NATRIUM (Na)

Natrium ist ein Mineral, das insbesondere mit dem Kochsalz (Natriumchlorid, NaCl) aufgenommen wird. Beide Bestandteile, das Natrium (Na) wie auch das Chlorid (Cl) sind wichtig für das Funktionieren von Nervenzellen, die vermittels Ein- und Ausstrom in die Bahnen zwischen Hirnteilen Informationen weiterleiten. Außerdem reguliert Natrium den Wasser- und den Säuren-Basen-Haushalt des Körpers und ist an der Steuerung des Blutdrucks beteiligt. Die Natriumkonzentration im Körper wird über das Hormon Aldosteron gesteuert; bei zu viel Natrium wird dieses Mineral über die Nieren ausgeschieden; bei zu wenig Natrium kommt es zur Resorption in den Nieren.

Normalbereiche für Natrium: 135 – 145 MiniMol pro Liter

Sehr niedrige Werte an Natrium können auftreten, wenn nicht mehr genug Kochsalz aufgenommen wird (z. B. Erbrechen, Durchfall), bei starkem Schwitzen (daher schmeckt Schweiß salzig), infolge von Entwässerungstabletten

(Diuretika) und bei einer Schilddrüsenunterfunktion. Niedrige Natriumkonzentrationen führen rasch zu Kopfschmerzen, Denkstörungen, psychischen Veränderungen, Erschöpfungsgefühlen, Verwirrtheit, Bewusstlosigkeit und epileptischen Krämpfen.

Zu hohe Natriumkonzentrationen sind meist Folge verminderten Trinkens oder bei Schädigung der Nieren (der Körper kann überschüssiges Natrium nicht aus dem Körper transportieren). Folge sind Bluthochdruck, Kopfschmerzen und Fieber. Übermäßiges Salzen von Nahrungsmitteln führt rasch zu erhöhtem Natrium-Level im Körper und damit auch zu hohem Blutdruck. Wer ohnehin an hohem Blutdruck leidet, sollte daher stark gesalzene Speisen vermeiden und viel trinken.

## PROSTATA-SPEZIFISCHES ANTIGEN (PSA)

Das prostata-spezifische Antigen PSA ist ein Eiweiß, das beim Mann in der Prostata produziert wird und als Sekret bei der Ejakulation dem Sperma beigemischt wird. Die Prostata ist ein kastaniengroßes Organ, es sitzt unterhalb der Harnblase und kann in ihrer Größe vom Mastdarm aus erstastet werden. Im Blut sollten nur geringe Mengen des PSA vorhanden sein. Frauen stellen im sog. weiblichen Ejakulat auch geringe Mengen PSA her.

- Normalbereich für Männer: unter 4,0 Nanogramm pro Milliliter

Niedrige Werte von PSA sind normal, da PSA im Blut kaum vorkommen sollte, es beschränkt sich auf den Urogenitaltrakt.

Bei einer Vergrößerung der Prostata kann die PSA-Konzentration im Blut erhöht sein. PSA ist kein Tumormarker, d. h. bei erhöhtem Wert kann, aber muss nicht ein Prostatakrebs vorliegen. Der PSA-Marker gilt als ungenau und lässt nur einen ersten Verdacht zu, der weiter abgeklärt werden sollte. Nur rund 30 % der Männer mit Prostata-Tumor zeigen einen erhöhten PSA-Wert. PSA ist auch erhöht bei Harnwegs- oder Prostata-Entzündungen oder gutartige Veränderungen der Prostata. Der PSA-Wert kann erhöht sein, wenn man in den letzten 24 Stunden vor der Blutprobe einen Samenerguss hatte oder sogar wenn man viel Fahrrad gefahren ist. Forschungsergebnisse deuten darauf hin, dass bei regelmäßiger sexueller Betätigung auch im höheren Lebensalter das Risiko für Prostata-Krebs geringer ist.

## PULS

Neben dem Blutdruck gibt die einfach zu messende Pulsfrequenz basale Aufschlüsse über die Herzfunktion. Der Puls entsteht, weil das Herz sich zusammenzieht und dabei einen Schwall an Blut durch die Arterien schickt. Arterien

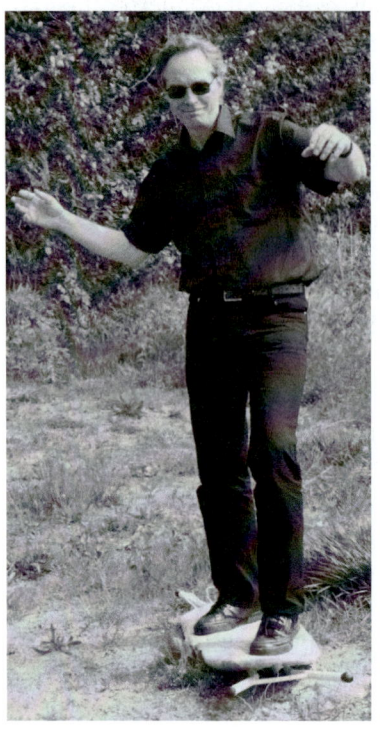

**Untersuchungen an einer *sport-orthopädischtraumatologischen* Ambulanz zeigen, dass die meisten Sportunfälle in den letzten 10 Minuten der Sportausübung stattfinden. Es wird daher dringend angeraten, mindestens 10 Minuten vor dem Schluss aufzuhören.**

Prof. Kasten beim Bügelbrett-Surfing, neben dem Gummistiefel-Weitwurf und Pfahlsitzen eine der beliebtesten Sportarten in Schleswig-Holstein.

verlaufen allerdings meist gut geschützt in der Tiefe des Körpers, so dass man den Puls nur an einigen Stellen messen kann, hierzu gehören z. B. das Handgelenk oder die Halsschlagader. Mit Hilfe von Smartwatches oder Fitnesstrackern kann man auch Pulsfrequenzen über längere Zeiträume hinweg gut erfassen. Insbesondere bei körperlicher Belastung steigt der Puls bekanntlich erheblich an (bis zu 200 Schläge pro Minute); gemessen wird in der Regel der Ruhepuls; dieser hängt vom Lebensalter ab: Säuglinge 120–140/min, Kinder 100–110/min, Jugendliche 80–100/min, Erwachsene 60–80/min, ältere Menschen etwa 90/min. Herzschlag und Pulsfrequenz sollten übereinstimmen; bei Herzschwäche und anderen Erkrankungen des Herzens (z. B. Herzklappenfehler) kann es aber vorkommen, dass kein richtiger Blutschall erzeugt wird und der Puls schwer zu messen ist. Die Herzvariabilität bezieht sich auf den Unterschied zwischen Ruhe- und Belastungspuls; ein gesundes Herz zeigt hier eine große Spannbreite, ein erkranktes Herz nur eine gering.

Niedrige Pulsfrequenzen finden sich bei Menschen, die Ausdauersport betreiben. Das Herz wird dadurch kräftiger und arbeitet effektiver. In Ruhephasen benötigt es dann weniger Schläge pro Minute. Auch regelmäßige und tiefe Atmung beruhigt das Herz (z. B. in Stress-Situationen): Weil das Blut dann mit mehr Sauerstoff gesättigt wird, muss das Herz sich nicht sehr anstrengen. Menschen mit niedrigem Ruhepuls haben auch eine längere Lebenserwartung.

Ein zu niedriger Blutdruck wird vom Körper erfasst, und das Herz kann dann unter Umständen beginnen zu rasen und stark zu klopfen. Solche Anfälle sind für den Betroffenen extrem unangenehm, da damit die Furcht vor einem Herzinfarkt verbunden ist. Meist sind diese Anfälle von Herzrasen aber vergleichsweise harmlos, weil das Herz den zu niedrigen Blutdruck nur kurz überkompensiert.

Hohe Pulsfrequenzen im Ruhezustand können auf ein schwaches Herz hindeuten. Typisch ist hier, dass das Herz auch nachts mit hoher Frequenz schlägt. Menschen mit hoher Pulsfrequenz haben ein erhöhtes Risiko für Herzinfarkte. Bei einem Ruhepuls von über 100 Schlägen pro Minute spricht man von Tachykardie. Ursachen sind Fehlschaltungen in der Erregungsleitung des Herzens. In Folge von übermäßigem Alkoholgenuss kann es dazu kommen, viele Medikamente erhöhen den Puls, ebenso Genussmittel wie Kaffee oder koffeinhaltige Teesorten; außerdem verursachen viele Drogen (z. B. Speed, Amphetamine, Kokain) einen beschleunigten Herzschlag.

### RHEUMAFAKTOR (RF)

Rheuma ist eine Erkrankung, bei der das eigene Immunsystem die Gelenke angreift und dort Entzündungen hervorruft, es handelt sich also um eine Autoimmunerkrankung (sog. entzündliches Rheuma, allerdings gibt es auch nichtentzündliche bzw. degenerative Formen). Der Rheumafaktor greift Immunglobuline der Klasse IgG an. Durch die Aktivierung des Immunsystems entstehen Entzündungen. Der Rheumafaktor ist allerdings nur bei rund 40 % – 70 % der Patienten erhöht, die wirklich rheumatoide Arthritis haben, insbesondere bei chronischem Rheuma findet man oft keinen erhöhten Level. Auch andere Erkrankungen können den Rheumafaktor erhöhen. Gerade bei älteren Menschen finden sich oft erhöhte Niveaus des RF, ohne dass diese unter Rheuma leiden.

- Normalbereich: unter 14 Units pro Milliliter
- Niedrige Werte sind medizinisch nicht von Bedeutung

Zu hohe Werte weisen auf eine rheumatoide Arthritis hin, sie sind aber gelegentlich auch bei anderen Autoimmunerkrankungen zu finden. Hier sollten weitere Untersuchungen erfolgen, da der RF-Wert alleine kein zuverlässiger Indikator für rheumatoide Arthritis ist.


## THROMBOZYTEN (THR)

Thrombozyten verschließen Wunden, man nennt sie auch Blutplättchen. Sie verkleben sich miteinander und verschließen dadurch Blutungen. Außerdem produzieren sie Gerinnungsfaktoren, wie z. B. „Fibrin", das ein Netz durch die Wunde bildet und diese verschließt.

- Normalbereich für Erwachsene: 150.000 – 380.000 pro Mikroliter

Sehr niedrige Werte (Thrombozytopenie) können eine Folge von Knochenmarkerkrankungen sein, viele Medikamente vermindern die Verklumpung von Thrombozyten. Acetylsalicylsäure (z. B. ASS-Protect) hemmt die Thromboszytenaggregation und wirkt schützend gegen Schlaganfälle und Herzinfarkte. Auch bei manchen Autoimmunerkrankungen und bei einem Mangel der Vitamine $B_{12}$ (Cobolamin) und $B_6$ (Folsäure) kann man oft sehr niedrige Werte finden.

Zu hohe Werte (Thrombozytämie) treten bei Verletzungen, Infektionen, Schock, starkem Stress und auch bei Depressionen auf. Hohe Werte sind in dem Sinne gefährlich, als die Thrombozyten im Herz oder in Blutgefäßen Pfropfe bilden können, die, wenn sie sich lösen, im Blutstrom mitgeschwemmt werden und dann Arterien verstopfen; dies führt unter anderem zum Herzinfarkt oder Schlaganfall.


## TRANSFERRIN (Tf)

Transferrin wird in der Leber produziert und transportiert dann dreiwertiges Eisen zu Zellen z. B. im Knochenmark, wo es in Vorläufer der roten Blutkörperchen (Erythrozyten) eingebaut wird. Das leere Transferrin kehrt dann zur Leber zurück und holt sich neues Eisen.

- Normalbereich Transferrin Frauen: 170 – 330 Milligramm pro Deziliter
- Normalbereich Männer: 160 – 350 mg/dl

Transferrin reagiert erst mit starkem zeitlichen Verzug auf Änderungen des Eisenwertes im menschlichen Körper, es kann daher nur im Zusammenhang mit dem aktuellen Eisenwert und dem Ferritinwert sinnvoll interpretiert werden.

Bei Erkrankungen der Leber können niedrige Werte an Transferrin auftreten.

Zu hohe Werte weisen darauf hin, dass ein Eisenmangel besteht, der Körper versucht dies mit erhöhter Produktion von Transferrin auszugleichen. In der

Regel besteht dann auch eine Anämie (Blutarmut). Mangelnde Eisenwerte können teilweise über eisenhaltige Nahrungsmittel ausgeglichen werden (Beispiele siehe unter: Eisen).

## TRIGLYZERID (TRIG)

Triglyzeride gehören mit zu den Nahrungsfetten, eine der Energiequellen zum Funktionieren des Körpers. In der Leber werden Triglyzeride in Lipoproteine umgewandelt, die dann zu den Zellen transportiert werden und diese ernähren. Überschüssige Triglyzeride werden im Fettgewebe eingelagert und erst in Hungerphasen wieder ins Blut gegeben. Essen und starke körperliche Anstrengung kurz vor der Blutentnahme erhöht den Level an Triglyzeriden, da diese als Energieträger zur Verfügung gestellt werden.

Zu niedrige Werte kommen nur bei länger dauerndem Hunger vor oder z. B. bei Magersucht.

Hohe Werte sind zum Teil erblich bedingt oder Folge eines Diabetes. Häufiger ist in den westlichen Industrienationen falsche Ernährung die Ursache; es werden zu viele Fette aufgenommen. Neben den Low Densitiy Lipoproteinen (LDL) bildet ein hoher Level an Triglyzeriden einen Risikofaktor für Herzinfarkt und Schlaganfall, insbesondere wenn weitere Risikofaktoren hinzukommen (z. B. Rauchen, Bluthochdruck, Übergewicht, Bewegungsmangel, Schlafstörungen, Stress).

## TROPONIN (Tn)

Troponin ist ein Eiweiß, das bei der An- und Entspannung der Muskeln hilft. Im Blut sollte es so gut wie gar nicht vorhanden sein, erst bei starker Schädigung von Muskeln ist es auch im Blut nachweisbar. Einige spezielle Unterformen von Troponin (cTnT und cTNI) gelangen ab 6 Std. nach einem Herzinfarkt ins Blut, da hier der nicht-durchblutete Teil des Herzmuskels abstirbt. Der Wert normalisiert sich erst nach rund zwei Wochen wieder. Troponin eignet sich daher als Indikator für einen Herzinfarkt. Im üblichen Blutbild wird er in der Regel nicht erhoben.

## VON-WILLEBRAND-FAKTOR (vWF)

Der von-Willebrand-Faktor verschließt Wunden. Er besteht aus einem zusammengefalteten Molekül, das sich in der Verletzung dann entfaltet, eine Brücke bildet und es Thrombozyten (Blutplättchen) erlaubt, sich dort anzuheften und die Wunde zu verschließen.

* Normalbereich vWF: 0,7 – 1,5 Internationale-Units/Liter

Zu niedrige Werte führen zum von-Willebrand-Syndrom mit dem Risiko bei Verletzungen zu verbluten. Typisch sind bei der leichten Form (Typ-1) häufige blaue Flecken und Neigung zu Nasenbluten. Typ-3, die schwerste Form, muss medikamentös behandelt werden, um ein Verbluten zu verhindern.

Ein zu hoher Wert ist selten, kann aber zu einer spontanen Aktivierung von Thrombozyten führen, die sich dann in Gefäßen festsetzen und eine Durchblutung verhindern, was zu lebensbedrohlichen Zuständen führen kann (Purpura).

### ZINK (ZN)

Eine große Anzahl von Enzymen, die Stoffwechselvorgänge unterstützen, benötigt eine winzige Menge Zink, um zu funktionieren (z. B. die Zellteilung, das Immunsystem, die Heilung von Wunden, die Hormonbildung, das Wachstum). Zink wird mit der normalen Nahrung aufgenommen.

- Normalbereich Blut: 4,0 – 7,5 Milligramm pro Liter; im Blutplasma: 0,6 bis 1,2 Milligramm/Deziliter

Zu niedrige Werte kommen vor bei zinkarmer Ernährung, mangelhafter Aufnahme durch Darmerkrankungen (z. B. Zöliakie), Stoffwechseldefekte der Verwertung von Zink im Körper oder zu starker Ausscheidung von Zink (z. B. durch starkes Schwitzen). Diabetiker und Alkoholiker haben teilweise zu niedrige Zink-Konzentrationen. Auch Stress kann dazu führen; ebenso einige Medikamente wie Abführmittel. Typische Zeichen sind mangelnde Belastbarkeit, depressive Stimmung, Haarausfall, erhöhte Anfälligkeit für Infekte, schlecht heilende Hauterkrankungen und Wunden. Zinkreiche Nahrungsmittel sind z. B.: Erdnüsse, Paranüsse, Haferflocken, Linsen, Gouda und Emmentaler, Weizenmischbrot, Mais, Rindfleisch und Austern.

Zu hohe Werte liegen z. T. daran, dass zu viel Zink aufgenommen worden sind (z. B. durch zinkhaltige Nahrungsmittelergänzungsstoffe aus dem Reformhaus), auch Cortison entleert Zinkspeicher.

## 5.2 Hormone

**Adrenokortikotropes Hormon** (ACTH) aus dem Hypophysenvorderlappen gilt als Stresshormon, es regt die Nebennierenrinde zur Ausschüttung von Cortisol an.

**Adrenalin** (Epinephrin) ist ein schnell wirkendes Stress-Hormon, das im Nebennierenmark gebildet wird. Im ZNS kommen Adrenalin und Noradrenalin als monoaminerge Neurotransmitter vor. Synthetisches Adrenalin wird als Medikament gegeben, z. B. bei Herzstillstand, Kreislaufschock, Asthma bronchiale, Pseudo-Krupp. Wirkung: Herzfrequenz- und Blutdrucksteigerung, Risiko von Herzrhythmusstörungen, Erweiterung der Bronchien, Bereitstellung von Energiereserven (Risiko der Überzuckerung), verbesserte Muskeldurchblutung bei verminderter Durchblutung des Verdauungssystems, Speichelfluss, Schwitzen, Harndrang, Übelkeit, Erbrechen, Kopfschmerzen, Krämpfe. Psychisch: Ruhelosigkeit, Nervosität, Angst.

**Aldosteron** ist ein Mineralokortikoid, es stammt aus der Nebennierenrinde und erhöht die Resorption von Natriumionen aus den Nieren (Erhöhung des Natriumspiegels), Förderung des Ausscheidens von Wasserstoff- und Kaliumionen (Senkung des Kaliumspiegels). Wasser wird zurückgehalten, dadurch hat Aldosteron auch Einfluss auf Blutvolumen, Blutdruck, Schweiß- und Speichelbildung.

**Androstendion** ist ein Mineralokortikoid, es stammt aus der Nebennierenrinde und erhöht die Resorption von Natriumionen aus den Nieren (Erhöhung des Natriumspiegels), Förderung des Ausscheidens von Wasserstoff- und Kaliumionen (Senkung des Kaliumspiegels). Wasser wird zurückgehalten, dadurch hat Aldosteron auch Einfluss auf Blutvolumen, Blutdruck, Schweiß- und Speichelbildung.

**Androgene** gehören zu den Steroidhormonen: Dehydroepiandrosteron (DHEA), Androstendion, Androstendiol, Androsteron, Testosteron und Dihydrotesteron. Androgene werden in den Hoden (Testis), in den Eierstöcken und der Nebennierenrinde produziert. Testosteron fördert die Ausbildung der männlichen Geschlechtsmerkmale und das Knochen- und Muskelwachstum. Androgene sind auch Vorläufer weiblicher Sexualhormone. Ab den Wechseljahren kommt es zur verminderten Östrogen- bei gleichbleibender Androgenausschüttung, dies kann zur Vermännlichung (Virilisierung) älterer Frauen führen.

**Cholezystokinin** (CCK, Pankreozymin) wird in der Dünndarmschleimhaut produziert. Es fördert die Darmbeweglichkeit, senkt die Magenmotilität, bewirkt die Gallenblasenkontraktion, steigert die Bauchspeicheldrüsensekretion.

**Corticotropin-Releasinghormon** (CRH) aus dem Hypothalamus stimuliert den Hypophysenvorderlappen zur Ausschüttung von ACTH, das u. a. Cortisol freisetzt.

**Cortisol** ist ein Steroidhormon (Corticoid), das in der Nebennierenrinde gebildet wird. Die Ausschüttung wird durch Adrenocorticotropin (ACTH) aus dem Hypophysenvorderlappen stimuliert. Es reguliert den Energiehaushalt, hilft die Körpertemperatur konstant zu halten und sorgt dafür, dass bei hoher körperlicher Beanspruchung Glukose (Zucker) bereitgestellt wird (Glukoneogenese aus Körperfett und -eiweiß). Ein hoher Cortisolspiegel (z. B. bei Stress) unterdrückt die Immunfunktionen. Eine Überfunktion (Hyper-Cortisolismus) führt zum Morbus Cushing, eine Unterfunktion (Hypo-Cortisolismus) zur Addisonkrankheit. Bei einer angeborenen Störung der Bildung von Cortisol kommt es zur Vermännlichung (Virilisierung) bzw. zum adrenogenitalen Syndrom. Cortisol wird in Niere und Darm zu Cortison oxidiert Die Cortisolwerte zeigen eine typische circadiane Rhythmik; der höchste Wert wird morgens zwischen 6:00 Uhr und 8:00 Uhr erreicht. Synthetisch hergestelltes Cortison (Hydrocortison) wird z. B. zur Unterdrückung der körpereigenen Abwehr (Immunsuppression) eingenommen (oral, injiziert, als Salbe oder zur Inhalation), z. B. bei allergischen Erkrankungen oder nach Transplantationen. Ein dauerhaft hoher Cortisolspiegel erhöht die Infektanfälligkeit. Bei kurzfristiger, hochdosierter Anwendung cortisonhaltiger Medikamente kann es zu Kopfschmerzen, Schwindel, Epilepsie, Schlaflosigkeit kommen. Bei hochdosierter Anwendung cortisonhaltiger Medikamente kann es zu Stimmungsveränderungen (Euphorie, Depressionen), Psychosen und neuropsychologischen Störungen kommen.

**DHEA** (Dehydroepia-Androsteron) ist ein Androgen, das in der Nebennierenrinde, den Eierstöcken und Hoden produziert wird. Es wirkt direkt als Hormon, ist aber auch ein Vorläufer (Prohormon) für Testosteron und Östrogen. Die höchste DHEA-Produktion haben 25-Jährige, sie nimmt im Alter stetig ab. Stress, Alkohol, Magersucht und chronische Erkrankungen führen zu erniedrigtem DHEA-Spiegel; Personen, die regelmäßig Sport treiben, meditieren oder sich sexuell betätigen haben hohe DHEA-Werte. DHEA wird in Dehydrotestosteron (DHT) umgebaut, das für den Mann in der Pubertät Bedeutung für die Geschlechtsreifung hat. Beim Erwachsenen ggf. auch Prostatavergrößerung, Kopfhaarausfall bei vermehrter Körperbehaarung und Akne. Bei Frauen erhöht DHEA neben dem Östrogenspiegel auch den Testosteronspiegel, was zu Vermännlichungserscheinungen (Glatze, starke Körperbehaarung) führen kann. Psychische Wirkung: Erhöhung von Libido und sexueller Appetenz vor allem bei Frauen. Möglicherweise antidepressive, stimmungsstabilisierende Wirkung in der Midlife-Crisis.

**Endorphine** („Glückshormone") gehören zur Gruppe der Neuropeptide. Sie werden vorwiegend in der Hypophyse und im Limbischen System des Gehirns gebildet. Die Untergruppe der Beta-Endorphine bewirkt ein starkes Glücksgefühl (körpereigenes Opiat), sie haben hierdurch starken Einfluss auf Motivation und Verhalten. Andere Endorphine wirken z. B. schmerzstillend, sind an der Regulation der Körpertemperatur und der Steuerung der Darmbeweglichkeit beteiligt.

**Erythropoetin** (EPO) gehören zur Gruppe der Neuropeptide. Sie werden vorwiegend in der Hypophyse und im Limbischen System des Gehirns gebildet. Die Untergruppe der Beta-Endorphine bewirkt ein starkes Glücksgefühl (körpereigenes Opiat), sie haben hierdurch starken Einfluss auf Motivation und Verhalten. Andere Endorphine wirken z. B. schmerzstillend, sind an der Regulation der Körpertemperatur und der Steuerung der Darmbeweglichkeit beteiligt.

**Erythropoetin** (EPO) stammt aus den Nieren. Es reguliert den Sauerstoffgehalt des Blutes und regt die Blutbildung an.

**Follikel-stimulierendes Hormon** (FSH) wird im Hypophysenvorderlappen gebildet. Es regt zusammen mit dem Luteinisierenden Hormon die Östrogenproduktion und Reifung der Eizellen bzw. beim Mann die Entwicklung der Spermien an.

**Gastrin** stammt aus der Magenschleimhaut, es steigert Magenbeweglichkeit, Salzsäure-, Gallen- und Bauchspeicheldrüsensekret-Bildung.

**Gestagene** (Gelbkörper-Hormon) s. Progesteron. Gestagene werden als Medikament auch synthetisch hergestellt, z. B. zur hormonellen Schwangerschaftsverhütung [Verhinderung des Eisprungs] und zur Herbeiführung einer regelmäßigeren Menstruationsblutung. Erhöhter Gestagenspiegel kann Stimmungslabilität, Angst, Unruhe, Panik, Depressionen und Schlafstörungen zur Folge haben.

**Glukagon** aus der Bauchspeicheldrüse hebt den Blutzuckerspiegel und ist der Gegenspieler von Insulin

**Glukokortikoide**: Oberbegriff für Steroidhormone, siehe z. B. Cortisol.

**Gonadoliberin-Releasing-Hormon** (Gn-RH) aus dem Hypothalamus regt den Hypophysenvorderlappen zur Ausschüttung von FSH (Follikel-stimulierendes Hormon) und LH (Luteinisierendes Hormon) an. Es hat erhebliche Wirkung auf die Sexualfunktionen.

**Humanes Choriongonadotropin** (ß-HCG) wird von der Plazenta (Mutterkuchen) produziert, es erleichtert die Einnistung der befruchteten Eizelle in der Gebärmutter und erhöht dann die Produktion anderer Schwangerschaftshormone.

**Insulin** aus der Bauchspeicheldrüse senkt den Blutzuckerspiegel.

**Kalzitonin** aus den C-Zellen der Schilddrüse reguliert (zusammen mit Parathormon) den Kalziumhaushalt.

**Luteinisierendes Hormon** (LH) stammt aus dem Hypophysenvorderlappen und wirkt zusammen mit dem Follikelstimulierenden Hormon auf die Gonaden (Keimdrüsen). Bei der Frau unterstützt es Eireifung, Eisprung und die Bildung des Gelbkörpers, beim Mann fördert es Spermienreifung und Abgabe von Testosteron aus den Hoden.

**Melatonin** wird in der Zirbeldrüse gebildet. Bei Dunkelheit steigt die Melatoninproduktion. Es fördert das Schlafbedürfnis und reguliert damit die „innere Uhr". Hohe Melatoninproduktion in der dunklen Jahreszeit steht in Zusammenhang mit der Winterdepression (*seasonal affective disorder*). Melatonin scheint auch am Alterungsprozess des Körpers beteiligt zu sein.

**Melanozyten-stimulierendes Hormon** (MSH, Melanotropin) aus dem Hypophysenvorderlappen hat Einfluss auf die Hautpigmentierung und ist an der Regulierung von Fieber, Hunger und sexueller Erregung beteiligt.

**Melanostatin** (MSH-IH, MIH) wird im Hypothalamus gebildet und bewirkt eine verminderte Ausschüttung von MSH aus dem Hypophysenvorderlappen.

**Melanoliberin** (MSH-RH, MRH) wird im Hypothalamus gebildet und bewirkt die Freisetzung von Melanotropin (MSH) aus dem Hypophysenvorderlappen.

**Noradrenalin** und **Adrenalin** werden als Hormone in Nebennierenmark und Zellen des sympathischen Systems gebildet, dieselben Substanzen kommen auch als Neurotransmitter vor. Die hormonelle Wirkung von Noradrenalin ist überwiegend ähnlich aber schwächer als die von Adrenalin, z. T. allerdings auch entgegengesetzt. Als Hormon Herzfrequenz- und Blutdrucksteigerung, Gefäßverengung, Schleimhautabschwellung, kaum Wirkung auf den Blutzuckerspiegel, schmerzhemmende Wirkung. Als Neurotransmitter im ZNS hat es aktivierende Wirkung und ist für Wachheitsgrad, Aufmerksamkeit und Entstehung von Angst verantwortlich.

**Östrogene** (Estrogene) sind die weiblichen Sexualhormone. Die wichtigsten Untergruppen sind Östradiol, Östron und Östriol. Östrogen wird in den Eierstöcken und (auch bei Männern) in Nebennieren und Körperfett produziert und außerdem aus der Umwelt aufgenommen (Xenoöstrogene aus Nahrungsmitteln wie Hopfen, Leinöl, Soja; Mastmittel). Östrogene bewirken die Ausbildung der weiblichen Geschlechtsmerkmale in der Pubertät, den monatlichen Zyklus, die Bildung von Scheidensekret, das Heranreifen und die Wanderung der Eizelle, bei Schwangerschaft Vorbereitung der Milchbildung, Fänger von freien Radikalen im Körper, Senkung der Blutfettwerte, Flüssigkeitsspeicherung. Östrogenmangel: Hitzewallungen, Schweißausbrüche, Scheidentrockenheit (erhöhtes Infektionsrisiko). Östrogenüberschuss: Anschwellen der Brüste, Berührungsempfindlichkeit, Kopfschmerzen, schwere Beine, Kribbeln in den Extremitäten, starke Menstruationsblutung. Psychische Wirkung: Positiv auf Hirnfunktionen (z. B. Konzentrationsfähigkeit); protektive Wirkung für Herzinfarkt und Schlaganfälle. Bei Östrogenmangel: Verminderung der sexuellen Reaktionen, Konzentrations- und Gedächtnisdefizite. Stimmungslabilität beim Östrogendominanzsyndrom.

**Oxytocin** wird im Hypothalamus gebildet und über den Hypophysenhinterlappen direkt in die Blutbahn abgegeben. Es sorgt für die Auslösung der Wehen und nach der Geburt für den Einschuss der Muttermilch. Oxytocin spielt eine wichtige Rolle für Vertrauen, elterliche Fürsorge, Bindungsverhalten, Treue, Angstreduzierung und Sozialverhalten.

**Parathormon** aus Nebenschilddrüse reguliert den Kalziumhaushalt des Körpers zusammen mit Calcitonin und Vitamin-D.

**Prolaktostatin** (PRL-IH, Prolaktin-Inhibitinghormon) wird im Hypothalamus gebildet, es hemmt die Prolaktinausschüttung. Ohne Prolaktostatin kommt es auch ohne Schwangerschaft zum Milchfluss aus den Brustdrüsen und der Eisprung bleibt aus.

**Prolaktin-Releasinghormon** (PRL-RH, Prolaktoliberin) aus dem Hypothalamus stimuliert die Ausschüttung von Prolaktin aus dem Hypophysenvorderlappen.

**Progesteron** (Gelbkörperhormon) ist ein Sexualhormon aus der Gruppe der Gestagene, es wird im Verlauf der Menstruation vom Gelbkörper des Eierstockes (Ovarium) produziert und in geringer Menge in Hoden und Nebennieren. Große Mengen werden in der Schwangerschaft von der Plazenta (Mutterkuchen) ausgeschüttet, damit sich die Gebärmutter an das Wachstum des Fötus anpasst und sowohl die Ovulation gehemmt wird als auch die Sekretion des Luteinisierenden Hormons. Im Normalfall stehen Östrogen und Progesteron im Gleichgewicht. Die erste Hälfte des Menstruationszyklus wird weitgehend vom Östrogen bestimmt, Progesteron dominiert nach dem Eisprung in der zweiten Hälfte. Bei Beginn der Wechseljahre sinkt durch Verminderung noch vorhandener Eizellen zunächst der Progesteron-, erst später dann der Östrogenspiegel. Durch den Progesteronmangel kommt es zur Östrogendominanz. Aufgaben: Vorbereitung der Gebärmutter und Brustdrüsen auf eine mögliche Schwangerschaft, Schlaf-, Appetit-, Stoffwechselförderung, Erhöhung der Körpertemperatur bei Eisprung (um 0,5 Grad). Bei Progesteron-Mangel (Wechseljahre): Beschwerden wie beim prämenstruellen Syndrom. Psychisch: Angstlösende, beruhigende Effekte. Progesteron-Überschuss: Schläfrigkeit, Benommenheit, Depressionen. Progesteronmangel (z. B. Wechseljahre): Stimmungsschwankungen (Ungeduld, Nervosität, Reizbarkeit, Zornausbrüche, z. T. auch Ängstlichkeit).

**Prolaktin** aus dem Hypophysenvorderlappen regt das Wachstum der Brustdrüsen an und fördert die Milchproduktion. Die Prolaktin-Ausschüttung wird durch das Saugen des Kindes an der Brustwarze stimuliert.

**Renin** wird in den Nieren gebildet. Es ist an der Regulation des Blutdrucks und Blutvolumens sowie an der Steuerung von Kalium- und Natrium-Konzentration im Blut beteiligt.

**Schilddrüsenhormone**: Trijodthyronin (T3) und Tetrajodthyronin (T4, Thyroxin), sie wirken aktivierend auf diverse Stoffwechselprozesse. Die Entlassung dieser Hormone in die Blutbahn wird von Hypothalamus (TRH, Thyreotropin-Release-Hormon) und Hypophyse (TSH, Thyroidea stimulierendes Hormon) gesteuert. Bei einer Überfunktion kommt es zur Hyperthyreose, bei einer Unterfunktion zur Hypothyreose. Wirkung: Stoffwechsel-Aktivierung, Erhöhung von Körperwärme und Sauerstoffverbrauch, Umsetzung von Nahrung in Energie, Steigerung der Insulinfreisetzung und Nebennierentätigkeit, bei Kindern Förderung der Abgabe von Wachstumshormonen. Psychisch: Bei Schilddrüsenunterfunktion Trägheit, Müdigkeit, Apathie. Bei Schilddrüsenüberfunktion: Stimmungslabilität, Unruhe, stetiger Hunger, Schlafstörungen.

**Sekretin** aus der Dünndarmschleimhaut fördert die Bildung von Gallensekret und hemmt die Magenbeweglichkeit.

**Serotonin** wird als Hormon an unterschiedlichen Stellen im Körper produziert. Es hat sehr unterschiedliche Wirkungen. In Lunge und Niere verengt es die kleinen Arterien; in der quergestreiften Muskulatur dagegen erweitert es die Arterien. Serotonin beeinflusst auch die Herztätigkeit und die Magen-Darm-Bewegungen. Serotonin kommt zudem als Neurotransmitter im ZNS vor, hier hat es z. B. Auswirkungen auf Stimmungslage, Schlaf-Wach-Rhythmus, Schmerzwahrnehmung, Körpertemperatur und Nahrungsaufnahme.

**Somatostatin** (GH-IH, *Growth-Hormone-Inhibitinghormon*) wird im Hypothalamus, in den D-Zellen des Verdauungstraktes und der Bauchspeicheldrüse gebildet. Es hemmt u. a. die Freisetzung von Wachstumshormonen aus dem Hypophysenvorderlappen. Im Verdauungstrakt hemmt es die Magensaft- und Bauchspeichelsekretion.

**Somatoliberin** (GH-RH, *Growth Hormone-Releasinghormon*) wird im Hypothalamus gebildet. Es fördert die Freisetzung von Wachstumshormonen und hat Einfluss auf den Stoffwechsel.

**Somatotropes Hormon** (STH, Wachstumshormon, HGH, *Human Growth Hormone*) stammt aus dem Hypophysenvorderlappen und fördert das Längenwachstum eines Kindes.

**Steroidhormone** ist ein Oberbegriff, hierzu gehören Glukokortikoide, Mineralokortikoide, Androgene (Testosteron), Östrogene und Gestagene.

**Testosteron** gehört zu den androgenen Hormonen (Testosteron, Androstendion, Androsteron, Dehydroepiandrosteron, DHEA). Es wird in den Hoden, Eierstöcken und in der Nebennierenrinde produziert. In der Pubertät steigt der Testosteronspiegel rasant und führt zum wachsenden Interesse an Sexualität, aber auch zu typischen Trotzphasen. Sport erhöht den Spiegel. Ein Überschuss kann durch hormonaktive Tumore von Hoden und Nebennieren entstehen. Testosteronmangel ist meist altersbedingt und tritt auch bei einigen Krankheiten auf (z. B. Hodentumore). Wenn die Östrogenproduktion bei Frauen in den Wechseljahren nachlässt, kann es durch Testosteron zur Vermännlichung kommen. Anabolika (Muskelaufbaupräparate) vermindern die eigene Testosteronproduktion. Wirkung: Förderung von Eiweißsynthese, Wachstum, Muskelaufbau (anaboler Effekt), Energieumsatz, Bildung roter Blutkörperchen. Testosteron-Mangel: Sexuelle Funktionsstörungen (Erektions- und Ejakulationsprobleme bzw. verminderte Scheidenlubrikation), vermehrte Fettansätze, verminderter Muskelaufbau. Testosteron-Überschuss: Akne, Glatzenbildung bei verstärktem Haarwuchs am restlichen Körper, tiefere Stimmlage, vermehrter Muskelaufbau. Psychisch: Testosteron erhöht sexuelles Interesse, Sensitivität erogener Zonen, Erektions- und Orgasmusfähigkeit und aggressive Verhaltensweisen. Testosteron-Mangel: Verminderung der sexuellen Lust. Testosteron-Überschuss: Stimmungsschwankungen, Aggressivität, übermäßiger Sexualdrang mit Hang zu Perversionen.

**Trijodthyronin** (T3) + **Thyroxin** (T4): siehe Schilddrüsenhormone.

**Thymopoetin** und **Thymosin** aus dem Thymus steuern die Reifung und Differenzierung bestimmter Immunzellen (T-Lymphozyten).

**Thyreotropin-Releasinghormon** (TRH) aus dem Hypothalamus regt den Hypophysenvorderlappen zur Ausschüttung von TSH an.

**Thyroidea-stimulierendes Hormon** (TSH) aus dem Hypophysenvorderlappen stimuliert die Schilddrüse zur Freisetzung der Schilddrüsenhormone T3 und T4 an und fördert das Wachstum der Schilddrüse.

**Vasopressin** (Antidiuretisches Hormon, ADH) ist ein Peptidhormon. Es wird im Hypothalamus produziert, im Hypophysenhinterlappen gespeichert, direkt in die Blutbahn abgegeben und wirkt dann auf das autonome Nervensystem, in der Körperperipherie, aber auch direkt im Gehirn selbst. In der Hypophyse regt Vasopressin die Ausschüttung von Corticotropin an. Vasopressin stimuliert die Amygdala, während Oxytocin diese hemmt; dies bestimmt u. a. die individuelle emotionale Reaktion auf Stress. Wirkung: Gefäßverengende, blutdrucksteigernde Wirkung, Entstehung von Durst und Steuerung der Flüssigkeitsausscheidung in den Nieren durch Zurückhaltung von Wasser (Antidiurese). Bei Vasopressinmangel kommt es zu starkem Wasserverlust, bei Vasopressin-Überschuss zur verminderten Wasserausscheidung mit Ödembildung. Alkohol hemmt die Vasopressinausschüttung. Psychisch: Stress und Angst führen zu einer Vasopressin-Freisetzung. Das Hormon gilt als Regulator für Angstverhalten. Bei Frauen fördert es das mütterliche Fürsorgeverhalten (ängstliche Sorge um den Nachwuchs).

**Vasoaktives intestinales Peptid** (VIP) stammt aus der Darmwand und fördert dort die Durchblutung.

*Raum für Notizen*

*Raum für Notizen*

Raum für Notizen

# 50 Jahre fundierte Praxis – verlag modernes lernen Dortmund

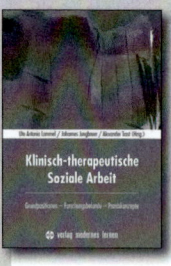

Ute Antonia Lammel / Johannes Jungbauer / Alexander Trost (Hrsg.)

## Klinisch-therapeutische Soziale Arbeit

Grundpositionen – Forschungsbefunde – Praxiskonzepte

"Insbesondere im letzten Beitrag des Buches wird deutlich, dass die Klinische Sozialarbeit in einer alternden Gesellschaft wesentlich stärker auch die Adressatengruppe der alten, gesundheitlich beeinträchtigten und pflegebedürftigen Menschen sowie ihrer Angehörigen in den Blick nehmen muss. Genauso gut wie (potentiellen) Studierenden ist das Buch auch PraktikerInnen der Klinischen Sozialarbeit nahezulegen.

Den AutorInnen ist es gelungen, Praxis und Theorie eng zu verzahnen. Dies geschieht unter anderem durch zahlreiche Fallbeispiele, anhand derer die dargestellten Theorien und Konzepte erläutert werden, durch Auszüge aus Interviews oder die detaillierte Darstellung der Durchführung eines Praxiskonzeptes. ...

Fazit: Das Buch kann sowohl Studierenden als auch PraktikerInnen der Sozialen Arbeit empfohlen werden. Die gelungene Mischung aus theoretischem Diskurs, ausgewählten Forschungsbefunden und Praxiskonzepten gibt LeserInnen einen guten Einblick in das Feld der Klinischen Sozialarbeit." Katharina Wirth, socialnet.de.

2015, 224 S., Format 16x23cm, br
**ISBN 978-3-8080-0772-3 | Bestell-Nr. 1258 | 19,95 Euro**

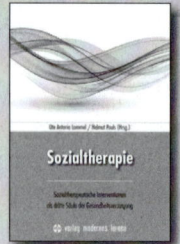

Ute Antonia Lammel / Helmut Pauls (Hrsg.)

## Sozialtherapie

Sozialtherapeutische Interventionen als dritte Säule der Gesundheitsversorgung

Der Zusammenhang zwischen gesundheitlichem Status und gesellschaftlicher Teilhabe ist durch eine Vielzahl von Studien und Publikationen belegt. Im Zuge dieser internationalen Entwicklung stehen auch die sozialen Berufe, speziell die (Klinische) Soziale Arbeit, vor der Herausforderung, soziopsychischer Mitbehandlung zu entwickeln. Mit diesem Buch stellen die Autorinnen und Autoren Grundlagen und Formen einer Methodologie vor, die die komplexen Person-Umwelt-Bezüge klinisch-therapeutischer Sozialer Arbeit in wichtigen Arbeitsfeldern beschreiben. Mit dieser Ausweitung der Wahrnehmung, die gesundheitsgefährdende Belastungen und Störungen sowie Erkrankungen nicht mehr einseitig auf der Ebene von Individuen lokalisiert, sondern soziale Verhältnisse und die dort auftretenden gesundheitsrelevanten Problemlagen betrachtet, sind weitreichende Konsequenzen verbunden: Die Diagnostik beschränkt sich nicht mehr auf Einzelpersonen, die Interventionen kombinieren individualtherapeutische Ansätze mit sozialen Interventionen. "Fall" ist nicht mehr die Einzelperson, sondern "Fall" ist das Ensemble sozialer Lebenslagen und Beziehungen und deren Zusammenwirken im individuellen Schicksal.

2017, 256 S., Format 16x23cm, br
**ISBN 978-3-8080-0802-7 | Bestell-Nr. 1273 | 22,95 Euro**

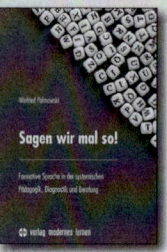

Winfried Palmowski

## Sagen wir mal so!

Formative Sprache in der systemischen Pädagogik, Diagnostik und Beratung

Sprache hat mehrere Funktionen: Zum einen den Sachaspekt, die Selbstoffenbarung, den Appell an den Anderen und die Beziehungsaussage (Friedemann Schulz von Thun). Zum anderen das Sprechen über Sprache (die Metakommunikation) sowie die Sprache als ästhetisches Ausdrucksmittel, wie sie in der Literatur oder in Gedichten Verwendung findet (Roman Jakobson). Laurent Binet erfindet in seinem Krimi „Die siebte Sprachfunktion" die Wirkung der Sprache als Geheimnis, Andeutung, Mythos, Doppeldeutigkeit oder das Verborgene. In diesem Buch soll es um eine weitere – vielleicht die wichtigste – Funktion gehen, die formative Funktion von Sprache. Damit ist gemeint, dass Sprache das Mittel und das Werkzeug ist, mit dem wir – kulturabhängig – unsere Wirklichkeitsvorstellungen über die Welt und über uns konstruieren und fortschreiben.

Wenn Sprache aber nicht nur das Medium ist, mit dem wir Wirklichkeit abbilden (Sprache ist informativ), sondern auch die Grundlage unseres Denkens und unserer Wirklichkeiten, dann kann ihre Bedeutung, insbesondere in den Bereichen Pädagogik, Diagnostik und Beratung, kaum unterschätzt werden. Dies zu zeigen ist das Anliegen dieses Buches.

2018, 144 S., Format 16x23cm, br
**ISBN 978-3-8080-0814-0 | Bestell-Nr. 4362 | 19,95 Euro**

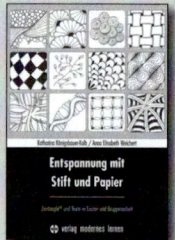

Katharina Königsbauer-Kolb / Anna Elisabeth Weichert

## Entspannung mit Stift und Papier

Zentangle® und Texte in Einzel- und Gruppenarbeit

Der Hauptteil des Buches besteht aus sorgsam ausgewählten Gedichten und Texten. Vielseitige Themenbereiche, wie zum Beispiel „An Hindernissen wachsen", „Miteinander" oder „Generationen" beleuchten ein Thema in seinen unterschiedlichen Facetten und tragen eine positive Grundstimmung. Die Texte führen zu mehr Achtsamkeit und unterstützen die meditative Stimmung. Jedes Thema ist begleitet von einfachen zeichnerischen Anregungen, die für jeden machbar sind, vom Jugendlichen bis hin zum Senior. Von der klassischen Zentangle®-Zeichnung bis hin zu inspirierenden Eigenkreationen deckt dieses Buch ein weites Spektrum an einfachen zeichnerischen Möglichkeiten ab: sei es, dass man sich intensiver mit einem Muster und seinen speziellen Eigenarten beschäftigt, oder dass man Grafiken findet, die mit Mustern gefüllt werden können. Das schöne Layout, die inspirierenden Texte und die klare Schreibweise schaffen ein Werk, das die meditative Stimmung spüren lässt und Lust auf zeichnerisches Experimentieren in einer Gruppe oder sich selbst macht.

2018, 104 S., farbige Gestaltung, Format 16x23cm, Klappenbroschur,
Alter: ab 16
**ISBN 978-3-8080-0825-6 | Bestell-Nr. 1284 | 19,95 Euro**

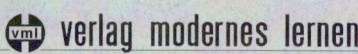

# verlag modernes lernen

Schleefstraße 14, D-44287 Dortmund
Telefon 02 31 12 80 08, Fax 02 31 12 56 40
E-Mail: info@verlag-modernes-lernen.de
Leseproben und Bestellen im Internet: www.verlag-modernes-lernen.de

# Praxisbücher von Prof. Dr. Erich Kasten

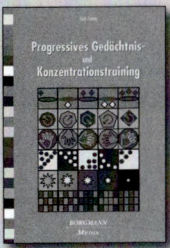

Erich Kasten

## Progressives Gedächtnis- und Konzentrationstraining

Am Anfang des Bandes finden Sie einen Test, mit dem Sie prüfen können, ob Sie wirklich Schwierigkeiten des Behaltens haben. Das Buch erklärt dann, wie man Texte bearbeitet, die wichtigsten Informationen herausfiltert und wie man sich diese am besten einprägen kann.

In zehn Kapiteln werden anschließend kurze Artikel vorgelegt, die auf diese Weise bearbeitet werden sollen. Die Abfrage der Informationen wird durch eine riesige Fülle von Übungen verzögert, z.B. Konzentrationstrainings, Aufgaben zum Leseverständnis, freies Zeichnen, fehlende Buchstaben finden, Fehlersuche, Übungen zum logischen Denken, den Weg durch ein Labyrinth suchen, Aufgaben zur Rechtschreibung und zum Kopf- und Textaufgaben-Rechnen, Geheim-Code-Entziffern, Sätze ergänzen, Altgedächtnis prüfen und vieles andere mehr. Die Bearbeitung macht Spaß, der Übende lernt Gedächtnistechniken anzuwenden und merkt rasch, dass man Informationen auf diese Weise gut behalten kann. Die einzelnen Kapitel haben ansteigenden Schwierigkeitsgrad, sowohl bei den Merk- als auch bei den Konzentrationsübungen, und sind dadurch für nahezu alle Gruppen von Betroffenen gut geeignet.

2. Aufl. 2014, 232 S., Format 16x23cm, br, Alter: ab Jugendalter
ISBN 978-3-938187-61-6 | Bestell-Nr. 9412 | 17,90 Euro

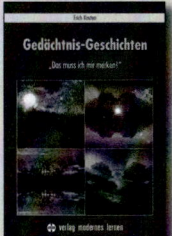

Erich Kasten

## Gedächtnis-Geschichten
„Das muss ich mir merken!"

Aus Erfahrungen zu lernen ist nur möglich, indem wir das Erlebte in unserem Gehirn abspeichern, und ohne Gedächtnis könnten wir uns in dieser Welt weder zurecht finden, noch weiterentwickeln. Wir könnten uns kein neues Wissen merken, keine Termine im Kopf behalten und würden uns in derselben Umgebung jedes Mal wieder verirren.

Das Gedächtnis ist damit eine der wichtigsten Funktionen des menschlichen Verstandes. Dieses Buch fokussiert darauf, wie man Informationen aus Texten systematisch und schnell erfassen kann. Hierzu werden (überwiegend frei erfundene) Zeitungsartikel präsentiert, die der Leser durcharbeiten soll und deren Information dann über mehrere Übungsdurchgänge hinweg immer wieder abgefragt werden. Gepaart wird dieses Gedächtnistraining mit dazwischengesetzten Konzentrationsübungen, Denksportfragen und kreativen Aufgaben, so dass niemals Langeweile aufkommt.

2018, 256 S., Format 16x23cm, br, Alter: ab 15
ISBN 978-3-8080-0815-7 | Bestell-Nr. 5230 | 19,95 Euro

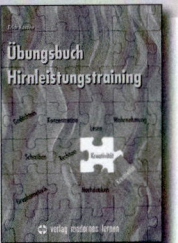

Erich Kasten

## Übungsbuch Hirnleistungstraining

Hier finden Sie 137 abwechslungsreiche Übungen mit insgesamt zweitausend Einzelaufgaben, um ein gezieltes Hirnleistungstraining durchzuführen. Anhand von Symbolen im Inhaltsverzeichnis lassen die Übungen sich leicht bestimmten Schwerpunkten zuordnen, z.B.: Konzentration, Gedächtnis, Sprache, visuelle Wahrnehmung, Lesen, Textverständnis, Schreiben, Rechnen, Graphomotorik und Nachdenken. Innerhalb der einzelnen Übungsbereiche haben die Aufgaben meist ein ansteigendes Schwierigkeitsniveau, um das Leistungsvermögen stufenweise zu erhöhen. Viele der Aufgaben fördern auch die Kreativität des Übenden und machen richtig Spaß. Ein Hirnleistungstraining mit diesem Buch wird für Jung und Alt nicht zur langweiligen Pflichtübung, sondern zur interessanten Herausforderung, an der man eigene Fähigkeiten messen und trainieren kann. Durch die große Fülle unterschiedlichster Übungen eignet das Buch sich ebenso zur Erhöhung der Konzentration bei lernschwachen Schülern, zur Behandlung von Patienten mit Leistungseinbußen nach einer Hirnschädigung wie auch zur Anregung für ältere Menschen und alle anderen, die sich geistig fit halten wollen.

8., aktualisierte Auflage 2020, 240 Seiten, 16x23cm, br, Alter: ab 18
ISBN 978-3-8080-0842-3 | Bestell-Nr. 8552 | 17,50 Euro

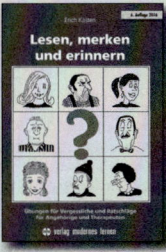

Erich Kasten

## Lesen, merken und erinnern
Übungen für Vergessliche und Ratschläge für Angehörige und Therapeuten

„Das anschaulich geschriebene Arbeitsbuch über die Therapie von Störungen des Mittelzeitgedächtnisses bietet über 70 erwachsenengerechte Aufgaben für lese- und schreibfähige Patienten. Dabei gibt es acht verschiedene Aufgabentypen, wie Wortlisten merken, Zeitungsartikel lesen und wiedergeben oder Einkäufe per Liste erledigen. Durch die verschiedenen Aufgabentypen können gleichermaßen unterschiedliche Gedächtnisstrategien vermittelt, aber auch dem Lerntyp entsprechende Varianten beim Assoziieren ausfindig gemacht werden. Zu Beginn eines jeden Kapitels werden dem Leser die betreffenden Strategien dargestellt, die bei den dann folgenden 10 Aufgaben des gleichen Typs verwendet werden können. Der Übungsteil ist auch als Eigenprogramm und Therapiematerial für Kleingruppen verwendbar.

Das Buch ist allen Vergesslichen sowie deren Angehörigen und Therapeuten, die gerne mit Papier und Bleistift arbeiten, statt am Bildschirm zu sitzen, sehr zu empfehlen." Kirsten Minkwitz, Ergotherapie & Rehabilitation

„Ich empfehle das Buch Menschen jeden Alters, die einfach mal etwas für ihr Gedächtnis tun möchten, ohne größere Einschränkungen zu haben. Es gibt dem Leser die Möglichkeit, in seiner eigenen Geschwindigkeit ein strukturiertes Training zu absolvieren." Natali Mallek, www.mal-alt-werden.de

6. Aufl. 2016, 192 S., durchgehend illustriert, Format 16x23cm, br, Alter: ab 13 | ISBN 978-3-86145-332-1 | Bestell-Nr. 8533 | 15,30 Euro

 **verlag modernes lernen**

Schleefstraße 14, D-44287 Dortmund
Telefon 02 31 12 80 08, Fax 02 31 12 56 40
E-Mail: info@verlag-modernes-lernen.de
Leseproben, Rezensionen, Bestellen im Internet: www.verlag-modernes-lernen.de

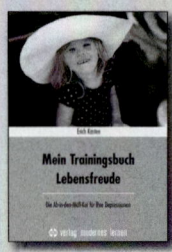
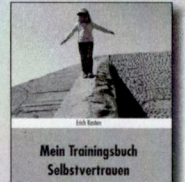
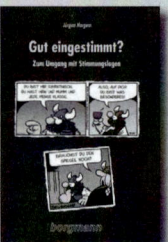
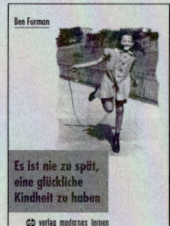